DROGUES :
LA LONGUE MARCHE

Déjà paru dans la collection

Addictions

Alessandro Stella et Anne Coppel (dir.)

Vivre avec les drogues

2021

Bertrand Leibovici

Drogues : la longue marche

Préface d'Amine Benyamina

Editions Pepper

L'Harmattan

5-7, rue de l'École-Polytechnique ; 75005 Paris

http://www.editions-harmattan.fr/

ISBN : 978-2-14-030111-7
EAN : 9782140301117

Pour ma femme, Monique Prim,
qui me supporte depuis quarante ans,
Pour Victor Leibovici, mon professeur bien-aimé,
Pour Daniel Prim qui connaît plein de choses,
À Jean-Claude Polack pour ce qu'il sait.

« Une société sans drogue, ça n'existe pas ! »
Nicole Maestracci, ancienne présidente de la Mission Interministérielle
de Lutte contre la Drogue et la Toxicomanie
de 1998 à 2002

PRÉFACE

J'ai rencontré Bertrand Leibovici Lebeau il y a une vingtaine d'années. Je savais qu'il avait milité avec ardeur, dans les années 90, pour la réduction des risques liés à l'usage de drogues et pour les traitements de substitution opiacés. Et qu'il soutenait les usagers de drogues organisés dans des groupes d'autosupport.

Mais j'ignorais alors qu'il voulait promouvoir les utilisations thérapeutiques du cannabis, puis celles des psychédéliques. Lorsqu'il dit que les drogues illicites ont été, sont ou seront des médicaments, il ne se contente pas de l'affirmation mais veut mettre en œuvre cette maxime.

Comme addictologue, il est bien placé pour savoir que les drogues peuvent provoquer des dommages mais elles peuvent aussi se révéler d'une grande utilité. Bref, il ne suffit pas d'affirmer que « la drogue, c'est de la merde ». L'affaire est un tout petit peu plus compliquée...

J'ai découvert autre chose concernant Bertrand : c'est, dans le meilleur sens du terme, un autodidacte, passionné par l'Histoire, le Droit, la géopolitique. Le médecin a consacré l'essentiel de son temps à prendre en charge des personnes qui veulent diminuer ou cesser des consommations à la fois lourdes et pérennes.

Mais le citoyen, lui, s'intéresse aux politiques des drogues. Son livre est un plaidoyer pour des politiques moins contre-productives et une critique acerbe de la prohibition punitive. Il rejoint, en cela, un courant qui ne cesse, depuis 20 ou 30 ans, de monter en puissance devant un désastre qui n'est pas seulement de santé publique mais aussi de sécurité publique.

Il suffit de songer à la violence qui règne dans un pays comme le Mexique autour du trafic de cocaïne ; une violence qui fait des dizaines de milliers de morts tandis que la corruption mine les fondements mêmes de la démocratie et de l'État de droit.

À l'avenir, il faudra aussi se méfier du danger inverse et que vient illustrer la tragique crise américaine des opioïdes. Car elle a commencé, via la prescription médicale, par une explosion de l'offre de médicaments comme l'oxycodone, que de grands laboratoires promouvaient par tous les moyens, y compris la corruption de certaines élites médicales. Lorsque des drogues, comme les opioïdes, font l'objet d'un commerce mû par la seule âpreté au gain et reposant sur le mensonge, cela peut être aussi une catastrophe.

Des politiques des drogues efficaces et respectant les Droits de l'Homme doivent accorder une place éminente à la réduction des risques et à la santé publique. Et elles doivent éviter deux écueils inverses : la prohibition punitive d'une part, un modèle sans régulation de vente et d'achat, de l'autre.

Le grand mot, on l'aura compris, c'est : régulation. Bertrand Leibovici Lebeau explore cette question dans la seconde partie de son livre. Persuadé que les bonnes politiques doivent être construites par groupes de substances, il consacre un chapitre au tabac, à l'alcool, aux opiacés, au cannabis, aux psychédéliques et, enfin, aux stimulants. La première partie, elle, est consacrée aux usages de drogues, à la réduction des risques et à l'addictologie.

Ce livre, nous avons tous rêvé de l'écrire mais c'est Bertrand qui l'a fait. Il est d'autant plus légitime qu'il est à la fois un acteur de cette histoire et un conteur hors pair. Je savais qu'il écrivait bien pour l'avoir lu de nombreuses fois, mais le découvrir dans un recueil de plusieurs centaines de pages est un véritable régal.

J'espère que son livre saura intéresser un large public et qu'il aidera à faire avancer l'idée qu'une profonde réforme des politiques des drogues est un enjeu majeur et urgent.

Professeur Amine Benyamina

AVANT-PROPOS

Voilà plusieurs décennies que j'utilise l'expression « longue marche » pour parler d'une réforme des politiques des drogues dans le monde, pour évoquer la régulation ou la légalisation de telle ou telle substance. Cela n'a rien à voir avec le maoïsme. Le syntagme signifie : longue durée.

La « longue durée » était l'un des mantras des historiens de l'École des Annales qui cherchaient, loin des rois, des reines et des batailles, à repérer des permanences ou des changements qui affectaient la vie des peuples, leurs manières de travailler, de prier ou de faire la guerre.

Or l'histoire moderne des drogues commence il y a deux cents ans avec l'isolement de la morphine, et celle de la prohibition avec les premières conférences internationales sur l'opium au début du XXe siècle. Quant à l'histoire des plantes à drogues, qu'il s'agisse de cannabis, de feuille de coca, de pavot ou de champignon psilocybe (bien que les champignons ne soient pas des plantes puisqu'ils sont dépourvus de photosynthèse), elle se déroule sur des siècles et bien souvent des millénaires.

Mais il y a une autre raison, tout aussi importante, qui m'a fait utiliser la métaphore de la longue marche. C'était un moyen de ne pas céder au découragement tant la prohibition semblait solidement établie et indestructible (comme l'URSS… jusqu'en 1989 !). Un exemple : il y a encore dix ou quinze ans, je pensais que je ne verrais jamais la légalisation du cannabis ne fut-ce que dans un seul pays. Mon pessimisme m'avait égaré…

C'est en partie pour cela que la réduction des risques (RdR) était et reste si exaltante. Son premier objectif n'est pas de diminuer l'usage de drogues, mais les conséquences négatives de cet usage tant pour les usagers que pour toute la société. La RdR n'attend nul grand soir pour avancer. Elle aspire à modifier des situations hic et nunc. Qu'il s'agisse d'accès aux seringues propres, de traitements de substitution opiacés, d'analyse de la composition des drogues issues du marché clandestin, de salles de consommation à moindres risques, de programmes de prescription d'héroïne, d'accès à la prévention et aux soins en prison, elle a accumulé des résultats probants bien qu'en France, par exemple, la loi de 1970 soit toujours en vigueur !

Reste à savoir si les succès de la RdR se limitent à la santé publique ou si elle joue aussi un rôle important dans cette longue marche vers la fin des formes les plus caricaturales de la prohibition.

INTRODUCTION

« La drogue, c'est le crime ! » C'est le credo qui fonde la politique mondiale des drogues et que résume l'Office des Nations Unies contre la Drogue et le Crime (ONUDC). Comment contester d'ailleurs l'omniprésence des organisations criminelles dans le trafic de drogues ?

Il s'agit, en réalité, d'une confusion majeure entre drogues et prohibition des drogues. D'après le politiste américain Ethan Nadelmann, qui plaide pour une réforme des politiques des drogues, le plus grand obstacle au changement est cette confusion entre les problèmes qui découlent de l'abus de drogues en soi et ceux qui découlent des politiques prohibitionnistes[1]. Si les drogues sont aux mains des mafias, c'est parce qu'elles ont été interdites.

Prenons l'alcool, par exemple. Toutes les classifications récentes présentent l'alcool comme l'une des drogues les plus dangereuses tant pour la santé des individus que pour la société (bagarres, violences intrafamiliales, accidents de la route, accidents de travail...). Il faudrait donc l'interdire. C'est ce qu'ont tenté certains pays comme la Russie (1914-1925) ou la Finlande (1919-1932). Mais la prohibition de l'alcool est d'abord américaine.

Après un long processus (l'État du Maine interdit l'alcool dès 1851), les États-Unis votent la prohibition de toute boisson alcoolique en 1919. Dans les années qui suivent, les complications chroniques liées à l'alcool diminuent fortement et les lits d'hôpitaux se vident. Le remède est pourtant pire que le mal : le crime organisé s'empare de ce nouveau marché tandis que toutes sortes d'alcools frelatés provoquent des complications aiguës : décès, cécités, maladies neurologiques. Quinze ans après, en 1934, la prohibition est abolie. D'autant qu'après la fin de la Première Guerre mondiale, tout le monde avait envie de faire la fête durant les « *roaring twenties* », l'équivalent des « années folles » en Europe. Et qu'après la crise de 1929, l'État avait cruellement besoin de taxes...

---

[1] Ethan Nadelmann, « Progressive legalizers, progressive prohibitionists and the reduction of drug related harm » in: *Psychoactive drugs and harm reduction, from faith to science*, Whurr publishers, 1993, p. 34-45.

La situation actuelle peut se résumer facilement : ce sont les mêmes effets pervers que durant la prohibition américaine de l'alcool mais à l'échelle de la planète tout entière et pour un nombre grandissant de substances.

Les arguments des partisans de la prohibition et ceux des adversaires n'ont pas beaucoup changé depuis un siècle. Pour les premiers, les drogues sont des poisons de l'esprit et doivent être interdites « quoi qu'il en coûte ». Pour les seconds, cette interdiction est impossible à mettre en œuvre sans entraîner des conséquences dévastatrices.

Si les arguments sont restés les mêmes, la situation, elle, s'est profondément transformée. Jamais la demande de drogues illicites n'a été aussi grande, qu'il s'agisse de cannabis, de cocaïne ou de stimulants type amphétamine. Jamais le crime organisé n'a été aussi puissant. Jamais les incarcérations de masse et les désastres de santé publique n'ont été aussi patents. La prohibition, dit Nadelmann, est « addict à l'échec[2] ».

Mais le fond de l'air est au changement. La légalisation du cannabis dit récréatif ou adulte en Uruguay, au Canada et dans une quinzaine d'États américains n'y est pas étrangère. Une plante, le cannabis, « classée » comme drogue illicite en 1925, passe à l'ennemi et (re)devient légale. Ces nouvelles politiques en matière de cannabis, pour spectaculaires qu'elles soient, ne sont pourtant que la partie émergée de l'iceberg.

Des transformations plus souterraines sont à l'œuvre. Citons-en quelques-unes. L'épidémie de sida parmi les injecteurs de drogues a, dès le milieu des années 80, montré que les questions de drogues (avec un « s ») sont aussi, ou plutôt sont d'abord, des questions de santé publique. C'est ainsi qu'est née une nouvelle conception, un nouveau « paradigme » : la réduction des risques et des dommages (RdR). On peut la définir d'un mot : la RdR vise d'abord à diminuer les conséquences négatives liées à l'usage de drogues plutôt qu'à se donner comme premier objectif la diminution de l'usage lui-même. Une telle inversion des priorités entraîne des conséquences considérables sur la conception que l'on se fait des bonnes politiques en matière de drogues. Paradoxe : la RdR a obtenu des résultats remarquables là où elle a été mise en œuvre, mais l'opinion publique ne le sait pas.

La prohibition n'est pas tombée du ciel. Elle a de profondes racines historiques remontant aux guerres de l'opium du XIXe siècle, qui voient

---

[2] Ethan Nadelmann « Addicted to failure », revue *Foreign Policy*, juillet 2003.

la Chine humiliée plier sous le joug des puissances impérialistes de l'époque, la Grande-Bretagne aidée par la France. À quoi s'ajoute la grande vague de puritanisme qui triomphe aux États-Unis et dont la prohibition de l'alcool est un parfait exemple. La prohibition est une entreprise inédite dans l'histoire : éradiquer partout sur la terre des substances considérées comme dangereuses. Si certaines plantes, le pavot, le cannabis, le cocaïer, accompagnent l'humanité depuis des temps immémoriaux, les principes actifs que la chimie devient capable d'en extraire, la morphine, la cocaïne, n'ont pas d'usages sociaux. Et il faut protéger les hommes de ces fléaux. Face à ces nouvelles substances et à toutes celles qui vont suivre, la prohibition était probablement une étape inévitable. Mais ses effets pervers sont devenus si désastreux qu'elle est entrée en crise.

La prohibition a aujourd'hui cent ans et c'est une politique mondiale dont l'ONU est garante. Son but est de parvenir à une société sans drogues en interdisant la production, la distribution et, bien souvent, la consommation de certaines substances. Pendant plusieurs décennies, disons des années 1920 aux années 1960, ce but semblait sinon atteint, en tout cas en voie de l'être. Mais, dès l'origine, un tel projet avait pour conséquence le renoncement à toute forme de régulation et la création d'un marché clandestin aux mains de groupes criminels. À partir du milieu des années 60, la consommation de nombreuses drogues interdites a commencé à augmenter jusqu'à atteindre des niveaux d'usage considérables. Conséquence : les groupes criminels sont chaque jour plus riches et plus puissants. Les deux externalités négatives les plus lourdes de la prohibition, la violence et la corruption, gangrènent des sociétés entières. Un pays comme le Mexique, ravagé par les fameux cartels, en est un parfait et effrayant exemple. En France, la situation n'est pas comparable, mais les règlements de comptes avec des armes à feu sur fond de rivalités liées au trafic de drogues se multiplient de façon inquiétante. Quant aux cartels latino-américains, ils veulent exporter en Europe leurs méthodes sanglantes.

Lorsque furent organisées, à partir du début du siècle dernier, les premières conférences internationales visant à mettre en œuvre un Régime Global de Prohibition des Drogues (RGPD), il fut admis que deux critères devaient entrer en ligne de compte : d'une part, la dangerosité d'une substance donnée ; d'autre part, l'existence ou pas d'utilisations thérapeutiques. La morphine, issue de l'opium, fut certes considérée comme dangereuse à cause de la dépendance physique qu'elle peut provoquer ainsi que du risque de surdose mortelle. Mais elle ne fut pas interdite car elle était sans équivalent pour soulager les douleurs de forte intensité. Sa prescription médicale fut néanmoins strictement encadrée. À l'inverse, la cocaïne, d'abord utilisée comme anesthésique local, fut rapidement remplacée par des produits (xylocaïne, lidocaïne…) qui n'avaient pas de propriétés psychoactives. Exit ou presque la cocaïne médicale dès le début du XXe siècle.

Mais en 1925, le cannabis est interdit par les Conventions Internationales. Et, quelques décennies plus tard, il en sera de même des psychédéliques (LSD, psilocybine…) puis de la MDMA (la plus psychédélique des amphétamines et principe actif de l'ecstasy) dans la Convention de 1971. Or le potentiel thérapeutique, tant des cannabinoïdes que des psychédéliques et de la MDMA, est considérable. Comment sortir de cette impasse ?

Reste le bilan de la prohibition. Même les prohibitionnistes convaincus ont de plus en plus de mal à le défendre. Le pouvoir des groupes criminels est tel qu'il devient un danger pour la démocratie. Ils utilisent des enfants pour faire prospérer leurs affaires, liquident les journalistes trop curieux, corrompent des gouvernements. Ainsi, en Afrique de l'Ouest, devenue la tête de pont de la cocaïne en provenance de Colombie, du Mexique ou du Brésil, la corruption mine de nombreux États, et ce jusqu'au sommet du pouvoir. Les sommes colossales issues du trafic peuvent servir à alimenter le terrorisme et/ou le trafic d'armes. Enfin, les paradis fiscaux ruinent pratiquement toute possibilité de lutter contre l'argent sale. Quant aux usagers, ils sont les premières victimes de la « guerre à la drogue » qui, dans les faits, est devenue une guerre aux drogués.

Il ne s'agit pas de légaliser toutes les drogues ni d'en faire des marchandises comme les autres. Les dérivés du Fentanyl, un opioïde surpuissant qui a provoqué des dizaines de milliers de morts en Amérique du Nord depuis la fin des années 90, ou la méthamphétamine, un stimulant largement présent sur le marché noir en Asie et sur la côte ouest des États-Unis, n'ont pas vocation à être mis en vente dans les supermarchés. En revanche, le cannabis et la feuille de coca pourraient être légalisés, de même que les utilisations thérapeutiques des psychédéliques, puis leurs utilisations récréatives. Il s'agit donc de déconstruire prudemment et d'évaluer. Tout en donnant la priorité à la santé publique et aux droits de la personne. Il serait très dommage, la loi du balancier aidant, que la prohibition laisse place au *business as usual* du capitalisme marchand avec promotion par la publicité et conquête du marché par de puissants groupes, tandis que les États engrangeraient de substantielles taxes. Ce modèle a été, et reste bien souvent, celui du tabac et de l'alcool. Et on sait où il a mené. D'où le maître-mot des réformateurs : régulation. Régulation contre la prohibition punitive mais aussi contre le capitalisme sauvage.

Le grand militant et théoricien marxiste Antonio Gramsci était convaincu que la victoire politique n'était possible que précédée par l'hégémonie culturelle. Les mouvements qui prônent une réforme profonde des politiques des drogues n'en sont pas encore là. Mais leur voix se fait désormais entendre et l'idée qu'il existe des alternatives à la situation désastreuse qui prévaut fait son chemin. Allons donc y voir de plus près !

CHAPITRE 1

Intensité, répétition, quantité

« Songeons un peu au programme qu'il s'imposait pour une seule journée de vingt-quatre heures : deux paquets de cigarettes – des Boyard papier maïs – et de nombreuses pipes bourrées de tabac brun ; plus d'un litre d'alcool – vin, bière, alcool blanc, whisky, etc. ; deux cents milligrammes d'amphétamines ; quinze grammes d'aspirine ; plusieurs grammes de barbituriques, sans compter les cafés, thés et autres graisses de son alimentation quotidienne. »

(Annie Cohen-Solal, *Sartre 1905-1980*, Gallimard, 1985, p. 485.)

Chacun connaît cette image d'Epinal, vue dans tant de westerns : l'Indien apporte ses fourrures aux Visages pâles et les échange contre de l'eau-de-vie. Il vide ensuite la bouteille au goulot et s'effondre ivre mort. Cette manière de boire prouve indiscutablement que les Indiens sont des sauvages ! Chacun sait qu'on ne boit pas le whisky comme ça. On peut boire une bouteille dans la soirée, mais à petites gorgées. Cela n'empêche pas de faire de fructueuses affaires avec les Peaux-Rouges, surtout quand ils sont ivres[3].

La rencontre des Indiens d'Amérique avec l'eau-de-vie a été d'autant plus destructrice qu'ils n'avaient pas d'usages sociaux des alcools distillés. Les rituels de consommation partagés, un savoir autour des manières de boire, tout cela leur était inconnu. Ce qui n'est manifestement pas le cas des jeunes gens qui s'adonnent au *binge drinking* ou alcool défonce. L'idée est d'obtenir aussi vite que possible un état d'ivresse aiguë. Cet ensauvagement volontaire (même si la conscience du danger est défaillante) tient, en partie, à un paradoxe : l'alcool fait moins peur aux parents que les drogues illicites, cannabis, cocaïne, ecstasy… À l'arrivée, des comas éthyliques, des accidents de la voie publique, des viols et parfois des décès. Sans compter que la répétition de ces consommations

[3] David T. Courtwright, *De passion à poison, les drogues et la construction du monde moderne*, Presses de l'université Laval, 2008, p. 213.

excessives peut provoquer des troubles cognitifs (concentration, mémoire, exécution de tâches) sur ces jeunes cerveaux.

Emmanuel Carrère a consacré un livre à Edouard Limonov[4] dans lequel il évoque le *zapoï* : « Cette pratique consiste en l'absorption d'alcool de manière rapide et importante dans le but de parvenir à une ivresse suffisante pour s'endormir[5]. » Ça, c'est ce qu'on pourrait appeler le petit *zapoï* qui raccourcit quand même l'espérance de vie de millions de Russes, surtout les pauvres qui boivent des alcools frelatés[6]. Voilà la définition qu'en donne Carrère : « *Zapoï* est une affaire sérieuse, pas une cuite d'un soir qu'on paye, comme chez nous, d'une gueule de bois le lendemain. *Zapoï*, c'est rester plusieurs jours sans dessoûler, errer d'un lieu à l'autre, monter dans des trains sans savoir où ils vont, confier ses secrets les plus intimes à des rencontres de hasard, oublier tout ce qu'on a dit et fait : une sorte de voyage. » Dans les grandes occasions, un désespoir amoureux, une rencontre à fêter, Limonov, qui tient bien ces « marathons d'ivrognerie[7] », n'est pas ennemi d'un *zapoï*, mais le vrai, celui qui dure plusieurs jours et nuits hallucinés.

Le *zapoï* a ce point commun avec les épisodes (*binge*) de cocaïne injectée ou de crack fumé ou de « speed », mais aussi avec le chemsex, cette association de drogues et d'activité sexuelle : il dure plusieurs jours et nuits. Quand et comment se termine un *zapoï ?* Bonne question ! Parfois, ça se termine mal. Les « hétérocontrôles » s'en mêlent. L'hôpital ou la police sont des lieux d'atterrissage possibles. De même que la morgue. Mais il y a plein d'autres possibilités, il suffit de se plonger dans le livre sur Limonov. On met du temps à se rétablir d'un *zapoï*, plusieurs semaines. Et ce n'est pas quelque chose qu'on fait souvent.

Alors que je travaillais, au début des années 2000, dans un Centre de Soins Spécialisés en Toxicomanie (CSST) La Mosaïque à Montreuil, j'ai reçu un jour un Réunionnais d'environ 35 ans. Il était gentil, fort heureusement, car il était grand et baraqué. Son problème, ce n'était pas la vodka, c'était l'Artane (trihexyphénidyle). En médecine, l'Artane est utilisé comme correcteur des effets secondaires de type parkinsonien des neuroleptiques, plus rarement comme traitement de la maladie de Parkinson elle-même. Mais il existe aussi un usage détourné associé ou pas à l'alcool ou à beaucoup d'autres drogues. Depuis des décennies, l'île

---

[4] Emmanuel Carrère, *Limonov*, P.O.L, 2011.

[5] Wikipédia, article « Zapoï ».

[6] *Libération*, François-Xavier Gomez, 27 décembre 2016.

[7] Emmanuel Carrère, *op. cit.*, page 57.

de La Réunion connaît un problème d'Artane alimenté par des prescripteurs irresponsables et/ou vénaux. Une association réunionnaise, Kaz'Oté, tente aujourd'hui de répondre à ce problème qui concerne le plus souvent des usagers très désocialisés. L'Artane 5 mg se présente sous forme de boîtes de 20 comprimés. Si on en prend 5, 10 ou même la boîte, on éprouve une forte désinhibition accompagnée d'hallucinations. Ce fameux patient en prenait beaucoup et souvent. Il partait alors à l'aventure, montant dans des trains sans savoir où ils allaient, descendant de même, se réveillant au milieu de la campagne. Un jour, il me raconta l'histoire suivante : après un trip d'Artane, il avait fini par s'endormir. Il fut réveillé par un bruit assourdissant. Il réalisa alors qu'il s'était allongé le long d'une voie de chemin de fer, la tête bien calée par le rail extérieur et le premier train de la matinée roulait à un ou deux centimètres de son visage...

Qu'il s'agisse d'alcool, de cocaïne, d'amphétamine, d'Artane, il existe des états modifiés de conscience d'une grande intensité mais qui n'ont pas de nom spécifique en addictologie. Vous en trouverez des exemples en lisant le livre de William Burroughs Junior *Speed. La déglingue*[8]. L'expression « état modifié de conscience » présente le grand avantage de désigner toutes les ivresses, y compris celle du derviche tourneur ou de celui qui vient de jouer sa fortune à la roulette et regarde la boule tourner. En revanche, le syntagme ne dit rien sur l'intensité de cet état, qui peut aller de très peu à énormément.

Outre la drogue en cause, deux facteurs interviennent : d'une part, la vitesse avec laquelle les substances pénètrent dans le cerveau ; de ce point de vue, les formes fumables et injectables sont les plus rapides et donc les plus violentes, surtout s'il s'agit de stimulants (cocaïne, amphétamines, cathinones...).

L'autre facteur, c'est la quantité. Claude Bernard : « Rien n'est poison, tout est poison, c'est la dose qui fait le poison. » Personne, dans les pays où l'alcool est habituellement consommé, ne confond un litre de cidre et un litre de vodka. Mais on hésite à tenir le même raisonnement pour l'héroïne, la cocaïne ou le LSD. Pour ces drogues illicites, c'est la loi du tout ou rien qui prévaut : ou bien on en consomme ou bien pas. C'est une grossière erreur. Il est absurde de mettre sur le même plan un consommateur quotidien d'un ou plusieurs grammes d'un opiacé puissant ou de cocaïne et un usager très intermittent des mêmes drogues.

[8] William Burroughs junior, *Speed. La déglingue*, éd. Olympia, 1971 pour la traduction française.

En matière de drogues illicites, ne sont visibles que les usagers dysfonctionnels qui se heurtent aux hétéro-contrôles : police, justice, santé. Les autres se font les plus discrets possibles, ils appartiennent à ces populations cachées qui ne sont accessibles qu'à travers des enquêtes particulières. Je pense aux études que le sociologue néerlandais Peter Cohen [9] a consacrées à des usagers insérés de drogues dures à Amsterdam : tout les incite à la discrétion, et d'abord le fait qu'ils ont une activité professionnelle. Il arrive parfois que leur compagne ou compagnon ignore leurs consommations. Ils choisissent habituellement des dealers qui leur ressemblent, qui ne veulent pas avoir de clients chaotiques, menteurs ou violents, susceptibles de leur valoir de sérieux ennuis. Ce « segment » de l'usage de drogues illicites n'existe tout simplement pas dans les statistiques officielles.

Les usagers de drogues qui fréquentent les dispositifs de soins sont, à l'inverse, des usagers « officiels ». Souvent sans emploi, avec un casier judiciaire rarement vierge, il ne leur sert à rien de tenter de cacher leur toxicomanie : ils sont trop connus des hétéro-contrôles ! Pas tous, il est vrai. Et ce n'est pas un hasard si ceux qui recherchent un minimum de discrétion préfèrent être suivis en ville, le plus souvent par des médecins généralistes, plutôt que dans des centres de soins spécialisés.

De même que l'on dit que certaines personnes « encaissent » mieux l'alcool que d'autres, les usagers ne sont pas tous égaux devant les différentes drogues. Mais les quantités consommées et la durée de la dépendance finiront par prévaloir : si on consomme beaucoup et longtemps, on risque fort d'avoir des ennuis avec la justice et la police (surtout si on est pauvre et que l'on appartient aux minorités visibles[10]) et d'avoir besoin d'une aide médicale. C'est l'un des côtés les plus déprimants de l'addiction, c'est-à-dire de l'installation pérenne dans la consommation lourde : quel que soit le chemin emprunté, on finit par se retrouver au même endroit.

Il existe peu d'études sur les consommations extrêmement faibles des drogues illicites les plus courantes comme l'héroïne ou la cocaïne. Elles nous apprendraient pourtant beaucoup. On trouve seulement des études

[9] Peter Cohen, Arjan Sas, « Les usages de cocaïne chez les consommateurs insérés à Amsterdam », in « Vivre avec les drogues », revue *Communications* n° 62, Le Seuil, 1996.

[10] Fabrice Olivet, *Histoire raciale de l'héroïne (1980-1995), La catastrophe invisible, histoire sociale de l'héroïne,* sous la direction de Michel Kokoreff, Anne Coppel et Michel Peraldi, éd. Amsterdam, 2018.

portant sur ce qu'on appelle les micro-doses de LSD, que j'évoque dans le chapitre sur les psychédéliques.

Au cœur de la consommation de drogues, il y a la répétition et la compulsion de répétition. Freud utilise le mot *wiederholungszwang*. De quoi s'agit-il ? Prenons quelqu'un qui fume vingt cigarettes par jour depuis vingt ans : il aura allumé une cigarette environ 146 000 fois ! De quoi inscrire profondément le caractère répétitif de cet enchaînement de gestes.

Articulons intensité et répétition. Un bon exemple en est l'injection intraveineuse de cocaïne ou l'usage d'une forme fumable de cocaïne, le crack. La « montée » commence vite, le flash, le *high*, l'orgasme chimique est puissant : suspension du temps, impression de flottement cotonneux, cœur qui bat la chamade. Ce flash est bref, quelques minutes. Et là, comme avec les cigarettes, l'injection est répétée. Bien sûr, une injection intraveineuse de cocaïne et une cigarette fumée, ce n'est pas la même chose. Le tabac est une drogue légale consommée par des millions de gens. La cocaïne est une drogue illicite et celles et ceux qui l'injectent sont, en France, quelques dizaines de milliers. Mais au « *high* » de nicotine que provoque une cigarette, correspond le « flash » de cocaïne injectée. Et, dans les deux cas, l'usager court après ce *high*. Durant une période de consommation frénétique de cocaïne appelée *binge*, qui peut durer plusieurs jours et plusieurs nuits et ne s'arrête souvent que lorsqu'il n'y a plus de cocaïne, un usager peut injecter toutes les demi-heures. Outre le fait que si plusieurs personnes injectent dans le même endroit, il est facile de partager involontairement une seringue, il devient de plus en plus difficile de pratiquer une injection à cause des tremblements que provoque la cocaïne, à cause de la fatigue aussi, y compris visuelle. Et, une fois le *binge* terminé, il faut gérer la « descente », ce qui suppose habituellement la consommation de *downers* : des opiacés, de l'alcool, du cannabis, des benzodiazépines (BZD). On aperçoit bien le fil rouge entre le *zapoï* et les *binges* de cocaïne injectée ou de crack fumé : on est dévoré par l'excès et on ne s'arrête que quand on tombe. On verra dans le chapitre suivant que cette dévoration est au cœur du chemsex.

Sexe et drogues

Les liens que le sexe et les drogues entretiennent renvoient à deux idéaux-types antinomiques : d'un côté, il y a cette puissante imagerie sur les drogues comme aphrodisiaques, multiplicateurs de volupté, volontiers associée à la corruption, au vice, à la perversité. À l'opposé, les drogues charrient leur cortège de désintérêt pour le sexe, d'impuissance, de disparition de la libido, l'activité sexuelle ayant été chassée par la passion du toxique.

Ces deux images peuvent se succéder dans le temps, la seconde finissant souvent par l'emporter sur la première. Avec ce qu'elles ont de simplificateur (comme tous les idéaux-types), elles disent quelque chose d'essentiel sur l'ambivalence qui préside à ces noces.

Je me suis tardivement intéressé à la sexualité de mes patients toxicomanes. Lorsque j'ai commencé à travailler comme médecin dans le champ des drogues au début des années 90, l'urgence du sida emportait tout. Il fallait mettre en place les traitements de substitution par méthadone et Subutex, assurer à ces patients un accès aux soins, tenter d'améliorer leur situation sociale. Bref, la sexualité de mes patients était le dernier de mes soucis.

Avec les années, les choses se sont améliorées. Le sentiment de l'urgence s'est éloigné. En 1996, les trithérapies transformèrent totalement l'espérance de vie des personnes infectées par le VIH. D'autres problèmes apparurent : l'hépatite C, qui faisait des ravages sur les foies de nos nombreux patients devenus alcooliques, par exemple. Mais il était enfin possible de parler d'autre chose.

Rien n'est plus monotone qu'une consultation liée au suivi d'un traitement de substitution opiacé. Si les choses vont bien, on pose, un peu pour la forme, quelques questions au patient et on rédige l'ordonnance. Le plus souvent, le médecin et le patient s'installent dans cette monotonie où pas grand-chose ne bouge. Parfois, il est possible d'explorer d'autres territoires. On ne sait jamais très bien avec qui cela aura lieu.

Sans l'avoir vraiment décidé, j'ai commencé à parler de vie sexuelle avec les garçons (qui étaient presque tous hétéros). Certains me racontaient que ce qu'ils avaient aimé dans l'héroïne, les premières fois qu'ils en avaient pris, c'est qu'ils n'étaient plus éjaculateurs précoces. Plusieurs m'affirmèrent qu'ils continuaient à en prendre d'abord pour cette raison. Les opiacés ont tous cette propriété de retarder, voire d'empêcher, l'éjaculation. La plupart me disaient avoir conservé une vie sexuelle plusieurs années après le début de l'héroïne. Mais tous ou presque, après une ou deux décennies d'usage, n'avaient plus de désir sexuel.

À partir de 1995, ils avaient une autre bonne raison, malheureusement, de n'avoir plus de vie sexuelle, et c'était vrai des garçons comme des filles : la méthadone, tardivement utilisée en France. C'est son effet secondaire le plus gênant. Tous les opiacés diminuent la libido. C'est particulièrement vrai de la méthadone, un opiacé lourd, peu euphorisant mais à longue durée d'action. Cela dépend du dosage, mais aussi de l'âge de la personne. À partir de 60 mg par jour, une dose moyenne, l'effet est net, à 80 ou 100 mg le désir sexuel est très diminué, au-delà de 100, il n'existe pratiquement plus.

C'est d'abord de cela que je me suis mis à discuter avec certaines patientes. Peut-être était-ce plus facile de parler avec elles de la disparition de la jouissance, plutôt que de la jouissance elle-même. Pour certaines, c'était un problème parce qu'elles se sentaient harcelées par leur compagnon, pour peu qu'il ne soit pas sous méthadone, ce qui arrivait bien sûr. L'une d'entre elles, et qui n'avait pas l'habitude de parler aussi crûment, m'avait expliqué qu'elle laissait son mec « se vider les couilles » de temps en temps, sans éprouver le moindre plaisir à ce qui était manifestement une corvée.

Un jour, j'ai vu un patient pour la première fois et comme j'en avais l'habitude, parmi les nombreuses questions que je lui posai, je lui demandai s'il avait un traitement médicamenteux. Il me dit qu'il prenait du Deroxat, un antidépresseur de la famille du Prozac. La posologie élevée me surprit : 3 par jour. Le patient m'expliqua alors qu'il avait eu une prescription de Deroxat un ou deux ans avant pour une dépression et qu'il avait immédiatement constaté que ses éjaculations étaient moins précoces. Il avait continué à prendre ce médicament dans ce seul but. Et, avec deux prescripteurs, il avait ce qu'il lui fallait…Mais ce qui est vécu comme un bénéfice par les éjaculateurs précoces est plutôt un désastre pour ceux qui ne le sont pas.

Imaginons que nous disposions tous d'un capital de jouissance ou de plaisir à la naissance et que les toxicomanes soient des personnes qui « brûlent » ce stock de jouissance vite, trop vite, en multipliant les orgasmes chimiques. Il arrive un moment où ils n'ont plus de désir, plus de libido, plus de capacité à se projeter dans l'avenir. Certains vieux toxicomanes sont anhédoniques (avec un alpha privatif). Et comme on ajoute souvent à leur méthadone une benzodiazépine (BZD), donc myorelaxante et ne facilitant pas l'érection, et un antidépresseur type Deroxat dont l'effet vient s'ajouter à celui de la méthadone, les traitements que l'on donne à ces patients viennent encore accentuer ce manque d'élan vital, de projets, de désirs qui les caractérise en faisant disparaître la pulsion sexuelle et la source de plaisir qu'elle est pour beaucoup d'entre nous.

On va bientôt voir que le chemsex modifie profondément ce tableau.

La question de la modération

Ouvrons la seconde édition du *Droit de la drogue*[11]. Le chapitre 3 de l'Introduction générale est intitulé « Théorie du Droit de la Drogue ». Il présente successivement la prohibition, la réduction des risques, la dépénalisation et enfin la légalisation contrôlée dont Francis Caballero, président du défunt Mouvement de Légalisation Contrôlée[12], est un farouche partisan et un brillant théoricien. Les trente-quatre pages consacrées à la légalisation contrôlée sont, en tous points, remarquables et diablement convaincantes. Trois fondements sont examinés : moral, sanitaire et social, économique. Au fondement moral, il est écrit : « Le fondement moral de la légalisation contrôlée peut se résumer en une éthique de la tolérance et de la modération. La tolérance est la concession que la société est prête à faire aux individus à la recherche du plaisir ou de l'ivresse, la modération est la condition qu'elle pose à l'exercice de leur nouvelle liberté. Dans une société démocratique, il n'existe pas de droit sans devoir. Le droit d'absorber toute substance de son choix pour se procurer des sensations comporte donc légitimement pour l'usager de drogues un devoir de modération. C'est l'essence même de la légalisation contrôlée. D'un côté, la société décide de légaliser les drogues, de l'autre elle s'efforce d'en contrôler les abus [13].»

Cette « éthique de la tolérance et de la modération », tolérance vis-à-vis des usagers, modération des usagers eux-mêmes, a trouvé son application la plus convaincante dans un slogan dérivé de la loi Évin (1991) : « L'abus d'alcool est dangereux pour la santé, consommez avec modération [14]. » « L'abus de cannabis est dangereux pour la santé,

---

[11] Francis Caballero et Yann Bisiou, *Droit de la drogue*, éditions Dalloz, 2000.

[12] J'ai moi-même été membre fondateur du MLC au début de 1993. Le mouvement était principalement composé de juristes. J'avais de nombreux points d'accord avec Caballero. Mais il était hostile à la dépénalisation de l'usage si elle ne s'accompagnait pas de la légalisation des drogues car elle ne changeait rien au trafic. Ce qui est vrai. Mais c'était oublier les usagers persécutés parce que usagers.

[13] Francis Caballero et Yann Bisiou, *op. cit.*, paragraphe 114, p. 133.

[14] La loi Évin du 10 janvier 1991 relative à la lutte contre le tabagisme et l'alcoolisme est la deuxième grande loi de santé publique après la loi Veil du 9 juillet 1976 de lutte contre le tabagisme. Elle dispose que « toute publicité en faveur de boissons

consommez avec modération » serait un bon slogan. Francis Caballero, qu'il me pardonne cet emprunt, voulait populariser « Tu t'es vu quand t'as méfu ! », en écho au « Tu t'es vu quand t'as bu ! » des campagnes contre l'alcool. Remplaçons cannabis par ecstasy, LSD, héroïne, cocaïne. Pourquoi pas ? Mais il y a un moment où ça coince : « L'abus de cocaïne injectée est dangereux pour la santé, shootez-vous avec modération ! » ou bien « L'abus de carfentanyl est dangereux pour la santé, n'en sniffez pas trop ! » font sourire tant la cocaïne injectée ou le carfentanyl sniffé se marient mal avec la modération.

Pour le dire autrement, l'éthique de la tolérance et de la modération suppose le problème résolu. Or, il existe des êtres humains qui ne sont ni tolérants ni surtout modérés, comme le montre l'exemple de l'alcool. Francis Caballero a tort de faire reposer son système, au demeurant préférable à la prohibition, sur la sagesse des individus. Il est bien plus raisonnable de développer la médecine des addictions pour ceux qui demandent de l'aide et de sanctionner sévèrement la mise en danger d'autrui, soit dans le cadre du travail, soit sur la route, soit dans la vie sociale et familiale (incivilités, nuisances, violences), tout en sachant que leur application risque d'abord de concerner les plus pauvres. En échange de la légalisation d'un certain nombre de drogues illicites (parmi lesquelles ne seraient ni la méthamphétamine ni les fentanyls mais le cannabis, la feuille de coca, les psychédéliques classiques, l'opium pour les personnes âgées), la société serait en droit de combattre farouchement les dommages causés à autrui.

Un mot sur les riches et les pauvres : certains légalisateurs américains ont proposé que les drogues soient légales pour les riches et les classes moyennes qui savent faire un usage « modéré » des substances, mais pas pour les pauvres décidément trop dysfonctionnels. C'est d'un cynisme affligeant, mais cela repose sur une vérité : les pauvres protègent mal leur santé et le manque d'argent pour s'acheter des drogues les mène souvent à la délinquance et/ou à la prostitution.

Drogues à usage continu et discontinu

La distinction entre drogues à fort et à faible potentiel de dépendance physique en recoupe largement une autre entre drogues à consommation continue et à consommation discontinue. L'alcool, les opiacés, le tabac

---

alcooliques (...) doit être assortie d'un message de caractère sanitaire précisant que l'abus d'alcool est dangereux pour la santé ».

sont consommés quotidiennement dès qu'on en est dépendant. À l'inverse, les hallucinogènes et les stimulants sont nettement à consommation discontinue. Il existe certes des consommateurs quotidiens de LSD (qui indiquent d'ailleurs qu'ils doivent augmenter les doses, preuve qu'un phénomène de tolérance s'installe vite), mais ce sont de rares exceptions. Quant à la consommation continue de stimulants, elle est presque impossible : il faut bien dormir et s'alimenter un peu. Même les gros consommateurs de crack finissent par tomber de sommeil après un *binge* de deux, trois ou quatre jours et nuits sans dormir.

Polyconsommations

Le pur junkie a-t-il jamais existé ? Quoi qu'il en soit, en France, dans les années 70 et 80, un « toxicomane », sans autre précision, était habituellement un injecteur d'héroïne. Et l'on attribuait peu d'importance à des usages qui semblaient anecdotiques : cocaïne, alcool et médicaments psychotropes, le plus souvent des benzodiazépines (BZD).

Ce n'est plus vrai aujourd'hui. La plupart des usagers sont des « poly » : poly-usagers, poly-consommateurs, poly-toxicomanes. Et les overdoses ont souvent lieu dans un climat de polyconsommations. On remarquera que, à strictement parler, un co-consommateur d'alcool et de tabac est un *poly,* mais on joue alors sur les mots.

Chez les jeunes, en revanche, ce sont les mêmes qui fument des cigarettes, boivent de l'alcool et tirent sur des joints. C'est logique : qui a fumé du tabac est plus à même de fumer du cannabis, et qui a éprouvé l'ivresse de l'alcool peut avoir envie de connaître l'ivresse cannabique. Encore faut-il que le contexte s'y prête, par exemple un niveau élevé d'usage et une grande accessibilité du cannabis.

Certaines personnes font des mélanges qui semblent totalement erratiques et l'on a alors le sentiment qu'aucune logique rationnelle ne prévaut ni dans le choix des substances ni dans les quantités, le seul objectif semblant être de se retrouver aussi défoncé que possible. Ces usagers existent, il serait vain de le nier, et ils prennent d'autant plus de substances qu'ils ont oublié les avoir déjà prises…

Pourtant, le plus souvent, il existe une logique dans ces polyconsommations. Certaines associations sont classiques comme le *speed-ball* (qui peut être injecté ou sniffé) : la cocaïne est d'abord vivement ressentie, avant que l'héroïne ne vienne en douceur prendre le relais. De même, l'association cocaïne/alcool/tabac est un grand classique chez les sniffeurs de cocaïne. Certains usagers décrivent l'apparition d'une envie obsédante de cocaïne après avoir consommé de l'alcool. D'une manière générale, la consommation de stimulants ne reste pas isolée. Pendant qu'on est sous l'effet d'une amphétamine, on peut consommer de l'alcool, des opiacés, des BZD… afin de limiter ses effets anxiogènes ou consommer ces *downers* pour amortir la descente : opiacés, y compris de substitution (le Subutex, facile à trouver sur le marché noir), BZD, alcool, cannabis…

Certaines associations sont particulièrement dangereuses lorsqu'elles accentuent la dépression respiratoire. Typiquement : opiacé + BZD + alcool. C'est d'ailleurs dans ce type de contexte que peuvent survenir des overdoses avec le Subutex qui, seul, ne peut en provoquer que très rarement.

Les chemsexeurs sont particulièrement habiles à jongler avec les stimulants (cocaïne, cathinones [15], méthamphétamine), le GHB, la kétamine (avec ces deux dernières substances, l'usage d'alcool, qui accentue la dépression respiratoire, est dangereux), les poppers et les vasodilatateurs type sildénafil (Viagra). La consommation de drogues doit être finement coordonnée avec l'activité sexuelle pour obtenir une érection ou pour associer la montée de l'orgasme sexuel à la consommation (injectée chez les slameurs) d'un stimulant.

Les facteurs de gravité de l'usage

La consommation exclusivement ou principalement solitaire, qu'il s'agisse d'alcool, de cocaïne ou d'héroïne, est un facteur de gravité. Dans la consommation de groupe, on est en droit de se dire que l'essentiel est dans le rapport aux autres que certaines drogues (alcool) peuvent faciliter. Dans la consommation solitaire, cette illusion a disparu et le face-à-face avec le produit, une substance inerte, indique clairement la dimension onaniste (masturbatoire ?) de cette activité. Les femmes

[15] Les cathinones sont des substances synthétiques dérivées du principe actif du khat, un arbuste dont les feuilles sont utilisées comme stimulant, en particulier en Afrique de l'Est (Éthiopie) et dans la péninsule Arabique (Yémen). La cathinone a été isolée en 1963 et elle est d'autant plus présente dans la feuille que celle-çi est fraîche. La cathinone a donné naissance aux cathinones, puissants stimulants utilisés en particulier par les « chemsexeurs », par exemple la méphédrone, la 4-MEC, la 3-MMC le plus souvent achetées sur Internet. La 3-MMC est très en vogue en 2022.

alcooliques, c'est autre chose : elles sont nombreuses à boire seules ou en cachette à cause de l'image négative de « la femme ivre ».

La précocité de l'usage est aussi un facteur de mauvais pronostic, ne fût-ce que parce que la durée de l'usage est d'autant plus grande qu'on a commencé tôt. Mais il existe aussi un risque spécifique à consommer de l'alcool ou des drogues illicites à l'adolescence, une période de grands bouleversements et de maturation. Cette question, qui fait l'objet de nombreuses affirmations péremptoires, est en réalité mal connue.

La désinsertion sociale : l'absence de logement, de travail, de vie de couple est un facteur de gravité parce que l'activité professionnelle et la vie sociale et familiale sont des garde-fous puissants. Par ailleurs, il est bien difficile de savoir si quelqu'un vit dans la rue parce qu'il est fou ou s'il est fou parce qu'il vit dans la rue.

Le facteur de risque le plus important est l'association d'une maladie addictive et d'une maladie psychiatrique, ce que l'on appelle aussi une co-morbidité ou un double diagnostic. Ces personnes auraient besoin d'une double prise en charge, psychiatrique et addictologique, et n'en ont parfois aucune, les addictologues les considérant comme des malades mentaux et les psychiatres comme des toxicomanes. Les prises de risques peuvent être importantes, par exemple chez un patient bipolaire en phase maniaque. Le trouble bipolaire est d'ailleurs la maladie psychiatrique la plus fréquemment liée à l'usage de drogues, alcool compris.

Enfin, si les femmes sont trois fois moins nombreuses à consommer que les hommes (sauf les médicaments psychotropes : anxiolytiques, antidépresseurs), elles sont plus sensibles aux effets délétères des drogues. C'est particulièrement vrai pour l'alcool. Elles ont plus de risques d'être infectées par le VIH ou les virus des hépatites. Et la grossesse vient encore compliquer les choses. Dans certains centres (c'est le cas de la Boutique ouverte par l'association Charonne rue Philippe-de-Girard dans le XVIIIe arrondissement de Paris), un espace uniquement dédié aux femmes est ouvert, qui leur permet d'échapper, pour un temps, à la violence de la rue.

CHAPITRE 2

S'injecter

« Sherlock Holmes prit la bouteille au coin de la cheminée puis sortit la seringue hypodermique de son étui de cuir. Ses longs doigts pâles et nerveux préparèrent l'aiguille avant de relever la manche gauche de sa chemise. Un instant son regard pensif s'arrêta sur le réseau veineux de l'avant-bras criblé d'innombrables traces de piqûres. Puis il y enfonça l'aiguille avec précision, injecta le liquide, et se cala dans le fauteuil de velours en poussant un long soupir de satisfaction. »

(Arthur Conan Doyle, *Le Signe des quatre,* 1890)

« La politique de lutte contre la toxicomanie fondée sur l'idée selon laquelle « il ne faut surtout rien faire pour faciliter la vie des toxicomanes » a provoqué des catastrophes sanitaires et sociales. »

(Rapport de la Commission de réflexion sur la drogue et la toxicomanie présidée par le Pr Roger Henrion, 1995)

L'injection de drogues est la forme la plus dangereuse, la plus stigmatisée mais aussi la plus minoritaire de l'usage de drogues. Elle fut pourtant à l'origine d'une immense révolution dans le champ de la prévention et du soin, lorsqu'elle rencontra le virus du sida au début des années 80. Tout ou presque en fut bouleversé.

Alors que de nombreux pays interdisaient l'accès aux seringues propres, on finit par prendre conscience que cette interdiction favorisait le partage de seringues usagées et, via ce partage, la transmission du virus du sida d'un injecteur (IDU, *Injecting Drug User* en anglais) à un autre injecteur ou à son ou ses partenaires sexuels, majoritairement des femmes. Elles pouvaient alors transmettre le virus au bébé qu'elles portaient (transmission dite verticale), à une époque où aucun traitement ne permettait de briser cette transmission. Cette période où la médecine, impuissante, comptait les morts ne prit fin, dans les pays occidentaux, qu'à partir de 1995/96 avec l'arrivée des « trithérapies[16] ».

Les mentalités et les pratiques changent mais avec une lenteur parfois désespérante. L'injection de drogues reste, à bien des égards, une question irrésolue dans de nombreuses régions du monde, favorisant la diffusion du sida, de l'hépatite C et provoquant nombre de dommages infectieux graves : endocardites, septicémies, abcès profonds multiples...

1850 : la morphine rencontre la seringue

L'injection de drogues est née autour de 1850 de la rencontre d'une invention, la seringue à aiguille creuse, et d'un puissant antalgique, soluble dans l'eau et donc injectable, le sel de morphine. La morphine est le premier alcaloïde (molécules renfermant une base azotée, dont la caféine, la cocaïne ou la nicotine font partie) isolé d'une plante et le premier à avoir été injecté. Avec sa découverte en 1817, l'ère moderne des drogues commence.

L'historien Jean-Jacques Yvorel raconte comment les médecins tentent d'abord d'introduire la morphine « à l'aide de lancettes, pratiquant scarifications ou incisions grâce auxquelles ils cherchent à faire pénétrer directement dans le sang les matières médicamenteuses[17] ». Puis le Français Charles Pravaz et l'Anglais Alexander Wood inventent la seringue hypodermique composée d'une seringue, d'un piston, et d'une aiguille creuse.

Après avoir été largement utilisée sur les champs de bataille de la guerre de Sécession américaine (1861-1865), de la guerre austro-prussienne de 1867 et de la guerre franco-prussienne de 1870, la morphine injectée devint à la mode dans le monde civil. À cause de la « loi » dite de « proximité des toxiques » (entendue au sens littéral), les médecins, les pharmaciens et leurs épouses sont les premiers à

[16] À partir de la fin 1995-début 1996, on dispose d'un troisième groupe de molécules, les « anti-protéases », qui, associées aux deux premiers, bloque l'activité du VIH. Les patients cessent de mourir et l'infection de VIH devient une maladie chronique. On a donc parlé de trithérapies. Il serait plus exact de parler de multi-thérapies, car il peut y avoir plus de trois principes actifs.

[17] Jean-Jacques Yvorel, *Les Poisons de l'esprit, drogues et drogués au XIX° siècle*, Quai Voltaire Histoire, 1992, p. 19.

succomber[18]. Puis, à partir des années 1870, les noceurs et les raffinés s'en mêlent : un nouveau snobisme envahit les salons, celui de la « fée grise » et « on se seringue, on se « *pravazine* » sans scrupule, en toute bonne conscience [19] . » C'est à cette époque que les joailliers confectionnent des fioles et des seringues « d'un raffinement inouï [20] ».

À partir de la prohibition des opiacés, l'usage de drogues bascule dans la clandestinité et, avec elle, l'injection.

Dès cette époque, on peut injecter un produit d'au moins trois manières : d'abord en sous-cutané entre la peau et le muscle, par exemple dans le gras du ventre ; ensuite dans le muscle, celui de la fesse par exemple[21] ; enfin par voie veineuse et l'on choisit alors habituellement une veine du pli du coude facilement accessible et pouvant supporter le traumatisme local provoqué par l'aiguille. Les injecteurs de drogues abîment leur capital veineux et doivent souvent abandonner le pli du coude pour l'avant-bras, le dos de la main puis les veines du pied et de la jambe. Dans tous les cas, il s'agit d'une méthode invasive (sauf blessure, le sang n'est jamais en contact avec le milieu extérieur) qui suppose l'application de strictes règles d'hygiène.

L'injection devient, à partir des années 1920, stigmatisée, condamnée. C'est, pense-t-on, un vice, une perversion, une maladie peut-être, que rien ne vient expliquer sinon une puissante pulsion autodestructrice[22].

Du côté de la médecine, on comprend bientôt que cette pratique invasive peut provoquer des infections par des micro-organismes comme les bactéries ou les champignons. L'un des premiers cas enregistrés, par suite d'une injection, est celui d'un toxicomane infecté par le tétanos, mentionné dans un article publié en 1876 par *The Lancet*[23]. Et c'est aussi du tétanos que va mourir le poète Roger Gilbert-Lecomte,

---

18 Selon Regnard en 1885, « sur cent morphinomanes, on compte cinquante et une personnes touchant à l'exercice de la médecine », cité par Arnould de Liedekerke, *La belle époque de l'opium*, éd. de la Différence, 1984, p. 92.
19 *Ibid.*, p. 95.
20 *Ibid.*
21 Et dans ce cas, il est impératif de choisir le quart supéro-externe de chaque fesse.
22 On trouve à la page 142 du *Dragon domestique* d'Anne Coppel et Christian Bachman (Albin Michel, 1989) un dessin noir et blanc datant de 1881 représentant « un infirmier morphinomane sur son lit de mort ». À l'exception du visage et du cou, le corps tout entier est criblé de « trous ». Image effrayante !
23 « Le tétanos après l'injection hypodermique de morphine », *The Lancet*, n°2, *1876*, pp. 873-876. On lira avec intérêt *L'injection à moindre risque*, publié par l'association Apothicom en 2008.

un des membres du « Grand Jeu », le 31 décembre 1943 à l'âge de 36 ans[24]. Mais après tout, pense-t-on, les toxicomanes ont détourné une technique qui n'aurait jamais dû quitter le champ de la médecine, et le risque infectieux ne fait donc que s'ajouter au risque de surdose qui menace tous ceux qui s'injectent de l'héroïne.

1929 : les premières microépidémies liées à l'injection

En 1929, et pour la première fois, A.G. Biggam publie un article dans une revue de médecine tropicale sur une microépidémie de paludisme en Égypte. Elle semble bien mystérieuse jusqu'à ce que l'on comprenne que les personnes contaminées ont toutes un point commun : elles injectent et ont partagé leur matériel d'injection[25].

En 1934, Milton Helpern rend compte, dans une revue de santé publique américaine, d'une microépidémie de malaria parmi des injecteurs de drogues à New York qui a fait 18 morts[26]. Il en profite pour faire le point sur cette question : depuis Biggam, quatre microépidémies ont été décrites aux États-Unis dans les villes de Omaha, New-Orleans, Chicago et au pénitencier de Fort Leavenworth dans le Texas. En conclusion, l'auteur s'inquiète pour le don de sang et conclut en évoquant « *la possible dissémination d'autres maladies parasitaires transmises par le sang comme la trypanosomiase et la syphilis* ». Personne ne peut alors deviner que, cinquante ans plus tard, le partage de seringues sera l'une des voies qu'empruntera le virus du sida pour se disséminer à travers le monde.

Des premières seringues jetables (1971) aux premiers cas de sida (1981)

En 1971 apparaissent les premières seringues jetables et c'est une révolution. Il est théoriquement possible de n'utiliser chaque seringue qu'une seule fois. Encore faut-il qu'elles soient accessibles aux injecteurs. Cette même année, Howard et Borges publient l'un des premiers articles sur la dissémination des virus des hépatites parmi les injecteurs à partir

---

24 Cf. le beau chapitre « Roger Gilbert-Lecomte ou la fin du Grand Jeu », *Le Dragon domestique,* p. 318 et suivantes.

25 A. G. Biggam A. G. *Malignant Malaria Associated with the Administration of Heroin Intravenously*, Trans. Royal. Soc. Trop. Med. and Hyg. Vol. 23, pp. 147-159, août 1929.

26 Milton Helpern, « Malaria among drug addicts in New York City », *Public Health Report*, 30 mars 1934.

d'une population de hippies de Haight Ashbury à San Francisco[27]. Mais il faudra attendre les années 80 et l'épidémie de VIH pour que, de curiosité quasi-psychiatrique, l'injection devienne un problème urgent et grave de santé publique.

Dans les médias, le premier nom du sida fut GRID (*Gay Related Immuno Deficiency*), puis on parla des 4H (Homosexuel, Hémophile, Haïtien, Héroïnomane). Or ce n'est pas « héroïnomane » que l'on aurait dû écrire, mais « injecteur », « *injecting drug user* » (IDU) en anglais, car on peut être un injecteur exclusif de cocaïne ou d'amphétamines, alors que l'héroïne peut aussi être sniffée ou fumée. Mais, à l'époque, l'héroïne était à ce point associée à l'injection que tout le monde savait qu'on parlait de « junkies ».

Depuis que l'on a compris les modes de transmission du virus par contact sanguin, des milliers de pages, des colloques entiers, d'innombrables travaux ont été consacrés à l'injection. Non seulement on a incité les injecteurs à cesser de partager une seringue, et, pour ce faire, on a autorisé ou ré-autorisé la vente de seringues et/ou promu leur distribution gratuite dans le cadre de « Programmes d'Échange de Seringues » (PES), mais on a impliqué les injecteurs eux-mêmes dans la prévention. La « réduction des risques et des dommages » (*harm reduction*), une nouvelle manière d'appréhender l'usage de drogues, un nouveau « paradigme » dans le champ des toxicomanies, est née au cœur de cette interaction VIH/injection, même si elle ne s'y limite pas. À travers brochures, photos, films, on promeut désormais le « shoot propre ».

Il y a donc quelque chose de paradoxal à voir une pratique minoritaire et clandestine devenir ainsi l'objet de toutes les attentions. Elle concerne tout de même, d'après l'OMS[28], quelque 16 millions de personnes sur la Terre, dont 3 millions contaminées par le VIH. Et l'OMS ajoute : « En moyenne, une nouvelle infection à VIH sur dix est provoquée par l'injection de drogues et, dans certains pays d'Europe de l'Est et d'Asie centrale, 80 % de l'ensemble des infections à VIH sont liés à la consommation de drogues ». On mesure à ces seules données le désastre de santé publique que la politique d'interdiction ou de limitation de l'accès aux seringues a provoqué. Un désastre qui peut être évité puisque l'on sait aujourd'hui qu'un ensemble de mesures, allant de l'accès aux seringues propres à l'information des usagers sur les risques liés au

---

[27] Howard J. and Borges P. (1971) « Needle sharing in the Haight: some social and psychological functions «. *Journal of Psychedelic Drugs* (4) 1.

[28] http://www.who.int/hiv/topics/idu/about/fr/ ; consulté le 17 juillet 2019.

partage, ont, partout où cette politique de réduction des risques a été mise en œuvre, fait s'effondrer les contaminations VIH liées à l'injection.

C'est pourtant loin d'être le cas partout. Dans certains pays, l'existence même de groupes qui injectent est ignorée ou même niée. Dans d'autres ou parfois les mêmes, l'État est faible et incapable de mettre en œuvre des politiques de santé publique. Enfin, des préjugés désastreux font croire que les toxicomanes vivent entre eux et que cette supposée séparation protège la population, ce qui est typiquement le cas dans la Fédération de Russie, où la gestion de l'épidémie est une pure catastrophe.

La prohibition punitive provoque un désastre de santé publique

Last but not least, la « prohibition punitive » vient justifier tant l'inaction et l'impéritie que le refus de mettre en œuvre un accès aux seringues propres. Peut-on à la fois pénaliser l'usage de drogues et le faciliter ? On mesure à quelle contradiction quasi insurmontable presque tous les pays ont été confrontés. Même en Hollande, les programmes d'échange de seringues furent, à leur début, un combat. Jean-Paul Grund[29] m'a raconté comment, au milieu des années 80, l'un des tout premiers PES à Rotterdam avait fait l'objet d'un combat féroce entre les activistes qui le promouvaient et la municipalité, les riverains et la police.

La Global Commission on Drug Policy (Commission mondiale pour la politique des drogues) montre comment la guerre à la drogue lancée en 1971 par Richard Nixon et portée par la prohibition punitive a provoqué un désastre de santé publique dans le monde. Les incarcérations massives d'usagers, la priorité donnée à la répression, plutôt qu'à la santé publique et aux droits de l'Homme, ont produit de tels dommages que plusieurs institutions et programmes de l'ONU, en particulier l'OMS et ONUSIDA, ont plaidé pour une autre politique.

Le cas de la France

Examinons le cas de la France. Elle mène aujourd'hui, sur deux questions essentielles, l'accès aux seringues propres d'une part, la

---

[29] Jean-Paul Grund est un activiste et expert hollandais qui a publié de nombreux travaux. Je renvoie à l'article qu'il a coécrit : « Reaching the Unreached : Targeting Hidden IDU Populations with Clean Needles via Known User Groups », *Journal of Psychoactive Drugs* 24(1) : 41-7, janvier 1992.

prescription d'opiacés de substitution aux héroïnomanes d'autre part, une politique exactement inverse de celle qui faisait auparavant consensus. Voyons ce qu'il en est des seringues.

En 1972, et dans la suite logique de la loi de 1970, la France en a interdit la vente. On pouvait cependant obtenir des seringues soit en demandant à un médecin de vous en prescrire, soit en présentant au pharmacien ses documents d'identité. Mais ces deux possibilités étaient purement théoriques et tout le monde, à commencer par les pharmaciens et les usagers, comprit que les seringues étaient désormais interdites.

A priori, cela semblait logique. Le Parlement avait, deux ans auparavant, voté une loi qui faisait de l'usage un délit[30]. À défaut de pouvoir interdire les pailles ou les billets de banque roulés aux sniffeurs, on interdisait un objet, la seringue, qui favorise l'usage intraveineux. Le raisonnement juridique était cohérent mais il va s'avérer désastreux.

Le premier virus à s'être disséminé au sein de la population des injecteurs de drogues n'est pas le VIH mais, comme on l'a vu, le virus de l'hépatite B (VHB) dès les années 70. Dans certains pays, en Hollande par exemple, on n'a pas considéré comme une fatalité cette contamination par le VHB et, dès cette époque, on a mis en place des dispositifs d'accès aux seringues propres. En France, le secteur de soins aux toxicomanes était très peu médicalisé. Et ce qui a contribué à ne pas se soucier plus que cela des contaminations VHB, c'est le fait que, dans 80 % des cas, la guérison est spontanée. On a donc considéré que l'infection par le virus de l'hépatite B faisait partie du déroulement normal d'une vie d'injecteur.

La droite remet les seringues en vente libre (1987)

Lorsque le sida est apparu et qu'on a compris que les injecteurs de drogues étaient des cibles privilégiées à cause de la transmission du VIH par voie sanguine via le partage, certains ont utilisé l'idée (totalement fausse) selon laquelle 10 % « seulement » des séropositifs évoluaient vers un sida pour justifier leur inertie. Et, rétrospectivement, on reste songeur

[30] Le livre de référence est celui de Jacqueline Bernat de Celis *Fallait-il créer un délit d'usage illicite de stupéfiants ?* CESDIP, 1992, n° 54, qui reprend l'ensemble des débats qui ont précédé le vote de la loi du 31 décembre 1970 toujours en application. On notera que l'usage constitue un délit dont l'auteur et la victime sont une seule et même personne… Sur la question des « crimes consensuels », voir Peter Mc Williams, *Ain't Nobody 's Business If You Do, The absurdity of consensual crimes in a free society*, Prelude Press, 1996. Merci à Pierre Bellanger.

devant le fait que lorsque Michèle Barzach, au printemps 1987, parvient à imposer le décret de mise en vente libre des seringues, le ministre de l'Intérieur s'appelle… Charles Pasqua !

C'est donc un gouvernement de droite qui prend la première mesure urgente de réduction des risques. Et c'est une femme qui en est à l'origine. La gauche, paralysée par l'accusation de laxisme, n'a pas osé franchir le pas. Pendant près de trois ans, de 1984 à 1987, cette question est discutée dans un climat de très grande confusion, qui montre combien la santé publique française est alors en retard sur de nombreux autres pays européens. Un psychiatre, écouté des médias et responsable d'un centre de soins, Francis Curtet, va produire en 1985 une étude faite avec les patients de son centre « démontrant » que si les seringues étaient mises en vente libre, la majorité des injecteurs continueraient à les partager. Ce même expert refera bientôt parler de lui en s'opposant farouchement aux traitements de substitution. Bref, Francis Curtet était un redoutable expert … en contre-vérités !

À l'époque, il existe déjà une solide littérature, en particulier britannique et hollandaise, sur le caractère décisif de l'accès aux seringues propres pour limiter la dissémination du VIH parmi les injecteurs de drogues et, au-delà, parmi leurs partenaires sexuels, habituellement des femmes. Trois injecteurs sur quatre sont, en effet, des hommes et la majorité d'entre eux sont hétérosexuels. Pourtant, les théories les plus folles vont circuler en France à cette époque. Car il y eut des « experts », non seulement pour soutenir l'inutilité de la mise en vente libre des seringues, mais même son caractère dangereux : certains expliquèrent, en effet, que si l'accès aux seringues était libéralisé, le nombre de seringues contaminées en circulation augmenterait et accélérerait le rythme de l'épidémie…

Le plus triste dans toute cette affaire, c'est que ces années de débats confus et de positions contradictoires, en particulier les années 1985 et 86, furent aussi celles où le virus du sida se dissémina le plus largement parmi les injecteurs en France. La vente de seringues propres étant interdite, elles étaient rares et il fallait donc les partager.

Si on leur en donne les moyens, la majorité des injecteurs cesse de partager une seringue

Dès 1988, l'Institut de recherche en épidémiologie de la pharmacodépendance (IREP), dirigé par le psychiatre Rodolphe

Ingold[31], montrait de manière convaincante que la moitié des injecteurs avait renoncé au partage, c'est-à-dire avait modifié très rapidement ce comportement qui était à l'origine de la dissémination du VIH. Et en 1992, l'IREP publiait une nouvelle étude qui montrait que deux injecteurs sur trois avaient renoncé au partage.

D'où cette révolution : pour autant qu'on leur en donne les moyens, les injecteurs de drogues sont, en majorité, désireux et capables de protéger leur santé. L'idée selon laquelle ils se fichent de savoir s'ils sont en bonne santé, malades ou morts repose sur un pur préjugé, parfaitement exprimé par Mirko Grmek, qui écrit, dans *Histoire du sida* : « À la différence des homosexuels, très attentifs à l'information, les toxicomanes sont réfractaires aux campagnes d'éducation médicale. Leur problème fondamental est d'ordre psychologique. Comme le dit bien un psychiatre parisien : « En se shootant, ils jouent déjà avec leur vie et ils se moquent de celle des autres. » Très souvent, l'acte de se droguer n'est que la réalisation d'un désir d'autodestruction. À cela s'ajoute l'action du stupéfiant sur le système nerveux central pour faire de la victime insouciante un colporteur de la mort[32]. » Mirko, vous avez tout faux !

Autre conséquence : les messages de prévention portés par les usagers eux-mêmes, ce que l'on appelle la « prévention par les pairs », font la preuve de leur utilité. Les injecteurs ne sont pas seulement le problème, ils sont une partie de la solution.

En 1995, la commission présidée par le professeur Roger Henrion publia un rapport qui reste, aujourd'hui encore, un document remarquable. Il y est écrit : « La politique de lutte contre la toxicomanie, fondée sur l'idée selon laquelle « il ne faut surtout rien faire pour faciliter la vie des toxicomanes », a provoqué des catastrophes sanitaires et sociales. Il est nécessaire de rompre avec cette logique de l'exclusion tant pour améliorer la santé des toxicomanes que pour les aider à sortir de la toxicomanie[33]. » C'était un bon résumé de l'affaire des seringues.

---

[31] IREP (ed.), « Étude multicentrique sur les attitudes et les comportements des toxicomanes face au risque de contamination par le VIH et les virus de l'hépatite. Rapport de synthèse », 1996. Voir aussi « À la recherche d'une stratégie de communication avec les consommateurs de drogues par voie intraveineuse », IREP, janvier 1993.

[32] Mirko D. Grmek, *Histoire du sida, début et origine d'une pandémie actuelle,* Payot, 1989, p. 263.

[33] Rapport de la Commission de réflexion sur la drogue et la toxicomanie présidée par le Pr Roger Henrion, 3 février 1995, p. 28.

L'autre affaire du sang contaminé : les collectes de sang en prison

La prohibition des seringues eut une autre conséquence tragique et qui est restée incomprise. Dans le meilleur des cas, l'opinion publique retint de l'affaire du sang que des facteurs de coagulation que l'on savait contaminés furent néanmoins mis sur le marché pour le plus grand malheur des hémophiles. Mais le lien entre les collectes de sang dans les prisons et les contaminations post-transfusionnelles ne fut pas fait. Malgré quelques esprits lucides comme le docteur Pierre Espinosa, qui demanda leur arrêt, ces collectes de sang dans les prisons, où de nombreux toxicomanes étaient incarcérés, continuèrent à la demande de l'Administration pénitentiaire. En 1986, pour un sida post-transfusionnel britannique, il y en avait quatorze français. Or, à l'époque, les transfusions étaient généreuses et parfois inutiles. Le malheur de ces personnes qui furent opérées, transfusées et contaminées reste largement ignoré. C'est d'autant plus dommage qu'aucun exemple ne montre avec autant de clarté que la santé publique, cela semble un truisme, concerne tout le monde.

Aujourd'hui, la Global Commission on Drug Policy dénonce, mais cette fois à l'échelle mondiale, le désastre que constitue la prohibition des seringues dans la gestion de l'épidémie de sida. Car l'accès aux seringues propres reste largement problématique dans de vastes régions du monde.

Prenons le cas des États-Unis. Dans ce pays, il existe des programmes méthadone depuis le milieu des années 60, même s'ils ont toujours été contestés dans certains secteurs de l'opinion sur le mode : « Il ne faut pas donner de la drogue aux drogués. » Mais c'est sur la question de l'accès aux seringues propres que va se cristalliser le débat. Il aura ainsi fallu attendre la présidence Obama pour que l'État fédéral accepte de participer au financement des programmes d'échange de seringues. Jusqu'alors, il n'était pas question de mettre un dollar fédéral dans ces programmes, car ils donnaient « le mauvais message ».

Revenons à la France. À partir de 1987, les pouvoirs publics demandèrent aux pharmaciens d'officine de faire l'exact contraire de ce qu'ils faisaient depuis quinze ans. Il y eut des incompréhensions, c'était le moins, et des réticences. Certains évoquèrent une étrange « clause de conscience », quand il s'agissait de permettre à des personnes de se protéger d'un virus à l'époque mortel. Mais, dans l'ensemble, les pharmaciens jouèrent le jeu malgré un déficit complet d'explication des pouvoirs publics sur ce changement de pied à 180 degrés. De même, il n'y eut aucune information ciblée en direction des injecteurs de drogues, sinon par des associations comme Aides, Act Up, Médecins du Monde ou issues du milieu professionnel ou de l'autosupport. Mais les usagers comprirent le message comme s'ils s'étaient dit : « S'ils mettent les seringues en vente libre, ça doit vraiment être très, très grave ! ».

Les changements de comportement des injecteurs permettent aussi de mettre en évidence qu'il est plus facile de modifier des comportements liés à l'injection de drogues que les comportements sexuels. À l'époque, l'enjeu était le nombre de partenaires et l'utilisation du préservatif. Même s'il était utilisé par deux personnes à l'occasion des premiers rapports, il était souvent abandonné ensuite parce qu'après quelques nuits d'amour et de discussions jusqu'au petit matin, les amants avaient le sentiment de se connaître par cœur, alors même qu'ils continuaient à être dans l'ignorance de leur statut sérologique. Bref, la prévention sexuelle est certes nécessaire mais difficile, tandis que la modification des pratiques de partage de seringues est un objectif parfaitement atteignable.

L'accès aux seringues propres ne suffit pas, il faut aussi informer

Rien n'est simple ! Au milieu des années 80, deux pays d'Europe du Sud, l'Espagne et l'Italie, n'avaient jamais interdit l'accès aux seringues en pharmacie et avaient pourtant le plus d'injecteurs contaminés en Europe. C'était d'ailleurs aussi le cas en région Paca. Ceux-ci ne savaient pas qu'il ne fallait pas partager une seringue et ils étaient beaucoup plus nombreux au sud de l'Europe qu'au nord, où on sniffait ou fumait plus volontiers l'héroïne. L'accès aux seringues propres est donc nécessaire mais pas suffisant. Une information ciblée en direction des injecteurs est, elle aussi, nécessaire et l'expérience va montrer que les associations d'usagers de drogues sont bien placées pour mettre en œuvre cette « prévention par les pairs ».

Les premiers programmes d'échange de seringues et l'affaire Quilès

À partir de 1989, la France expérimenta un nouveau dispositif, le Programme d'échange de seringues (PES). Son statut expérimental tenait au fait que les pharmaciens avaient le monopole de la vente de seringues.

Les PES présentent un double intérêt : d'une part, ils permettent d'entrer en contact avec des usagers marginalisés, de récupérer des seringues usagées et d'en distribuer gratuitement des propres. D'autre part, les équipes de ces PES sont composées d'infirmiers, de travailleurs sociaux, de médecins, et constituent donc une première étape vers l'accès aux soins, une première « marche » (*step*) vers le soin. Ces PES peuvent être de deux types : soit des dispositifs mobiles (des « bus »), soit des lieux fixes. Et c'est ainsi que l'association MDM ouvrit en 1989 l'un des tout premiers PES, d'abord fixe, puis qui devint un dispositif mobile.

Fin 1992, les socialistes sont au pouvoir mais les élections législatives du printemps 93 approchent et elles semblent bien mal parties pour ces derniers. Ce sera, en effet, le désastre annoncé. C'est alors que le ministre de l'Intérieur, Paul Quilès, décédé en septembre 2021, découvre qu'il est urgent de répondre au sentiment d'insécurité des Français. En concertation avec le préfet Broussard, il décide donc d'intensifier… la lutte contre la drogue[34] ! À l'époque, le ministre de la Santé s'appelle Bernard Kouchner. Les opérations antidrogue se multiplient jusqu'à ce qu'au début de l'année 93, les usagers qui se rendent au PES de MDM à Château-Rouge (nord de Paris) soient victimes de violences policières. Des kits contenant deux seringues, deux préservatifs et une lettre du ministre de la Santé sont piétinés par les forces de l'ordre. Jamais la contradiction entre santé publique et sécurité publique n'est apparue aussi crûment ! D'autant que Kouchner a fondé MDM en 1980. Il se désolidarise publiquement de son collègue de l'Intérieur.

Le plus désolant dans cette affaire, c'est son objectif médiocrement politicien : il s'agit, en instrumentalisant la « lutte contre la drogue », de limiter la défaite électorale qui s'annonce. Décidément, la gauche a beaucoup à se faire pardonner en matière de drogues et l'épisode Quilès est ce qu'elle a pu faire de pire. Il serait heureux que Gérald Darmanin s'en souvienne…

Qu'il existe des tensions réelles entre santé publique et sécurité publique est une évidence. On a pu le voir dans de nombreux pays. Le premier objet d'une politique de drogues est précisément de mettre ces contradictions sur la table, de les aménager, de rendre compatibles deux logiques qui n'ont ni les mêmes objectifs ni les mêmes moyens. De là à

---

[34] « La réglementation de la vente des seringues », mémoire de DEA de droit pénal et de politique criminelle en Europe, Sophie Bourla, Martine Jos, Sophie Magnan, sous la direction du professeur Francis Caballero, universités Paris I-Panthéon-Sorbonne et Paris-X-Nanterre, pp. 65 et 66.

instrumentaliser, soudain, une telle situation à des fins purement électorales, c'est ce que n'hésita pas à faire le ministre socialiste de l'Intérieur de l'époque.

Résumons-nous : un accès aux seringues en pharmacies d'officine + des programmes d'échange de seringues + des automates-échangeurs permettant d'avoir accès à du matériel propre la nuit + une information ciblée en direction des injecteurs et des professionnels (pharmaciens, médecins, infirmiers…) = effondrement des contaminations par le VIH. Plus récemment, l'association Safe a mis en place un dispositif postal qui permet à des personnes vivant loin des villes d'avoir accès à du matériel stérile. Enfin, deux « Salles de consommation à moindre risque » (SCMR) ont été ouvertes fin 2016, l'une à Paris par l'association Gaïa, l'autre à Strasbourg par l'association Ithaque et elles concernent d'abord une population d'injecteurs. On notera que la première salle de consommation a ouvert à Berne en Suisse en… 1986 !

Hépatite C, défi redoutable

Un autre enjeu, beaucoup plus compliqué que le VIH, l'épidémie d'hépatite C, qui touche désormais essentiellement les injecteurs de drogues, pose encore de nombreux problèmes en termes de réduction des risques et de santé publique. Il existe maintenant des traitements efficaces et bien tolérés de l'hépatite chronique active C, mais ils sont très onéreux. Or, chaque contamination évitée bénéficie à toute la société. Contrairement au VIH, transmissible par le partage d'une seringue, le virus de l'hépatite C (VHC) se transmet aussi par le partage de tout ce qui concourt à l'injection : l'eau, le contenant (une cuillère, par exemple), le filtre… Ne pas se contaminer dans ces conditions suppose que rien, absolument rien, ne soit partagé, ce qui est, sinon impossible, en tout cas très difficile, surtout lorsque l'on injecte à plusieurs. Et, de fait, si aujourd'hui, en France, les contaminations du VIH par injection sont devenues très rares, elles restent élevées avec le VHC.

Au début des années 90, j'ai eu une discussion avec une chercheuse américaine qui travaillait sur les facteurs de risques liés à l'hépatite C. Certains avaient subi des examens invasifs et d'autres avaient été contaminés par transfusions. Beaucoup avaient été ou étaient des injecteurs de drogues. Pourtant, à la fin de l'étude, il restait près 20 % des personnes pour lesquelles aucun facteur de risque n'était retrouvé. Après l'insistance de la chercheuse sur le caractère anonyme de l'étude, certaines finirent par « avouer » s'être injecté des drogues. Elles pensaient parfois que cela faisait si longtemps que ce n'était pas la peine de le signaler. Les récits se ressemblaient fréquemment : une femme a une brève histoire avec un homme qui injecte et elle se « shoote » avec lui pendant ces quelques jours, ou bien quelqu'un injecte une fois pour « savoir ce que ça fait ». C'est malheureusement suffisant pour être infecté par le VHC si un élément quelconque participant de l'injection a été partagé.

On va aussi découvrir que le niveau de transmissibilité du VHC est si élevé que le seul partage de la « sniffeuse » (paille, billet de banque roulé, etc.) d'une personne contaminée à une autre qui ne l'est pas peut entraîner une transmission : la muqueuse nasale est fragile et le partage peut facilement donner lieu à un contact sanguin. D'où une information en direction des sniffeurs sur le mode « roule ta paille ! » et la mise à disposition de *post-it* invitant à les jeter après utilisation. De même, à Paris, des pipes à crack sont mises à la disposition des crackeurs dont les lèvres et les doigts sont souvent abîmés, ce qui rend possible un contact sanguin si la pipe est partagée et donc la transmission du VHC.

Les injecteurs de drogues ne représentent pour les fabricants de seringues qu'un petit marché presque négligeable, l'essentiel de la production servant à des fins médicales dans des pathologies comme le diabète, par exemple. En conséquence, les associations et/ou les entreprises qui s'adressent aux injecteurs de drogues « font » avec ce qui est proposé par le marché médical. Cette situation n'a pas été sans conséquence sur la manière dont on peut espérer diminuer la dissémination du VHC. Il existe entre le corps de la seringue et le piston, une fois que celui-ci a été entièrement enfoncé, un espace de très faible volume, appelé « espace mort ». Plus cet espace est réduit, moins la transmission du VHC est importante. Problème : si les seringues serties (dont le corps de la seringue et l'aiguille sont solidaires) ont des espaces morts de quelques microcubes, il n'en est pas de même des seringues « non serties » dont l'espace mort peut être beaucoup plus important.

D'autres questions ont été discutées ces dernières années. De nombreux injecteurs pilent des formes dites sèches de médicaments (gélules ou comprimés) pour les injecter. Ce faisant, ils se livrent à ce que l'on appelle un mésusage. L'un des principes essentiels de la réduction des risques est le « pragmatisme ». Certains spécialistes se sont moqués de ce mot, trop anglo-saxon à leur goût et qui leur semblait signifier « sans principes ». Or, « pragmatique » signifie d'abord faire avec la réalité, ou s'adapter à une situation pour l'améliorer. C'est ce qui s'est passé concernant le mésusage de médicaments. On peut condamner ou regretter les mésusages, mais cette position confortable ne fait rien avancer du tout. Les partisans de la réduction des risques ont donc inventé des outils pour limiter les dangers. C'est ainsi que sont nés le Stérifilt puis, plus récemment, le filtre toupie. Ces outils ont trouvé un public qui s'en est emparé.

Des « sexolytiques » au chemsex

Le psychanalyste Charles Melman a inventé un mot pour désigner ces drogues (opiacés, benzodiazépines, inhibiteurs de recapture de la sérotonine) qui éteignent la libido : des « sexolytiques ». Le mot correspond bien à une période historique, des années 60 aux années 80-90, quand l'héroïne dominait. Ce n'est plus le cas dès lors qu'il s'agit de « chemsex » (association de chimie et de sexe). Le chemsex est une pratique en vogue chez les HSH (hommes ayant des rapports sexuels avec des hommes)[35], qui fréquentent les lieux de socialité gay (bars, boîtes de nuit, saunas...). Ils naviguent, parfois jusqu'à l'obsession, sur les réseaux sociaux qui permettent des rencontres avec des personnes se trouvant à proximité. Le chemsex obéit à une règle simple : pas de sexe sans drogues et pas de drogues sans sexe. Quelles drogues ? Essentiellement des stimulants : cocaïne, cathinones, amphétamines et méthamphétamine. Cette dernière, encore peu présente en France, est considérée comme le *« gold standard »* des chemsexeurs. Mais ils consomment aussi du GHB et/ou de la kétamine (ce qui suppose de s'abstenir d'alcool), des poppers et des médicaments type Viagra.

Il faut ajouter, et c'est ainsi que le chemsex est devenu objet d'études et de préoccupations sanitaires, que certains chemsexeurs injectent les stimulants avec des risques de (re)contaminations par le VIH, le VHC et de contaminations bactériennes ou fungiques. Avec des conséquences psychiatriques parfois lourdes, car l'injection de stimulants puissants « embarque » la personne dans des états modifiés de conscience violents et durables desquels il est difficile de « redescendre ». Des épisodes de paranoïa ou d'anxiété aiguës peuvent survenir, suivis par des troubles du sommeil et des dépressions. De plus, l'association de stimulants et de produits type kétamine ou GHB diminue beaucoup la douleur, ce qui

[35] On pourrait se demander pourquoi on ne dit pas homosexuel ou gay. L'acronyme HSH ne préjuge pas du statut d'homosexuel ou de bisexuel ou de quoi que ce soit d'autre. Il signifie qu'il s'agit d'hommes ayant des rapports sexuels avec des hommes.

peut entraîner des conséquences désastreuses lors de pratiques hard comme le fist-fucking.

L'apparition du slam a obligé tant les associations issues du milieu gay que les professionnels du soin, du côté des maladies infectieuses comme des addictions, à sortir du silence. Certains ont alors affirmé qu'on accordait trop d'importance à un phénomène qui restait très minoritaire. D'autres ont dénoncé une nouvelle « panique morale », qui généralise au chemsex ses formes les plus problématiques.

Ainsi, lors de la conférence internationale de réduction des risques à Porto (2019), Adam Bourne a présenté une étude portant sur environ 2000 chemsexeurs dont seulement 15,7 % (1 sur 7) considéraient avoir un usage problématique. Dans le même esprit, Jay Levy, de l'association International Network of People who Use Drugs (INPUD), a dénoncé une « *drug user phobia* » qui pousse les usagers à mettre le stigmate à distance (« *stigma distancing* »). Ainsi, l'un dira : « Je prends de la meth mais je ne slame pas », tandis qu'un autre affirmera que « ceux qui ne fixent même pas la meth n'ont pas besoin de soutien ».

Les slameurs connaissent peu la réduction des risques en matière d'injection. De plus, la place de ces usagers souvent CSP + ne peut pas être dans les Centres d'Accueil et d'Accompagnement à la Réduction des risques pour Usagers de Drogues (CAARUD), qui sont destinés à des usagers désocialisés.

Même s'il est difficile de savoir quelle est l'ampleur du phénomène, les personnes qui demandent de l'aide ont besoin d'une prise en charge spécifique, ce qui suppose la formation de professionnels et, au moins dans les grandes villes, de lieux spécifiques de prévention et de soins. Ce n'est pas le cas. Enfin, les gays sont « prescripteurs de tendances » et la pratique du chemsex devrait s'étendre dans les années à venir très au-delà de cette seule communauté.

Depuis 30 ans, l'injection, ce geste si simple, a été au cœur des débats et des préoccupations. L'épidémie liée au VIH puis à l'hépatite C a obligé de nombreux pays à modifier des législations contreproductives en matière de santé publique. La réduction des risques est née de l'intersection entre injection de drogues et VIH. Les grandes organisations internationales comme l'OMS ou Onusida ont adopté les mesures qui permettent de limiter ces terribles épidémies. De nombreux programmes se sont donné pour but de convaincre les injecteurs de passer à des modes de consommation moins dangereux comme fumer ou sniffer. Je dis bien « convaincre », parce que la répression a totalement échoué à éradiquer ce comportement. En revanche, elle est parvenue à le rendre plus clandestin encore, plus inaccessible à la prévention et au soin. Ce faisant, plutôt que de réduire les risques, elle les a augmentés. C'est tout sauf un succès.

La réduction des risques en matière d'injection est une problématique mondiale. Chaque pays devrait prendre les mesures qui s'imposent tant pour le VIH que pour le VHC. Et les mesures de prévention doivent être répétées car si, chaque jour, des personnes quittent l'injection, de nouveaux injecteurs prennent leur place. Quoi qu'il en soit, trente-cinq ans après le décret Barzach, l'injection reste au cœur de la réduction des risques et des enjeux de santé publique. La conférence Harm Reduction 19 de Porto considère que, dans les pays pauvres, on dépense 13 % des sommes nécessaires à la diminution notable des contaminations VIH parmi les injecteurs...

CHAPITRE 3

Réduction des risques : une exigence planétaire

Au début des années 90, alors qu'en France la bataille faisait rage entre partisans et adversaires de la « réduction des risques liés à l'usage de drogues » (RdR), la sociologue et militante Anne Coppel, qui était l'âme de ce mouvement, avait l'habitude de le résumer ainsi : « Même les toxicomanes ont le droit de vivre ! ».

La RdR est née en France à une époque déjà lointaine, quand les injecteurs de drogues mouraient du sida et qu'on allait souvent accompagner des amis, des proches ou des patients au cimetière. Cela explique, au moins en partie, pourquoi l'affrontement entre les « intervenants en toxicomanie » et les partisans de la RdR fut si violent et laissa des traces si profondes. Dans les années 80, la vie des injecteurs tenait à peu de choses. Le premier président d'ASUD (Auto-Support des Usagers de Drogues), Jean-René Dard, n'était pas VIH. La raison en était simple : sa compagne de l'époque était infirmière et lui rapportait de l'hôpital des seringues propres. À quoi tient la vie ?

Rares étaient alors celles et ceux qui avaient cette chance, jusqu'à ce qu'en 1987 la ministre déléguée à la Santé, Michèle Barzach, mette fin à l'interdiction de la vente de seringues qui courait depuis 1972. Je me souviens aussi de ce vieil activiste américain qui disait : « La RdR, c'est simple comme bonjour ! », tout en présentant à un usager imaginaire un poing tendu verticalement et censé tenir une seringue propre. On sait parfaitement, aujourd'hui, comment limiter la transmission du VIH parmi les injecteurs tant la démonstration en a été faite, en particulier en Europe. Des décennies ont passé depuis, l'OMS et Onusida ne cessent de faire la promotion de l'accès aux seringues propres, mais, dans de vastes régions du monde, elles restent inaccessibles et le partage, donc les contaminations, sont encore la règle aujourd'hui.

On peut faire remonter la RdR au British System qui permit, à la suite des travaux de la Rolleston Commission en 1926, aux médecins britanniques qui le souhaitaient, de prescrire de la morphine, de l'héroïne et même, mais beaucoup plus rarement, de la cocaïne à des toxicomanes dans le cadre de la maintenance, c'est-à-dire sans limitation de durée (voir encadré « Le British System et la prescription de stimulants »). Mais le British System resta isolé alors que la RdR aura, d'emblée, une dimension internationale. C'est pourquoi on s'accorde à dire que la RdR est née à la fin des années 80 en Grande-Bretagne, aux Pays-Bas et en Suisse, en réponse à l'épidémie de sida parmi les injecteurs de drogues.

L'expression anglaise est « *harm reduction* » mais on utilise aussi « *harm minimization* », « *risk minimization* » ou « *risk reduction* »[36]. La traduction française littérale, « réduction du mal », ne sonne pas bien et c'est « réduction des risques » qui finira par s'imposer. Mais on dira aussi « réduction des dommages » et « réduction des méfaits » chez les Canadiens francophones.

La traduction de « *harm* » par « risques » est directement liée à l'urgence dans laquelle nous étions au début des années 90 face à l'épidémie de sida : il fallait tout faire pour limiter le risque d'être infecté. Le terme « dommage » est apparu plus tard, à une époque où la RdR avait gagné la bataille des idées.

Les termes « dommages » ou « méfaits » signifient quelque chose de très différent de « risques » : ils évoquent les dommages (ou les méfaits) que les toxicomanes provoquent sur leur propre santé ou sur la santé et la sécurité des autres ; mais aussi les dommages et les méfaits qu'engendrent les politiques des drogues elles-mêmes quand elles ne sont pas inspirées par la santé publique et les droits de l'Homme.

Il est ainsi apparu que la réduction des risques avait trois définitions, de la plus étroite à la plus large. Tout d'abord, réduction des risques infectieux liés à l'usage de drogues injectées. C'est cette définition qu'a adoptée l'expertise collective de l'INSERM en 2010[37]. Elle est historiquement juste mais théoriquement critiquable.

La deuxième définition considère la réduction des risques comme un nouveau paradigme dans le champ de la prévention et du soin. Elle est donc beaucoup plus large que la première. La RdR a, en effet, une conception spécifique de la prévention que l'on peut résumer ainsi : dire

---

36 David Bewley-Taylor, *International Drug Control, consensus fractured,* Cambridge University Press, 2012, p. 36.

37 INSERM, expertise collective, « Réduction des risques chez les usagers de drogues », 2010.

la vérité sur les produits et se tenir à égale distance de la diabolisation et de l'apologie.

Par ailleurs, l'une des conséquences les plus dommageables de la prohibition des drogues est que l'usager ne sait jamais avec certitude ni ce qu'il consomme, ni dans quelles quantités il le consomme. Toute information qui peut diminuer l'opacité du marché noir relève de la RdR. C'est la raison pour laquelle le « testing », qui consiste à effectuer des analyses sommaires de qualité sur les drogues présentes in situ pour limiter leur dangerosité, a été introduit dans les raves[38]. Et que l'analyse des drogues issues du marché clandestin est un enjeu technique mais aussi politique de première importance. On verra qu'on utilise aujourd'hui des outils bien plus sophistiqués que le testing.

Quant au soin, il reprend les grands principes de l'entretien motivationnel : le partenariat, le non-jugement et l'attitude « amicale ». Le partenariat signifie que la rencontre entre le professionnel et l'usager de drogues est celle de deux expertises. Même si la relation de soin est structurellement asymétrique (l'un propose du soin, l'autre en demande), l'expertise de l'usager a un véritable poids dans une négociation. Le non-jugement signifie que l'on porte un regard sans a priori sur la personne qui demande des soins, que l'on respecte son autonomie et que l'on valorise ses efforts. Enfin, le professionnel est *user friendly*, amical envers l'usager. Cela ne signifie pas qu'ils sont copains, mais que les attitudes trop distantes et trop froides sont à proscrire.

Au moins en France, ce sont les militants de la RdR qui sont parvenus à imposer les traitements de substitution. Lorsqu'on lit la littérature internationale, les deux dispositifs qui symbolisent la RdR sont les Programmes d'échange de seringues (PES) et les Traitements de substitution opiacés (TSO). Une deuxième acception du terme qui ne colle pas du tout avec la définition étroite adoptée en France.

Aujourd'hui, les intervenants en toxicomanie ont intégré la RdR dans leur logiciel, puisque le slogan de la Fédération Addiction, l'organisation la plus importante de professionnels dans ce champ, est : « prévenir, réduire les risques, soigner ».

Le verre est à moitié plein puisque la réduction des risques figure bien dans ce slogan. Mais il est à moitié vide parce qu'elle est coincée entre la prévention et le soin. Or, la RdR est plus à l'aise avec l'idée de « prendre soin » (*care*) que celle de « soigner » (*cure*), qui porte une ambition

[38] Cf. le chapitre sur les psychédéliques et le chapitre sur les stimulants.

inquiétante dans sa radicalité quand il s'agit d'usage de drogues. On est d'ailleurs en droit de se demander quel est cet espace entre la prévention et le soin. En revanche, il existe une « manière RdR » de faire de la prévention et du soin. C'est la raison pour laquelle la réduction des risques est à la fois un état d'esprit et un drapeau.

La troisième et dernière définition de la RdR englobe les politiques des drogues elles-mêmes, dont il s'agit de limiter les dommages. La Global Commission on Drug Policy se donne pour objectif de « réduire les dommages provoqués par les drogues et par les politiques des drogues aux personnes et aux sociétés » (*« reduce the harm caused by drugs and drug policy to people and societies »)*. La RdR comporte donc nécessairement une forte dimension de plaidoyer (*advocacy*), à la fois pour lever les obstacles légaux et pour assurer des financements pérennes.

Au sein des instances onusiennes, en particulier de la Commission des stupéfiants (CND), la RdR a largement participé à « fracturer le consensus » car s'y affrontent, à fleurets mouchetés, les pays partisans et adversaires de la RdR. Plus le temps passe, plus la RdR fait la preuve de son efficacité, plus les politiques purement répressives montrent leur incapacité à résoudre les problèmes de santé publique majeurs, comme l'infection à VIH ou à VHC. De ce point de vue, la Fédération de Russie est un modèle, ou plutôt un contre-modèle parfait. D'après Onusida[39], les injecteurs de drogues y représentent 39 % des nouvelles contaminations, un chiffre effrayant quarante ans après le début de l'épidémie ! D'après Ivan Varentsov, du Eurasian Harm Reduction Network, la Russie et l'Ukraine contribuent à 75 % des nouveaux cas d'infection à VIH en Europe et cette situation va avoir un impact sur tous les pays limitrophes[40].

Commençons par la définition de la RdR donnée par Harm Reduction International (HRI) en 2009 [41] : « La RdR consiste en politiques, programmes et pratiques qui se donnent comme **but premier** de réduire les conséquences négatives, sur les plans sanitaire, social et économique, de l'usage de drogues légales et illégales **sans nécessairement** réduire la consommation de drogues » (souligné par moi). Le but premier cesse d'être l'abstinence (qui n'est pas pour autant rejetée), encore moins un inatteignable « monde sans drogues ». C'est

[39] Harm Reduction International (HRI), « The global state of harm reduction 2018 », p.50.
[40] Harm Reduction International, 19e conférence, Porto, 28 avril-1er mai 2019.
[41] Bewley-Taylor, *op. cit.*, p. 37.

dans le changement des priorités que se niche cette révolution copernicienne.

Les caractéristiques de la RdR

La RdR se caractérise par quelques traits essentiels.

Tout d'abord, elle hiérarchise les risques : il vaut mieux ne pas consommer de drogues ; si on en consomme, il vaut mieux ne pas le faire en injectant ; si on injecte, il faut le faire avec une seringue propre...

Ensuite, on ne peut se permettre d'attendre que les lois changent pour agir. En France, la loi de 1970 continue à fixer le cadre de tout ce qui concerne les drogues illicites : prévention, soin, répression. Si on avait attendu que cette loi change il y a vingt-cinq ans, où en serions-nous aujourd'hui ?

Enfin, il existe une expertise propre des usagers. Cette expertise n'est pas tout mais si on n'en tient pas compte, on est à peu près sûr de faire fausse route. L'expertise des usagers est portée par des groupes d'autosupport (*self help*), qui font entendre leur voix sur les sujets qui intéressent les usagers, parfois comme patients, mais toujours comme citoyens.

Reste une question spécifique liée aux toxicomanes marginalisés. Ils fréquentent peu les dispositifs de soins et, quand ils le font, ce sont des patients lourds car ils cumulent souvent plusieurs addictions, des troubles psychiatriques et des problèmes sociaux. Ils sont vulnérables aux virus transmissibles et leur état de santé est mauvais. Enfin, ils se livrent volontiers à des actes de délinquance, de petit trafic ou de prostitution. Ils provoquent des « nuisances » (bagarres, tapage nocturne) et entrent en conflit avec les riverains là où existent des regroupements de type « scène ouverte[42] ».

Lorsque la Suisse décida en 1992 de lancer un plan ambitieux sur les problèmes de drogues, elle élabora une théorie dite des « quatre piliers » : prévention, soin, répression et… « aide à la survie ». Ce quatrième pilier avait pour but de proposer de l'hébergement d'urgence, un accès aux seringues propres, un accès simplifié aux traitements par méthadone à une époque où les scènes ouvertes (*offene Szenen*), comme celle du

42 Voir le chapitre Des scènes ouvertes à la réduction des risques.

Platzpitz puis du Letten à Zürich, posaient aux autorités des problèmes considérables.

L'« aide à la survie » finit par devenir la « réduction des risques », introduisant un lien très fort entre RdR et exclusion sociale. C'est aussi pourquoi furent créés des lieux d'accueil dits à « bas seuil d'exigence », qui s'appellent en France, depuis 2004, des CAARUD. On ne demande pas aux personnes qui fréquentent ces centres d'avoir un projet de soin ou de dire qu'elles veulent arrêter de se droguer. Elles ont accès au lieu à la condition de respecter quelques règles : pas de violence, pas de menaces, pas d'injures. Elles peuvent obtenir des seringues propres, laver leurs vêtements, faire une halte, rencontrer des intervenants sanitaires et sociaux. Il n'y a pas de prescription de médicaments psychotropes ou de traitements de substitution opiacés dans les CAARUD. Avec le temps, certains usagers mûriront un projet de soin et seront pris en charge dans un Centre de Soins, d'Accompagnement et de Prévention en Addictologie (CSAPA). La RdR s'est aussi attachée à développer le travail de rue ou dans les squats, c'est-à-dire à quitter les murs de l'institution pour aller au plus près d'usagers précarisés.

Ce travail en direction des exclus n'est pas facile et les équipes peuvent s'épuiser car la misère ne disparaît pas d'un coup de baguette magique. Elle plonge, au contraire, des racines profondes dans l'histoire familiale et sociale des personnes. On a souvent voulu réduire la RdR à cette seule dimension : l'accès aux populations d'usagers précarisés. C'est d'autant plus commode que l'exclusion est un puits sans fond et qu'il est facile de s'y perdre. Mais toute une génération de nouveaux acteurs professionnels n'ayant pas froid aux yeux, mal payés mais en sympathie avec les « publics précaires », travaille désormais dans les CAARUD.

Résumons-nous : la RdR n'attend pas que la loi change pour agir, elle accorde une place à l'expertise des usagers, elle développe une offre en direction des usagers marginalisés. Mais encore ?

Avant d'être une doctrine, la RdR est un état d'esprit. Née avec l'épidémie de sida et confrontée à la misère sociale, elle a aussi grandement influencé d'autres domaines, en particulier dans le champ des drogues légales : tabac et alcool.

La réduction des risques a inspiré tant en alcoologie qu'en tabacologie une idée nouvelle : la consommation contrôlée. Elle ne fait plus débat concernant l'alcool puisqu'un médicament contre l'alcoolo-dépendance disposant d'une Autorisation de Mise sur le Marché (AMM), le Sélincro (nalméfène), présente la double indication : abstinence ou consommation contrôlée. Cette dernière n'a pas encore convaincu dans le champ du tabac, mais on peut parier qu'elle y parviendra.

La RdR est à la fois un ensemble d'outils et une doctrine générale. Elle a fait et continue à faire l'objet d'interminables polémiques et il faut comprendre pourquoi. Deux dispositifs sont au cœur des pratiques visant à réduire les dommages : les PES, Programmes d'échange de seringues (NSP, *Needle and Syringe Programme*), et les TSO, Traitements de substitution aux opiacées par méthadone ou buprénorphine (OST, *Opioid Substitution Therapy*).

Commençons par l'accès aux seringues propres. Cet accès, s'il est aussi large que possible (vente en pharmacie d'officine, PES, automates échangeurs de seringues), est le moyen le plus efficace de limiter la dissémination du VIH et du VHC (bien que plus difficilement) parmi les injecteurs de drogues. Il faut une seconde condition : informer les injecteurs.

L'accès aux seringues propres fut, et est encore, rejeté par les partisans les plus durs de la prohibition punitive pour la raison suivante : est-il cohérent de lutter contre l'usage de drogues et, en même temps, de faciliter cet usage ? Si le but premier est de limiter les contaminations, que devient l'objectif d'abstinence ? Ces programmes n'augmentent-ils pas le nombre d'usagers par voie injectable ?

À cette dernière question, la réponse est négative. Avec Bewley-Taylor, citons un travail de l'OMS datant de 2004 et qui analyse 200 études portant sur des PES[43]. À la seconde question, les partisans de la RdR répondent clairement[44] que leur premier objectif est bien d'éviter des contaminations par le VIH mais que l'abstinence reste une option qui n'est nullement rejetée.

La réponse à la première question montre que, quelles qu'aient été les précautions de langage, la RdR lutte bien contre les formes les plus caricaturales de la prohibition punitive. De là à considérer que la RdR n'était que le cheval de Troie de la légalisation des drogues, il n'y avait qu'un pas que ses adversaires les plus farouches franchissent allègrement[45]. C'est parce que la RdR est une critique, autant en actes qu'en paroles, de la « guerre à la drogue » que la CND, qui se réunit chaque année à Vienne, s'est toujours refusée à utiliser l'expression *harm*

---

[43] Bewley-Taylor, *op. cit.*, p. 45.
[44] Bewley-Taylor, *op. cit.*, p. 37.
[45] Bewley-Taylor, *op. cit.*, p. 39.

reduction même si, depuis 30 ans, les preuves de son efficacité et de sa rentabilité (*cost/effectiveness*) se sont accumulées. Pour la Fédération de Russie (qui a interdit les TSO en 1993) ou de nombreux pays asiatiques, la RdR reste une doctrine subversive contre laquelle il faut lutter. Durant la conférence de Porto[46], Emily Rowe a présenté une étude portant sur sept pays d'Asie (Indonésie, Cambodge, Vietnam, Thaïlande, Inde, Népal, Philippines). Elle montre que si 7,5 % de ce qui est dépensé dans la répression l'était dans la RdR, il y aurait une diminution de 94 % des nouvelles contaminations VIH à échéance de 2030.

Dans tous les pays (comme en France) où la RdR a reçu sa définition la plus étroite, soit la limitation des contaminations VIH et VHC, les TSO relèvent du soin et non de la RdR. Force est pourtant de constater que ce sont les partisans de la RdR qui ont pris la tête du combat pour l'accès à la méthadone et à la buprénorphine.

Tentons maintenant de décrire un peu plus la RdR dans sa dimension socio-sanitaire et dans sa dimension politique.

Partout où elle s'est implantée, la RdR a été à l'origine d'une mobilisation de certains secteurs de la société civile et une nouvelle génération d'intervenants, médecins et infirmiers, travailleurs sociaux et psychothérapeutes, usagers et ex-usagers, s'est engagée sous ce drapeau. Sans cette mobilisation, rien n'aurait été possible. Et il y a, au cœur de la RdR, une irréductible dimension militante.

En Suisse, où la RdR s'est d'abord appelée « aide à la survie », il existait à la fin des années 80, dans plusieurs villes helvétiques, en particulier à Zurich, des « scènes ouvertes » fréquentées par des usagers très marginalisés (même si les observateurs ont été surpris de constater que des usagers insérés passaient y acheter des drogues…). « Marginalisés » signifie qu'ils n'avaient ni travail ni logement, qu'ils étaient le plus souvent célibataires et que leur état de santé était dégradé.

Pour la RdR, les usagers disposent d'une expertise propre et il est impossible de faire quelque chose pour eux sans eux. Ils ne sont pas seulement le problème mais une partie de la solution. D'où le rôle des associations d'autosupport (*self help*) et la « prévention par les pairs », un usager informé étant le mieux placé pour convaincre un autre usager de modifier un comportement à risque comme le partage de seringues.

---

46 Harm Reduction International organise tous les deux ans la plus grande conférence internationale consacrée à la RdR. La vingt-sixième et dernière a eu lieu à Porto (Portugal) du 28 avril au 1er mai 2019.

D'où aussi l'essor du travail de rue (*outreach*) dans des lieux fréquentés par des usagers ou dans des squats.

De manière plus générale, l'esprit de la RdR a largement débordé du seul domaine de l'injection pour manifester ailleurs son influence. Ainsi, l'analyse des drogues issues du marché noir, afin de déterminer leur composition, leur degré de pureté et les produits de coupe, relève de cette démarche. Toutes les drogues issues du marché clandestin sont des boîtes noires et une partie de leur dangerosité, c'est particulièrement vrai des opioïdes, provient de l'ignorance dans laquelle sont les usagers quant à la composition de ce qu'ils consomment. Rendre un peu moins opaque ce marché permet d'aider les usagers à rester en vie et à préserver leur santé.

Venons-en maintenant à la politique. On a vu comment la RdR entre nécessairement en opposition avec la prohibition punitive. Mais, pour certains partisans de la légalisation des drogues, la RdR est critiquable car elle serait la dernière rustine de la prohibition en limitant ses conséquences les plus négatives et en prolongeant ainsi sa survie. D'autres légalisateurs, quant à eux, inversent la logique habituelle et considèrent que la légalisation est un des outils de la réduction des risques. C'est la RdR qui englobe la légalisation et pas le contraire. Cela ne signifie pas que la légalisation de certaines ou même de toutes les drogues serait une solution suffisante. L'exemple du tabac et de l'alcool le montre bien. Mais la RdR serait nécessaire pour au moins deux raisons : d'une part, l'argent dépensé dans la répression pourrait être utilisé pour la prévention et le soin. D'autre part, les drogues cesseraient d'être des substances dont on ne connaît ni la composition, ni les quantités de principe actif, ni les produits de coupe.

Ce point de vue a été soutenu avec brio par Eric Fromberg, de l'Institut de santé mentale d'Utrecht (Pays-Bas). Son premier mérite est de considérer que la légalisation n'est nullement une fin mais un moyen ; son second est bien de faire de la RdR le paradigme central : pas de légalisation sans RdR !

Je développe plus loin l'idée d'Ethan Nadelmann selon laquelle l'opposition entre prohibition et légalisation est trop simpliste et qu'il faut définir deux fois deux positions[47]. Les partisans de la « prohibition progressive » sont certes hostiles à la légalisation des drogues actuellement interdites, mais ils soutiennent l'accès aux seringues

[47] Voir le chapitre Des scènes ouvertes à la réduction des risques où figure un encadré sur la théorie de Nadelmann.

propres, les traitements de substitution et sont opposés à la pénalisation de l'usage parce que c'est un obstacle à la prévention et au soin. Les partisans de la « légalisation pragmatique » sont pour une déconstruction prudente de la prohibition en commençant par le cannabis. Le point essentiel est le suivant : prohibitionnistes progressifs et légalisateurs pragmatiques ont la RdR en partage. C'est à partir de ce consensus sur la RdR qu'ils peuvent entamer un dialogue fructueux.

Il y a quelques années, Anne Coppel et moi avons eu, dans le cadre d'un séminaire organisé par Alain Ehrenberg, une discussion avec un professeur de droit allemand, Hans-Jörg Albrecht. Il était convaincu que la réduction des risques était utile pour lutter contre le VIH et aider les toxicomanes marginalisés, mais que sa capacité à modifier les cadres légaux était inexistante. Nous considérions, au contraire, que la RdR était une stratégie de changement qui finirait par obliger à réécrire les lois. Lorsque l'on voit combien la RdR, et les résultats remarquables qu'elle a obtenus, a fracturé le consensus qui prévalait à l'ONU sur la prohibition punitive, on est en droit de penser que la dimension politique de la RdR existe bel et bien.

Revenons aux outils de la RdR. Les deux plus importants, on l'a vu, sont les dispositifs d'accès aux seringues propres et les traitements de substitution. Il en existe deux autres, certes moins consensuels mais riches d'enseignements. D'une part, les Salles de Consommation à Moindre Risque (SCMR), qui viennent prolonger l'accès aux seringues propres, de l'autre les programmes de prescription médicale d'héroïne, qui viennent compléter l'offre de TSO.

Les Salles de Consommation à Moindre Risque (SCMR), aussi (mal) appelées « salles de shoot », ont deux objectifs : d'une part, permettre, habituellement à des injecteurs, de consommer les drogues qu'ils apportent (rien ne leur est fourni) dans des conditions de sécurité sanitaire, car l'équipe qui les accueille compte des infirmiers et des médecins ; d'autre part, diminuer les « nuisances » que subissent les riverains devant des usagers qui injectent dans la rue. Ce deuxième objectif a d'ailleurs été critiqué par certains intervenants en toxicomanie, qui dénonçaient le « contrôle social » ainsi mis en œuvre. Ils disaient d'ailleurs la même chose de la méthadone quelques années plus tôt. Nous, les partisans de la RdR, répondions que le contrôle social était inévitable et qu'à tout prendre nous préférions qu'il soit mis en œuvre par nous plutôt que par la police. Finalement, après bien des débats et des atermoiements, deux SCMR ont ouvert à l'automne 2016, l'une à Paris et l'autre à Strasbourg.

Il n'y a, en revanche, toujours pas de programme de prescription d'héroïne médicale en France. La Suisse fut le premier pays d'Europe continentale à ouvrir de tels programmes, suivie par les Pays-Bas, l'Allemagne, l'Espagne et le Canada[48]. Ces programmes sont parfois confondus avec des « salles de shoot », mais n'ont pourtant rien à voir avec eux. Les usagers qui fréquentent une SCMR viennent avec leurs produits, drogues illicites ou médicaments détournés de leur usage, et quand ils le souhaitent. Dans un programme d'héroïne médicale, au contraire, les patients ont été inclus après avoir échoué dans les autres modalités de prise en charge y compris la méthadone. Ils passent deux, voire trois fois par jour, sept jours sur sept, et s'injectent sur place une héroïne pharmaceutique dosée au mg près. Ces derniers bénéficient évidemment d'une prise en charge médico-psycho-sociale. Il n'y a pas d'emport à domicile (*take home*) afin d'éviter tout détournement vers le marché noir. Habituellement, ils ont une petite dose de méthadone (autour de 20 ou 30 mg), pour « lisser » l'effet assez bref de l'héroïne. Enfin, les patients doivent remettre leur permis de conduire.

Comme on le voit, l'accès à l'héroïne est légal mais très contrôlé. La règle qui interdit tout *take home* nécessite le passage au moins biquotidien et la prise sur place. Bien que ces programmes s'adressent à des toxicomanes « lourds », les résultats sont très bons dans tous les pays européens qui les ont adoptés, même s'ils sont plus onéreux que les programmes de méthadone. Mais cela ne change rien à leur acceptabilité qui reste faible.

Qu'il s'agisse de « salles de shoot » ou de prescription d'héroïne, on devine ce qui coince du côté des responsables politiques et de l'opinion publique. Les SCMR semblent signifier qu'injecter une drogue est licite et, dans l'autre cas, que l'héroïne est légalisée. C'est oublier le fonctionnement réel de ces dispositifs et les contraintes qui y sont associées.

Harm Reduction International (HRI), la plus grande organisation de défense et promotion de la réduction des risques, a publié « The global state of harm reduction 2018 »[49]. Le document commence par un survol général qui contient un tableau de la situation pays par pays. Les sept critères retenus donnent une bonne idée de ce qu'il faut entendre

---

[48] EMCDDA, Insights, « New heroin-assisted treatment, Recent evidence and current practises of supervised injectable heroin treatment in Europe and beyond ».

[49] Harm Reduction International, « The global state of harm reduction 2018 », www.hri.global.

aujourd'hui par RdR : référence explicite à la réduction des risques dans les documents officiels, existence d'au moins un programme opérationnel d'échange de seringues, de même pour les TSO, d'au moins une SCMR, d'au moins un programme de distribution de naloxone (antidote des opiacés en cas d'overdose), d'un accès à la substitution dans au moins une prison, d'un accès aux seringues propres dans au moins une prison.

Sur les 161 pays étudiés, 85 font une référence explicite à la RdR dans des documents officiels, 86 disposent d'au moins un PES, 86 d'au moins un programme de TSO, 11 d'au moins une SCMR, 12 d'au moins un programme de naloxone, 54 d'un accès à la substitution dans au moins une prison, et 10 pays d'un accès aux seringues propres dans au moins une prison. Comme on pouvait s'y attendre, ce sont les « salles de shoot » et l'accès aux seringues propres en prison qui font le plus mauvais score. Mais on peut aussi voir le verre à moitié plein si l'on songe que des SCMR ou bien l'accès aux seringues propres en prison étaient proprement inimaginables il y a trente ans.

Un autre élément vient fausser la perspective et il est de première importance. En Amérique latine, où plusieurs pays sont pourtant à la pointe du combat pour une réforme des politiques des drogues, le principal problème concerne la cocaïne sniffée ou fumée (crack et pasta). En conséquence, les PES et les TSO sont peu ou pas développés, d'autant qu'on ne dispose pas de traitements de substitution comme avec l'héroïne : il n'y a pas de « cocadone ». Les pays asiatiques ont, quant à eux, en majorité, des politiques très répressives, souvent en violation des droits humains les plus élémentaires. Ces pays sont confrontés à la consommation d'héroïne, mais aussi de méthamphétamine par un grand nombre d'injecteurs. La menace du sida a néanmoins obligé ces pays à développer des PES et des TSO.

De plus, le lien entre injection de stimulants et comportements sexuels à risque chez les travailleurs du sexe (*sex workers*) et les HSH (hommes ayant des rapports sexuels avec des hommes) pourrait aboutir à une plus grande incidence du VIH et des hépatites.

Pourtant, dans plusieurs de ces pays, la persécution des usagers de drogues est une politique d'État. HRI cite le cas du Cambodge où, en janvier 2017, le gouvernement a incarcéré des milliers d'usagers. Au Bangladesh, plusieurs centaines d'usagers ont été victimes d'exécutions extrajudiciaires. Mais c'est aux Philippines que, depuis son accession à la présidence en 2016, Rodrigo Duterte a appelé la population à liquider sans autre forme de procès des milliers d'usagers et de petits dealers. On évoque 20 000 morts[50] !

Ajoutons que dans de nombreux pays d'Asie, le financement des programmes de RdR est presque exclusivement international. C'est ainsi le cas de 90 % d'entre eux en Indonésie. D'une manière générale, dans les pays à ressources limitées, de nombreux programmes ferment, faute d'argent[51]. Mais parfois, c'est pour des raisons politiques que cessent ces initiatives [52].

Dans un autre document[53], HRI parle d'une décennie perdue (2010-2020) car, globalement, les financements diminuent. Bref, on sait ce qu'il faut faire mais on ne le fait pas. Et entre une idée et sa réalisation pratique, le chemin est long. À l'échelle internationale, la RdR reste un objectif crucial mais, hélas, fragile et incertain.

Le British System et la prescription de stimulants

Le « British System », qui existe encore aujourd'hui mais qui n'est plus qu'un reliquat, a fasciné tous ceux qui s'intéressent aux politiques des drogues. Et pour cause : il est original et n'a jamais eu d'équivalent en Europe continentale. Il a été créé suite aux travaux d'une commission présidée par sir Humphry Rolleston, président du Royal College of Physicians, et qui s'est réunie de 1924 à 1926. Elle était exclusivement composée de professionnels de santé. La Rolleston commission proposait aux médecins, y compris généralistes, qui en faisaient la demande de pouvoir prescrire à des toxicomanes de la morphine, de l'héroïne, voire d'autres drogues (en particulier cocaïne et amphétamine), le plus souvent pour être injectées. L'idée était qu'il valait mieux procurer des drogues à celles et ceux qui étaient capables de mettre leur vie en danger, et parfois celle des autres, pour obtenir ces produits.

La prescription d'opiacés va dominer les quatre décennies suivantes. Elle concernera quelques centaines de personnes, plutôt âgées, en particulier des médecins, des femmes de médecins, des militaires devenus

[50] HRI, *op. cit.*, p 32.
[51] HRI, *op. cit.*, p. 99 et 100.
[52] HRI, *op. cit.*, p. 101.
[53] Harm Reduction International, Catherine Cook et Charlotte Davis, « The lost decade : neglect for harm reduction funding and the health crisis among people who use drugs », juillet 2018.

opiomanes dans les colonies ou des « *therapeutic addicts* » (addicts aux docteurs). Le British System va donner entière satisfaction jusqu'au milieu des années 1960. Il entre alors en crise car les médecins prescripteurs se voyaient demander, par de jeunes usagers, de l'héroïne et de la cocaïne. Certains d'entre eux venaient parfois de pays du Commonwealth comme le Canada pour profiter de ces prescriptions miraculeuses. C'est à cette époque que furent créés les premiers dispositifs spécialisés, les Drug Dependency Units (DDU's) qui prescrivaient uniquement de la méthadone et qu'on dissuada les GP's (*General Practitionners* : médecins généralistes) de prescrire des opiacés. Avant de les remobiliser, dix ans plus tard, lorsque la menace du sida apparaîtra.

Il existe une abondante littérature sur le British System, en particulier *Heroin addiction and drug policy, the British System,* un ouvrage collectif dirigé par John Strang et Michael Gossop[54] publié en 1994. Toutefois, quelques pages seulement sont consacrées à la prescription de stimulants.

La prescription de cocaïne ou d'amphétamines, surtout si elles sont injectées, n'a rien à voir avec celle des opiacés. Avec ces derniers, il est possible de déterminer, en concertation avec le patient, une dose quotidienne stable. Une telle dose n'existe pas avec les stimulants car il n'y en a jamais assez. Et le risque existe alors de provoquer un épisode psychotique aigu (mais réversible à l'arrêt de la drogue). La prescription de stimulants injectables a donc toujours occupé une place marginale et a été peu étudiée.

À bien chercher dans le travail de Strang et Gossop, on trouve quelques informations. Ainsi, quand furent créées les premières DDU's en 1968, certains des patients suivis par des praticiens privés recevaient en injectable de l'héroïne et de la cocaïne. La prescription de cocaïne fut maintenue quelques mois, puis interrompue dès la fin de l'année 1968 et seule une poignée de GP's continua à prescrire de la cocaïne injectable à un tout petit nombre de patients jusque dans les années 80[55]. Ainsi, le nombre de personnes recevant de la cocaïne licite passa de 564 en 1968 à 81 à la fin de l'année 1969 [56] . Pourquoi donc les cliniques abandonnèrent-elles si rapidement la prescription de cocaïne ? On ne le

[54] *Heroin addiction and drug policy, the British System,* edited by John Strang and Michael Gossop, Oxford University Press, 1994.
[55] *Op. cit.*, p. 199.
[56] *Op. cit.*, p. 36.

sait pas. Un des arguments avancés est qu'on avait constaté que l'arrêt de la cocaïne ne provoquait pas de signes de manque[57]. C'est un peu court.

Le tournant de 1968 n'a pas seulement consisté à cesser de prescrire de la cocaïne, mais aussi à abandonner progressivement les formes injectables d'opiacés, y compris d'héroïne. Les prescripteurs passèrent d'abord de l'héroïne injectable à la méthadone injectable, puis à la méthadone orale à partir du milieu des années 70[58]. Prenons la mesure de ces prescriptions d'injectables : au milieu des années 80, il y avait probablement moins de 1000 toxicomanes qui recevaient des drogues injectables, principalement de la méthadone, pour un nombre d'héroïnomanes estimé entre 75 000 et 150 000 [59].

Cette même année 1968, il y eut une épidémie de méthamphétamine à Londres. Certains médecins privés qui ne pouvaient plus prescrire de cocaïne la remplacèrent par des ampoules de Méthédrine (le nom commercial de la meth). L'un d'entre eux prescrivit en un mois 24 000 ampoules à 110 personnes, soit une moyenne de 46 ampoules par personne et par jour ! Et, durant le mois de mai 1968, huit médecins firent 35 248 prescriptions. Il en résulta une épidémie « d'usage chaotique[60] ». La décision fut vite prise de réserver la Méthédrine à l'hôpital[61]. Et la démonstration était faite « qu'un petit nombre de médecins qui surprescrivent pouvait favoriser une épidémie de consommation de drogues quand elle coïncidait avec une demande socioculturelle[62]. » On songe à la crise américaine des opioïdes…

L'épidémie de meth eut une conséquence grave et inattendue. Jusque-là, les amateurs d'amphétamines les prenaient par voie orale tandis que l'injection était le fait des usagers d'héroïne. La Méthédrine va créer un pont entre les deux cultures et l'injection de meth (ou d'autres stimulants comme le méthylphénidate) va se développer.

La prescription de stimulants ne s'est pas limitée au British System. Il existe quelques autres expériences. Globalement, ces prescriptions semblent avoir été un échec, surtout lorsque la population des toxicomanes a radicalement changé à partir du milieu des années 60. Il est donc peu probable que de telles prescriptions reprennent tant en

57 *Op. cit.*, p. 174.
58 *Op. cit.*, p. 197.
59 *Op. cit.*, p. 200.
60 *Op. cit.*, p 200.
61 *Op. cit.*, p. 31.
62 *Op. cit.*, p. 172.

Grande-Bretagne qu'en Europe continentale ou dans le reste du monde. Et c'est dommage. Sur cette question, on aurait besoin d'avoir l'équivalent du travail qu'avait fait Annie Mino, à la demande des autorités helvétiques, sur la prescription de morphine et d'héroïne aux héroïnomanes dans le monde[63]. Cela aiderait à répondre à une question importante : la prescription de cocaïne et/ou d'amphétamine à des injecteurs est-elle une voie sans issue ou peut-on s'inspirer d'expériences en partie réussies pour créer et évaluer quelques programmes expérimentaux ? Il faut, en effet, se souvenir qu'avant qu'Annie Mino montre la fausseté de cette affirmation, l'idée qui prévalait était que la prescription de morphine ou d'héroïne injectable à des toxicomanes avait été partout un échec...

Les trois pays européens qui ont ouvert le chemin

Les Pays-Bas désormais dans la tourmente

La politique de drogues des Pays-Bas a longtemps été un modèle en Europe pour les partisans de la réduction des risques et il faut comprendre pourquoi. En 1976, alors que la plupart des législations européennes ont été réécrites ou modifiées dans un sens répressif, la Hollande décide d'accorder « une faible priorité » à la question du cannabis, en autorisant les fameux coffee shops.

Contrairement à ce qui a souvent été compris, il ne s'agissait pas de légaliser le cannabis qui, 45 ans après, reste toujours interdit. Mais de faire en sorte que les personnes qui veulent consommer du cannabis et/ou en acheter de petites quantités ne se voient pas aussi proposer des drogues dures, en particulier héroïne et cocaïne. Les deux marchés, celui des drogues douces et celui des drogues dures, sont toujours interdits ; le but était de les séparer.

Reste le *back door problem*, le problème de la porte de derrière. Car, le point est capital, le cannabis qui entre dans les coffee shops est issu du marché clandestin. Ce qui permettra au crime organisé de tenir en sous-main beaucoup de ces établissements.

Au début des années 90, à une époque où les relations entre la France et les Pays-Bas étaient au plus bas sur ces questions, j'ai eu l'occasion de

---

63 Annie Mino, *Analyse de la littérature sur la remise contrôlée d'héroïne et de morphine*, Office Fédéral de Santé Publique (OFSP), Confédération Helvétique, 1990.

discuter avec des policiers français du modèle hollandais, qui ne se limitait pas aux coffee shops. Les Néerlandais avaient, en effet, largement développé la réduction des risques face à l'épidémie de sida parmi les injecteurs à travers un accès aux seringues propres et aux programmes méthadone. Ce point n'intéressait guère mes interlocuteurs policiers qui s'inquiétaient de voir des mafias, la turque en particulier, étendre leur pouvoir et leur influence.

D'autres éléments sont intervenus : le port de Rotterdam, l'un des plus grands du monde, devint la porte d'entrée privilégiée de la cocaïne sud-américaine en Europe, tandis que de nombreux laboratoires de drogues de synthèse s'installaient en Hollande. De plus, les Pays-Bas virent avec un grand retard la menace que représentait le terrorisme d'inspiration djihadiste et le risque de favoriser le narcoterrorisme.

C'est ainsi que dans le pays qui avait été, depuis les guerres de religion entre catholiques et protestants, le symbole de la tolérance en Europe, plusieurs assassinats politiques ont émaillé ces vingt dernières années, une première depuis celui qui frappa Guillaume d'Orange, tué par un fanatique catholique en 1584.

En 2002, Pim Fortuyn, un candidat anti-immigration ouvertement homosexuel et dont l'étoile montait, est assassiné un peu avant les élections législatives. Puis en 2004, c'est le réalisateur Theo van Gogh qui est liquidé par un islamiste, tandis que la sécurité de la députée d'origine somalienne Ayaan Hirsi Ali est menacée et qu'elle finit par se réfugier aux États-Unis.

Le dernier épisode tragique est l'assassinat, le 7 juillet 2021, de Peter de Vries, un journaliste et ancien policier qui s'était rendu célèbre en résolvant plusieurs cas de *cold cases*, qui travaillait alors sur une affaire impliquant le crime organisé. Et à l'heure où j'écris ces lignes, on apprend que le premier ministre Mark Rutte « serait la cible d'un projet d'attentat portant la marque d'un groupe criminel marocain »[64]. Une menace prise très au sérieux.

Aux yeux du monde, la Hollande est aujourd'hui un pays miné par le crime organisé et le narcoterrorisme. Avec, pour conséquence, la mise en accusation de la politique hollandaise en matière de drogues, qui en serait l'une des causes. En jetant le bébé avec l'eau du bain, l'opinion publique a toutes les raisons de croire qu'une réforme des politiques des drogues aboutit à la victoire des mafias. Terrible contresens !

---

[64] *Le Monde*, 29/09/2021.

Le modèle suisse

La loi suisse sur les drogues, d'abord votée en 1951, fut modifiée dans un sens répressif en 1975 pour ressembler beaucoup à la loi française de 1970. Mais, suite aux scènes ouvertes et à l'épidémie de sida, l'Office Fédéral de Santé Publique (OFSP) élabora le modèle dit des quatre piliers : à la répression, à la prévention et aux soins, l'OFSP ajouta la réduction des risques et développa deux dispositifs originaux : les Salles de consommation à moindre risque (SCMR) et les programmes de prescription d'héroïne médicale. Plusieurs pays européens les adoptèrent à partir de la fin des années 90. Entre-temps, deux « votations », l'une appelée « Jeunesse sans drogue », qui demandait le démantèlement de la politique des quatre piliers (1991), l'autre, « Droleg », qui proposait la légalisation des drogues (1992), furent rejetées.

Les autorités helvétiques souhaitaient aussi modifier en profondeur la politique en matière de cannabis. Elles étaient conscientes des limites du modèle hollandais des coffee shops et voulaient éviter l'impasse du *back door problem*. Ce qui signifiait qu'il fallait construire un modèle de légalisation, même si le mot n'était pas prononcé. À partir de 2004, une nouvelle loi fut longuement discutée. Elle aurait autorisé des chanvriers à produire du cannabis, à la condition que les quantités réellement produites soient déclarées. Ce cannabis aurait pu être acheté par des personnes suisses et majeures. Mais la montée en puissance de l'Union Démocratique du Centre (UDC), un parti populiste (parfois qualifié de xénophobe), alors dirigé par Christian Blocher, mit fin à ce projet. Ce qui montre bien que les politiques des drogues ont peu d'autonomie et dépendent d'abord du contexte politique général.

Par ailleurs, la Suisse est l'un des rares pays européens à avoir toujours autorisé quelques équipes à continuer à effectuer des recherches et des essais cliniques sur les psychédéliques, ce qui explique qu'elle soit aujourd'hui très en avance sur cette question.

La Grande-Bretagne donne le la

depuis les années 60, c'est en Grande-Bretagne que naissent les modes en matière de musiques, de vêtements et… de drogues. Et ce n'est que dans un second temps que ces modes atteignent l'Europe continentale. La consommation d'ecstasy le week-end (y compris par des supporters de foot se rendant au stade…) ou le *binge drinking* en sont des exemples récents.

Sur le plan légal, le « British System », né en 1926 et qui permettait à des médecins de prescrire de l'héroïne ou de la cocaïne à des toxicomanes, qui donna satisfaction pendant quatre décennies, n'eut jamais d'équivalent en Europe continentale. Il n'existe plus aujourd'hui que comme un vestige, mais il continue à susciter une sorte de fascination.

La Grande-Bretagne s'est aussi singularisée par la réponse précoce qu'elle donna à l'épidémie de sida parmi les injecteurs. Dès 1987, l'Advisory Council on the Misuse of Drugs (ACMD), l'équivalent de notre MILDECA, affirmait, dans un avis devenu célèbre, que le sida était un danger plus grand pour la santé publique et individuelle que l'usage de drogues.

Pour le reste, elle est aujourd'hui dans le mainstream européen : réduction des risques, mais dans le cadre exclusif de la prohibition. Nul ne sait si le Brexit va modifier cette situation.

La production scientifique et médicale sur les questions de drogues reste d'un très haut niveau. L'anglais, lingua franca, facilite cette position éminente tout comme une solide tradition en santé publique et en médecine. On aurait pourtant tort de croire que cette expertise sert toujours de boussole aux gouvernements successifs. Le Pr David Nutt, alors à la tête de l'ACMD, en sait quelque chose. Après avoir, en 2009, étudié avec attention les décès liés à l'ecstasy et ceux liés à l'équitation durant un week-end, il aboutit à la conclusion que cette seconde activité était, de loin, la plus dangereuse. Il fut prestement remercié par le gouvernement…

Néanmoins, les travaux sur les psychédéliques prospèrent, en particulier à l'Imperial College de Londres sous la houlette de David Nutt précisément. Avec la Suisse, les États-Unis et Israël, la Grande-Bretagne tient le lead sur cette importante question.

Ces trois pays ont joué un rôle crucial dans l'adoption, partout en Europe de l'Ouest, des politiques de réduction des risques. Cette adoption se fit à des rythmes différents mais elle finit par prévaloir, ouvrant la voie à d'autres innovations, comme l'analyse de la composition des drogues issues du marché clandestin et les psychédéliques en médecine.

CHAPITRE 4

La réduction des risques en France : un état d'esprit et un drapeau

En France, il existait, depuis la toute fin des années 60, un secteur de soins spécialisés en toxicomanie. Il s'intéressait peu à la santé physique des personnes qu'il prenait en charge et était hostile aux traitements de substitution. Ces « intervenants » (médecins, psychologues, infirmiers, travailleurs sociaux) n'avaient pas vu venir un nouveau paradigme cohérent et puissant : la réduction des risques.

Changer de croyance

Ma collègue et amie Anne Coppel[65], qui est sociologue de profession et grande spécialiste des problèmes de drogues, pense qu'une des questions les plus importantes de la sociologie est de comprendre comment on change de croyance.

Elle m'a raconté qu'entre 1989, année à partir de laquelle elle a commencé à travailler au centre Pierre-Nicole, qui ouvrait un petit programme méthadone, et 1992, lorsqu'elle est allée à la VIIIe conférence internationale sur le sida à Amsterdam et a découvert la réduction des risques, elle était insatisfaite de ce qui se passait. Mais elle n'avait pas abandonné nombre de ses croyances (qui étaient celles des intervenants en toxicomanie de l'époque). Elle est revenue d'Amsterdam transformée. Un voile s'était déchiré !

Une psychiatre suisse, qui nous a quittés trop tôt, Annie Mino, a écrit un livre, *J'accuse les mensonges qui tuent les drogués*[66], dans lequel elle raconte

[65] Anne Coppel est l'auteur avec Christian Bachmann du *Dragon domestique,* Albin Michel, 1989, de *Peut-on civiliser les drogues ?* La Découverte, 2002, et de *Sortir de l'impasse, pour des alternatives à la prohibition* avec Olivier. Doubre, La Découverte, 2012. Elle vient de coordonner, avec Michel Kokoreff et Michel Peraldi, *La Catastrophe invisible,* Amsterdam, 2018, et avec Alessandro Stella, *Vivre avec les drogues*, L'Harmattan, 2021.

[66] Annie Mino et Sylvie Arsever, *J'accuse les mensonges qui tuent le drogués,* Calmann-Lévy, 1996.

comment, sur toute une série de questions cruciales, elle avait totalement changé de perspective. C'est un témoignage d'une grande qualité, parce qu'Annie Mino était une femme d'exception, mais c'est aussi un témoignage rare. Alors que l'immense majorité des spécialistes de la toxicomanie ont fini par brûler ce qu'ils avaient adoré et inversement, nombreux sont ceux qui se sont contentés de quelques explications superficielles. Certains ont eu la tentation (irrésistible) de réécrire l'histoire, très peu ont tenté de comprendre pourquoi ils avaient changé. Je ne leur reproche pas de ne pas se couvrir la tête de cendres. Je leur reproche, en revanche, d'avoir changé sur une série de questions centrales, non pas parce qu'ils ont fini par se persuader qu'ils avaient tort, mais parce qu'après une rude bataille ils ont perdu et rendu les armes.

Réduction des risques : l'humanitaire et la question des drogues

Ce n'était pas écrit. Mais l'humanitaire a désormais partie liée avec la question des drogues et des toxicomanies[67]. Et c'est précisément en France, qu'il y a une trentaine d'années, des humanitaires se sont lancés dans un combat pour promouvoir, avec d'autres, une nouvelle politique de santé sur cette question : la politique de réduction des risques sanitaires et sociaux liés à l'usage de drogues et que, pour faire court, on appelle la réduction des risques (RdR).

À la fin des années 60 et au début des années 70, « la drogue » devient une question de société dans la plupart des pays européens. Bien entendu, cette question n'est pas nouvelle, mais elle change alors profondément de statut. L'opinion publique et les responsables politiques découvrent que la consommation de certaines drogues illicites, en particulier le cannabis (on dit alors « haschisch » ou « marijuana ») et le LSD, est devenue l'apanage de certains secteurs de la « jeunesse » (qui devient, et pour la première fois, un acteur social). Cette consommation ne concerne alors que des groupes très minoritaires, mais elle accompagne un mouvement de mobilisation de grande ampleur que symbolisent en France les événements de Mai 68. Derrière la contestation politique radicale des organisations gauchistes se cache une révolution des mœurs qui va bientôt bouleverser la société « disciplinaire » : mise en cause des hiérarchies dans le monde du travail, féminisme, revendication homosexuelle et plus généralement « libération

[67] Bernard Kouchner, Patrick Aeberhard, Jean-Pierre Daulouede, William Lowenstein et Bertrand Lebeau Leibovici, *Toxic,* Odile Jacob, 2018.

sexuelle », etc. Si l'usage de drogues ne concerne d'abord que les hippies avec leurs cheveux longs, leurs vêtements exotiques et leur quête de spiritualité orientale, la contre-culture issue de ces années plonge en réalité des racines profondes dans la société.

Les humanitaires, eux, sont ailleurs. Loin de la France, ils font « le tour du monde du malheur » (Bernard Kouchner). Loin des drogues, des toxicomanies et de leurs enjeux. On aurait beaucoup fait rire les docteurs de Médecins du Monde si on leur avait annoncé, au début des années 80, qu'au milieu de la décennie suivante l'association serait à la tête d'une dizaine de programmes d'échange de seringues, de plusieurs centres de soins spécialisés en toxicomanie, et qu'elle assurerait une présence sanitaire dans les rave parties. Et tout cela dans le pays disposant du « meilleur système de santé du monde » ! Comment expliquer l'improbable rencontre entre MDM et les toxicomanies ?

Nous sommes donc vingt ans avant que les humanitaires ne s'emparent de la question des drogues. Dans une ambiance de « panique morale », les responsables politiques réécrivent leurs législations. Après deux années de discussions, d'auditions d'experts et de moutures successives, une loi est votée le 31 décembre 1970 par le Parlement français. Elle présente deux traits saillants : d'une part, l'usage de drogues illicites constitue un délit passible d'une peine pouvant aller jusqu'à un an de prison ; d'autre part, l'usager, désormais délinquant, peut échapper aux poursuites s'il accepte de se désintoxiquer. L'usager est donc à la fois délinquant et malade, et cette ambiguïté renvoie au partage des rôles entre secteur répressif et secteur sanitaire.

Dans le même temps naissent les premières institutions de soins pour toxicomanes, comme l'Abbaye ouverte en 1969, puis Marmottan l'année suivante. L'inspiration qui les anime est de nature antipsychiatrique et anti-médicale. Il s'agit tout à la fois de sortir le toxicomane de l'hôpital psychiatrique et de construire une clinique des toxicomanies[68]. Il s'agit aussi d'offrir un asile à de jeunes drogués qui se sont perdus dans la drogue et que la société rejette et persécute. Certes, il existe d'autres écoles que celle qui, sous la houlette de Claude Olievenstein, prône la « démocratie psychique ». Mais le secteur de soins spécialisés est d'abord marqué par ses origines libertaires, proches des aspirations contestataires de la jeunesse.

---

[68] Il ne s'agit pas de construire un bâtiment (!) mais une approche clinique spécifique de la toxicomanie.

Quant à la réalité ethnographique des pratiques, par exemple les pratiques d'injection, elle préoccupe peu les intervenants. Ils ne mesurent pas les conséquences désastreuses liées à l'interdiction, à partir de 1972, de la vente de seringues en pharmacie.

Ce qui se passe ailleurs en Europe ou aux États-Unis intéresse finalement peu les intervenants français. La méthadone, utilisée comme « drogue de substitution » aux États-Unis à partir du milieu des années 60, est l'objet d'un rejet à peu près absolu. Deux arguments justifient ce refus : d'une part, la méthadone n'a pas d'objectif thérapeutique mais est un outil de contrôle social. C'est une camisole chimique qui a pour but de diminuer la délinquance des toxicomanes, transformant peu ou prou les intervenants en auxiliaires de police. D'autre part, la prescription de méthadone est incompatible avec le travail psychique. La toxicomanie est le symptôme d'une souffrance. En gommant ce symptôme, on s'interdit d'avoir accès à ce qui constitue le cœur même du problème. Seuls deux programmes d'une vingtaine de places ouvriront, à Paris, dans les années 1973-74. Mais ils ne sont pas du tout représentatifs du courant dominant. Leurs promoteurs, Pierre Deniker, l'un des fondateurs de la psychopharmacologie, à Sainte-Anne, et Etienne Fournier, toxicologue, à Fernand-Widal, s'intéressent tous deux à l'hypothèse neurobiologique qui sous-tend ce type de traitements.

En 1986, une révolution a lieu : l'association Médecins du Monde, chose impensable quelques années auparavant, a pris l'initiative de créer en France, à Paris, une consultation gratuite pour les exclus des soins. Dans l'esprit de ses initiateurs, à commencer par Alain Deloche, brillant professeur de chirurgie cardiaque, il s'agit de mettre le doigt dans la plaie, de montrer à l'État ses lacunes, puis de se retirer : une affaire de quelques mois ! En réalité, c'est une histoire d'une tout autre ampleur qui commence et, au fil des années, la plupart des grandes villes françaises vont voir fleurir des « dispensaires mission France » qui vont permettre à toute une génération de médecins, d'infirmiers, de travailleurs sociaux et de dentistes, de devenir des militants humanitaires sans aller à l'autre bout du monde.

Au milieu des années 80, la question des liens entre usage de drogues injectables et contamination par le VIH n'est pas encore posée. Ni par les toxicomanes, communauté inavouable et criminalisée qui n'a aucune capacité à s'organiser autrement que sous la modalité de la débrouille individuelle ou du petit réseau. Ni par les associations de lutte contre le sida, principalement issues de la mouvance homosexuelle et relevant donc d'une autre problématique. Ni par le secteur de soins spécialisés aux toxicomanes dont les équipes redoutent que le stigmate de sidéen vienne encore aggraver celui de drogué. Mais elles sont aussi prises au dépourvu par une épidémie qui renvoie au corps des toxicomanes et à leurs pratiques concrètes[69]. Quant au secteur sanitaire et social de droit commun, il ignore largement cette question, ce qui a pour conséquence d'interdire, ou presque, l'accès aux soins des usagers de drogues. En ce milieu des années 80, c'est la question de la stigmatisation des personnes séropositives qui est au cœur des préoccupations. L'association Aides, alors présidée par Daniel Defert, et MDM, que dirige Jacques Lebas[70], organisent en 1987 une conférence sur les droits des personnes séropositives et malades qui aboutit à la rédaction d'une charte.

L'idée d'ouvrir un dispositif qui permette à des personnes de bénéficier d'un dépistage anonyme et gratuit du VIH vient concrétiser l'implication de MDM sur le sida en France. D'autant que si la gratuité est bienvenue, l'important est surtout que MDM mette sa crédibilité éthique au service de l'anonymat et du refus de la stigmatisation.

Il se passe alors un double phénomène, par le haut et par le bas. Patrick Aeberhard, alors président de MDM, a de longues discussions avec son ami Ernest Drucker, professeur de santé publique à New York. Drucker suit avec impuissance le développement de l'épidémie chez les injecteurs de drogues et les minorités ethniques à New York et aux États-Unis. Il connaît bien les enjeux de santé publique liés aux politiques des drogues. Il connaît aussi les programmes d'échange de seringues hollandais et anglais, il sait que les traitements de substitution par méthadone, lorsqu'ils sont gérés de manière humaine et adaptée, permettent aux toxicomanes d'avoir accès aux soins et de retrouver une maîtrise de leur consommation. Ces discussions donnent du grain à moudre à Patrick Aeberhard : pourquoi MDM ne prendrait-il pas une initiative dans ce domaine ?

Précisément, celles et ceux qui animent les consultations de dépistage à Paris sont frappés par la proportion d'injecteurs de drogues qui viennent se faire tester et des nombreux résultats qui reviennent positifs.

---

[69] Rodolphe Ingold, *Les toxicomanes ont-ils une santé ? Brève histoire des traitements en France,* éd. Descartes, pp. 318-327, 1992.

[70] Le docteur Jacques Lebas (1949-2019), médecin hospitalier et ancien président de MDM (1989-1992), fut un grand militant de la lutte contre le sida et créa, à la fin des années 80, la consultation Baudelaire pour les exclus des soins à l'hôpital Saint-Antoine, qui servira de modèle aux Permanences d'accès aux soins de santé (PASS). Marié en premières noces au docteur Anne Velay, avec qui il aura deux filles, il épouse en secondes noces l'ancienne ministre de la Santé, Michèle Barzach.

C'est ainsi que naît l'idée de créer un programme d'échange de seringues (PES), qui commencera à fonctionner à la fin de l'année 1989. D'abord installé dans un lieu fixe, ce programme deviendra, l'année suivante, mobile sous la forme d'un bus d'échange de seringues. Il s'agit désormais d'aller vers les usagers, dans les lieux qu'ils fréquentent et de renouer avec la tradition du « travail de rue », présent au début de l'histoire du secteur de soins spécialisés dans les années 70, mais qui a ensuite été oublié au profit du labeur en institution.

Rien ne symbolise mieux la réduction des risques qu'un programme d'échange de seringues. À défaut de pouvoir les faire renoncer à l'injection, ne doit-on pas aider les toxicomanes à protéger leur santé ? Peut-être un jour seront-ils prêts à cesser de consommer des drogues ou à en consommer autrement, par exemple en cessant d'injecter pour sniffer ou fumer ? En attendant, il faut leur proposer d'avoir accès à des seringues propres et gratuites et faire passer parmi eux le message de prévention sur le non-partage et, si possible, la non-réutilisation. Mais les programmes d'échange de seringues ne sont pas que cela. Ils sont aussi des dispositifs qu'on appelle « de première ligne », dans l'accès aux soins et aux services sociaux. Ils constituent cette première marche dans l'accès des toxicomanes aux dispositifs d'aide à une population stigmatisée et précarisée.

Des junkies malades du sida et clochardisés. Voilà à peu près la situation au début des années 90 en France, alors même que la Suisse s'engage dans une vaste et ambitieuse politique de santé publique dont l'élément le plus spectaculaire sera la prescription d'héroïne et dont l'un des quatre « piliers » est, avec la prévention, la répression et le soin, « l'aide à la survie ». L'expression est terrible mais révélatrice !

Entre la fin des années 80 et le début des années 90, le PES de MDM à Paris, animé par Jean-Pierre Lhomme[71], Françoise Regnier-Aeberhard, Alain Edwige et d'autres, participe à une évaluation menée par le ministère de la Santé, mais reste relativement isolé dans le paysage général. La raison en est que le mouvement social de la réduction des risques n'est pas encore né, même s'il chemine souterrainement.

---

[71] Jean-Pierre Lhomme (1948-2017) était médecin généraliste. Ancien militant politique, il participa à la consultation de médecine générale du centre Marmottan. Il fut, à MDM, la cheville ouvrière du premier programme d'échange de seringues (1989), du premier programme de méthadone bas-seuil (1998) et de la première salle de consommation à moindre risque (2016).

L'année 1992 marque un véritable changement car, au gré de quelques rencontres, en particulier à l'occasion de la VIIIe conférence sur le sida qui se tient à Amsterdam, une initiative est prise à la rentrée sous la forme d'une tribune publiée par *Le Monde* et intitulée « Le repère du toxicomane », signée par une dizaine de personnes et écrite par Jean Carpentier et Anne Coppel. Cet automne-là, quelque chose se cristallise. Avec Clarisse Boisseau et d'autres médecins généralistes, Jean Carpentier crée le Réseau des Professionnels pour le Soin aux Usagers de Drogues (REPSUD). Le Temgésic, un antalgique utilisé, hors indication, comme « produit de substitution » à l'héroïne vient, en effet, de passer de la prescription simple au carnet à souche et les rares médecins qui acceptaient d'en prescrire cessent de le faire[72]. Quelques mois auparavant s'est créée, sans que la nouvelle ait beaucoup été diffusée, une association d'autosupport, comme on dira bientôt, qui regroupe des usagers et ex-usagers de drogues et qui se donne pour but de faire de la prévention par les pairs. Elle s'appelle précisément Auto-Support des Usagers de Drogues (ASUD).

Si bien qu'au début de l'année 1993 se constitue un collectif interassociatif, « Limiter la casse ». Il va avoir pour effet de catalyser en quelques mois un grand nombre de rencontres décisives. À l'appel de Valère Rogissard, Phuong Charpy, Arnaud Marty-Lavauzelles[73] et Anne Coppel, ce collectif commence à se réunir dans les locaux de Aides à Belleville. Un manifeste est écrit et de nombreuses personnalités, y compris quelques rares hommes de droite comme Patrick Devedjian, dont je salue la mémoire, le signent. Théorisé, a posteriori, comme l'alliance des usagers organisés dans l'autosupport, des militants de la lutte contre le sida et des intervenants sanitaires et sociaux engagés pour la réduction des risques, Limiter la casse sera le laboratoire de nombreux projets qui s'ouvriront dans les années 1993-96.

À travers ses programmes d'échange de seringues et ses programmes méthadone, MDM tient sa place dans cette sorte de révolution de la prévention et du soin qui a lieu pendant ces années exaltantes, où s'invente une nouvelle manière de travailler avec les usagers de drogues. Le premier centre de soins spécialisés en toxicomanie (CSST) est ouvert

---

[72] Cf. le chapitre sur les traitements de substitution opiacés (TSO).

[73] Arnaud Marty-Lavauzelle (1946-2007) était psychiatre. En 1969, il fit partie des quelques médecins qui partirent au Biafra à la suite de Bernard Kouchner. Président de l'association Aides (fondée en 1984 par Daniel Defert) de 1991 à 1998, il hébergea le collectif inter-associatif « Limiter la casse », qui militait pour la réduction des risques liés à l'usage de drogues.

par l'association en juin 1994 à Paris, suivi par Bayonne, Strasbourg et Marseille.

L'implication de MDM dans le champ du soin aux toxicomanes est très mal vue par les intervenants en toxicomanie, d'autant que ces nouveaux venus se posent volontiers en donneurs de leçons. Mais enfin, il fallait bousculer bien des habitudes. Le retard français était réel. Le devoir d'ingérence, nécessaire. Et même si l'on peut regretter aujourd'hui le caractère acerbe et violent des polémiques des années 92-94, force est de constater que le système était bloqué. Bernard Kouchner, puis Simone Veil, secondée par Philippe Douste-Blazy, sauront entendre les appels au changement.

D'une certaine manière, dans cette histoire où les humanitaires ont leur part, c'est au moins autant un mouvement critique contre les politiques des drogues inspirées par le modèle de la prohibition punitive qu'une bataille pour la santé publique, pour le droit aux soins et pour la citoyenneté des usagers de drogues. Toute une nébuleuse critique, d'Act Up à MDM, d'Aides à ASUD, du CIRC (Collectif d'Information et de Recherche Cannabique) au MLC (Mouvement de Légalisation Contrôlée) apparaît. Tous demandent la modification de la loi, la dépénalisation de l'usage simple (sauf le MLC, qui n'accepte la dépénalisation de l'usage qu'associée à la légalisation de la substance), la sortie de la guerre à la drogue et la légalisation de certaines ou de toutes les drogues.

Pourtant, contrairement aux États-Unis, où les figures les plus marquantes de la réduction des risques sont aussi partisanes de la légalisation, le mouvement en France ne veut pas que soient confondus le combat pour la réduction des risques et la lutte antiprohibitionniste. C'est un point de vue différent qui s'exprime, et qui vient singulièrement rajeunir un discours impuissant à l'époque : qu'est-il possible de changer ici et maintenant ? Que faire pour orienter réellement vers une autre manière de gérer la question des drogues ou, pour paraphraser Anne Coppel et Christian Bachmann, de « domestiquer le dragon » ?

Rétrospectivement, l'appui de Aides et MDM, chacun à sa manière, Aides plus près des usagers, MDM plus près des professionnels, a apporté beaucoup à ce mouvement. Et ce d'autant plus que cela a permis à une génération de nouveaux militants de faire prévaloir leurs idées. André Bénézech est de ceux-là. Dès le milieu des années 90, il est convaincu qu'il faut que MDM, fort de l'expérience acquise avec les injecteurs de drogues, assure une présence sanitaire sur les rave parties.

La consommation d'un grand nombre de substances nouvelles (ecstasy, kétamine), mais aussi le retour d'hallucinogènes comme le LSD, demandent de développer là aussi un travail d'aide dans le respect des personnes. Au-delà des rave parties, André Bénézech, rejoint par le psychiatre Christian Sueur, veut limiter le danger des substances issues de ce marché opaque qui est celui de l'ecstasy. Il faut pouvoir disposer d'informations sur les produits qui circulent dans ces événements et, plus largement, partout où ces consommations se développent, y compris dans les boîtes de nuit.

L'analyse des drogues issues du marché clandestin (et dont le « testing » était la forme la plus élémentaire, mais aussi la plus significative) constitue donc à la fois un enjeu de santé publique et un enjeu de politique des drogues, puisqu'il vise à introduire un peu de transparence là où règne théoriquement l'opacité complète du marché clandestin : quelle est la composition de cette substance ? Quel est son dosage ? Y a-t-il des produits de coupe dangereux ?

L'aventure de la mission rave de MDM, puis de la mission XBT, se comprend aussi par la recherche, dès l'origine, d'un lien de confiance et de travail en commun avec les associations issues du milieu comme Techno +, Le Tipi ou Keep smiling… et par le refus de se couper d'un mouvement de contestation culturelle qui porte sa part d'utopie[74].

Il existe enfin un immense enjeu international : dans les pays de l'ex-bloc soviétique, en Chine, en Asie du Sud-Est, au Brésil, la question de la transmission du VIH par partage de seringues chez les usagers de drogues est au cœur de l'épidémie. Est-il possible de décliner là-bas ce que nous avons appris ici ? À l'initiative de la psychiatre Béatrice Stambul, l'ouverture à Saint-Pétersbourg d'un bus d'échange de seringues en 1998 par MDM symbolise cette volonté, tout comme l'engagement de MSF Hollande à développer la réduction des risques en Russie. Mais le défi est considérable. Les associations médicales humanitaires peuvent contribuer à le relever.

Quant au bilan français de la réduction des risques, il est positif : diminution des contaminations par le virus du sida, baisse des overdoses mortelles, meilleur accès aux soins tant à l'hôpital que chez les généralistes. Les humanitaires pourraient donc penser que leur mission est remplie. MDM, considérant que l'association n'a pas vocation à gérer de manière pérenne des dispositifs de soins, s'est séparé, entre 1998 et

---

[74] Marie Dos Santos et Perrine Roux, « L'analyse de drogues en France, un état des lieux », revue *Swaps* n° 95, 2e trimestre 2020.

2001, de ses quatre centres de soins spécialisés en toxicomanie. Les passions des années 90 se sont éteintes et, avec elles, la mobilisation qui les portait. La menace du sida s'est éloignée en Europe.

Pourtant, beaucoup de difficultés existent encore. Si de nombreuses équipes ont pu ouvrir des institutions nouvelles, il n'est pas rare qu'elles soient rejetées par les riverains qui les rendent responsables des nuisances que provoquent les regroupements d'usagers de drogues et de dealers (délinquance, violence, prostitution…). Or, le conflit d'intérêts entre « scènes ouvertes » et riverains est réel et ne peut être simplement dépassé par les bonnes paroles. Ces situations ne poussent pas les responsables politiques à favoriser l'ouverture de nouveaux lieux. Encore moins à changer la loi de 1970. Il est trop tôt pour que les humanitaires estiment que leur tâche est arrivée à son terme.

CHAPITRE 5

Une histoire des traitements de substitution aux opiacés

Les précurseurs : Vincent Dole et Mary Nyswander

Nous sommes aux États-Unis, plus précisément à la Rockefeller University à New York, au début des années 60. Deux médecins, Vincent Dole, spécialiste des problèmes métaboliques, et Mary Nyswander, psychiatre, qui a publié en 1956 un livre novateur, *The Drug Addict as a Patient,* prennent en charge des héroïnomanes et vont, malgré tous leurs efforts, d'échec en échec. Ils ont pourtant affaire à de vieux héroïnomanes, fatigués par le mode de vie qu'implique le plus souvent la dépendance à une drogue illicite onéreuse et motivés par une vie sans héroïne. Mais après le sevrage, ils tiennent quelques semaines ou quelques mois… et rechutent.

Quand Dole et Nyswander tentent de comprendre pourquoi ils retombent dans l'héroïne, leurs patients leur répondent qu'ils sont très insomniaques et profondément déprimés, souvent anxieux. La vie sans héroïne leur semble un tel enfer qu'ils finissent par en reprendre. Ils présentent un « syndrome déficitaire ». Les deux médecins font alors une hypothèse « métabolique » qui, à l'époque, ne repose que sur une intuition : et si l'héroïne manquait à ces vieux héroïnomanes comme l'insuline manque au diabétique ? Il faudrait dans ce cas donner un opiacé qui se substitue à l'héroïne. Nous sommes dix ans avant la découverte des opioïdes endogènes.

Ils choisissent d'expérimenter la méthadone, un opiacé de synthèse issu de l'industrie pharmaceutique allemande, à une époque où, devant l'avance alliée en Turquie et en Iran, le IIIe Reich redoutait de voir coupés ses approvisionnements en morphine, si nécessaire en chirurgie de guerre pour lutter contre la douleur. Après la guerre, la méthadone devient américaine et fait partie de la liste grandissante des opiacés de synthèse. Trois raisons motivent le choix de la méthadone : tout d'abord, c'est un opiacé légal, contrairement à l'héroïne de la rue ; ensuite, c'est un opiacé à longue durée d'action : l'héroïne agit durant 6 à 8 heures et la méthadone pendant 24 heures, ce qui permet une prise unique ; enfin, toujours contrairement à l'héroïne, c'est un opiacé très peu euphorisant.

L'équipe de Dole et Nyswander commence, avec la jeune neurobiologiste Mary-Jeanne Kreek [75] à ses côtés, à donner de la méthadone à ses héroïnomanes, ces derniers étant considérés à l'époque comme des malades incurables. Et l'effet est presque miraculeux : les patients vont mieux, le syndrome déficitaire a presque disparu, ils cessent plus ou moins vite de consommer de l'héroïne, ils s'occupent de leur santé, de leurs démarches administratives, renouent des liens familiaux. Bref, c'est un plein succès et l'équipe fait part à la communauté médicale de ces très bons résultats.

La crise de la méthadone aux USA au milieu des années 70

La suite est moins glorieuse. Ce type de programme est développé à l'américaine, à grande échelle. Problème : on n'a pas tenu compte du fait que l'équipe de Dole et Nyswander ne se contente pas de donner de la méthadone, elle s'occupe bien des patients et la prise en charge médicale, psychologique et sociale est d'excellente qualité. Ce n'est pas le cas de nombre d'équipes qui participent à cette large extension : elles sont mal formées, leur motivation est faible, la méthadone est donnée pour des périodes trop longues. En 1973, 80 000 patients prennent ce traitement.

Tout cela aboutit à une crise des programmes au milieu des années 70, d'autant que des overdoses mortelles de méthadone achetée sur le marché noir se multiplient, provoquant de violentes polémiques. Cette crise va permettre la mise en place de règles qui sont encore utilisées aujourd'hui : tout d'abord l'initialisation doit se faire prudemment, car la méthadone n'est pas sans danger, surtout en début de traitement où, durant les premiers jours, elle s'accumule dans l'organisme.

De fait, c'est pendant cette période de début, souvent la première semaine de traitement, que peuvent survenir des overdoses de méthadone ; on demande donc aux patients de venir chaque jour. Ensuite, on « décadre » progressivement la délivrance : au lieu de venir cinq jours par semaine, ils ne viennent plus que quatre, puis trois, puis

[75] Mary Jeanne Kreek, née en 1937, nous a quittés le 27 mars 2021. C'était une fidèle de la conférence Addictions Toxicomanies Hépatites Sida (ATHS) qui se tient tous les deux ans à Biarritz sous la houlette du Dr Jean-Pierre Daulouède et de Arkaitz Colina.

deux, puis une fois par semaine. Enfin, il faut être attentif aux co-consommations : alcool, cocaïne, BZD…

En Europe, les Britanniques s'intéressent à la méthadone mais ils ont, depuis 1926, pour donner suite aux travaux de la commission Rolleston, un cadre légal qui permet aux médecins de prescrire de la morphine et même de l'héroïne (très proche, au demeurant, de la morphine, c'est une diacétylmorphine) qui n'a pas été retirée de la pharmacopée, c'est-à-dire des substances que l'on peut prescrire.

Le refus français de la méthadone

En France, la méthadone suscite peu d'intérêt ou, plutôt, elle est vivement critiquée par Claude Olievenstein, qui fait figure de pape de ce secteur spécialisé en voie de constitution. L'hypothèse métabolique est moquée pour son simplisme. Mais l'essentiel est ailleurs : la méthadone n'est pas considérée comme un traitement, aussi imparfait soit-il, mais comme un pur outil de contrôle social : son seul intérêt est de diminuer la délinquance dite d'obligation des toxicomanes et de « sécuriser les centres-villes ». Et l'on fait volontiers le parallèle entre les psychotiques, à qui on donne de fortes doses de neuroleptiques, et les héroïnomanes, que l'on va tenir en laisse avec la méthadone.

Cette position rejoignait celle d'un psychiatre libertarien américain, Thomas Szasz, auteur d'un livre culte intitulé *La Persécution rituelle des drogués*. Szasz se réclame d'une tradition qui remonte au philosophe John Stuart Mill (1806-1873). Ce dernier publie en 1859 un texte remarquable, la Bible des libertariens, *Sur la liberté*. Stuart Mill ne tente nullement de définir la liberté métaphysique de l'Homme, mais se pose une question pratique de philosophie politique : quelles sont les limites que l'État n'a pas le droit de franchir, sauf à violer la liberté des personnes ? Et il défend, en divers endroits du livre, l'idée selon laquelle l'État n'a pas à se mêler de ce que consomment les gens tant qu'ils ne mettent pas en danger la vie ou la sécurité d'autrui.

Cette tradition s'appelle libertarienne et non pas libertaire, car elle n'a pas pour but la disparition de toute forme d'État. Elle n'est pas anarchiste mais « minarchiste ». Elle promeut donc l'État minimal et considère que, sauf exception, il doit se contenter d'assumer, aussi bien qu'il est possible, ses fonctions régaliennes : justice, sécurité intérieure, défense, diplomatie. En revanche, elle souhaite préserver la liberté des personnes de toute intervention arbitraire de la puissance publique. Szasz considère que les drogues devraient être disponibles et que leur interdiction constitue clairement un abus de pouvoir. Et il se moque de « l'État thérapeutique » qui surveille notre santé, comme si une telle sollicitude était légitime. Que pense-t-il de la méthadone ? C'est selon lui « l'eau bénite de l'État thérapeutique » !

Au milieu des années 70, j'avais été enthousiasmé par la lecture du livre de Szasz et, à l'occasion d'articles écrits pour le quotidien *Libération*, j'avais dit tout le mal que je pensais de la méthadone. Je défendais alors une position radicale mais confortable dans sa radicalité : la légalisation immédiate de l'héroïne !

À la même époque, deux grands patrons français souhaitent expérimenter la méthadone et ouvrent discrètement deux petits programmes d'une vingtaine de places. Le premier, c'est le psychiatre Pierre Deniker qui a été, avec Jean Delay, l'auteur d'une célèbre classification des psychotropes présentée à la conférence mondiale de psychiatrie de 1957. Il est le promoteur d'une nouvelle discipline, la psychopharmacologie. Le second est toxicologue, il s'appelle Étienne Fournier et travaille à l'hôpital Fernand-Widal. Ces deux mandarins ont l'oreille des puissants, ils s'intéressent beaucoup aux substances, l'un du côté des neurosciences, l'autre des toxiques en tous genres. Enfin, ils lisent l'anglais. Pendant 15 ans, ils vont être les seuls en France à disposer d'un peu de méthadone. Rien en « province », cette notion si française. Ni Deniker ni Fournier ne sont des adeptes d'Olievenstein et la fameuse hypothèse métabolique leur semble moins stupide qu'au reste des intervenants français. Un point mérite d'être souligné : en 1973, commence une saga scientifique concernant le mode d'action des opiacés. Certains neurones de notre cerveau produisent de petites molécules[76] qui se lient à des récepteurs situés au niveau d'une interface entre deux neurones, appelée synapse, comme des clés à des serrures. Or les opiacés comme la morphine, l'héroïne ou la codéine… se lient à ces récepteurs et agissent grâce à cette liaison. Pour le dire autrement, les opiacés agissent parce que notre cerveau produit des opiacés endogènes, des endomorphines ou endorphines. Ces endorphines se lient à des récepteurs, mais c'est aussi le cas d'une large gamme d'opiacés ou d'opioïdes[77].

---

[76] Ce sont des polypeptides, c'est-à-dire l'enchaînement de quelques acides aminés.

[77] Théoriquement, les opiacés sont d'origine naturelle et les opioïdes de nature synthétique. En pratique, c'est beaucoup plus flou. « Opioïde » est un mot plus chic, plus tendance... Je dirai donc indistinctement « opiacé » ou « opioïde ».

Ces découvertes validaient en partie l'hypothèse métabolique de Dole et Nyswander, selon laquelle les héroïnomanes auraient besoin d'opiacés comme les diabétiques d'insuline. On pouvait, par exemple, imaginer que les récepteurs qui avaient reçu des quantités importantes d'opiacés exogènes pendant une longue période subissaient des modifications difficilement réversibles. Mais les intervenants français ne furent pas intéressés par les conséquences de ces travaux.

Le neurone, la synapse, le neuromédiateur, le récepteur

Au début du XIXe siècle s'est élaborée la « théorie cellulaire ». Tous les tissus de notre organisme sont constitués de briques élémentaires : les cellules. Celles de notre système nerveux s'appellent des neurones. On a ensuite compris que les milliards de neurones de notre système nerveux avaient de très nombreuses interfaces appelées synapses. C'est au niveau d'une synapse qu'une information donnée passe d'un neurone à un autre.

Ce passage s'effectue de plusieurs manières, mais il en est une qui doit attirer notre attention. La nature a, en effet, « bricolé », comme dirait François Jacob, un système très ingénieux. Du côté du neurone pré-synaptique, un messager chimique est synthétisé et stocké dans des « vésicules synaptiques ». Un signal électrique va libérer ce messager chimique, appelé neuromédiateur, dans la « fente synaptique », l'espace qui sépare les deux neurones. Les neuromédiateurs vont se fixer sur des « récepteurs » du neurone post-synaptique comme des clés à des serrures. L'information passe ainsi du neurone présynaptique au neurone post-synaptique.

Il existe alors un mécanisme actif de recapture d'une partie des neuromédiateurs par le neurone présynaptique. Ce mécanisme de recapture permet de limiter le « bruit » du système : on passe l'éponge sur le tableau noir couvert de craie pour écrire à nouveau dessus. Les antidépresseurs actuels sont fondés sur ce mécanisme, ce sont des inhibiteurs de recapture de la sérotonine (IRS).

Le modèle clé/serrure permet d'expliquer ce qui s'est passé à partir de 1973 avec les opiacés. À cette date, des chercheurs ont découvert qu'il existait à la surface de certains neurones des récepteurs aux opiacés. A priori, cette découverte ne pouvait signifier qu'une seule chose : notre système nerveux devait produire des substances qui se liaient à ces récepteurs selon le modèle clé/serrure. L'autre hypothèse était, en effet, absurde : ces récepteurs auraient été là pour attendre que nous consommions de la morphine, de la codéine, de l'héroïne ou tout autre opiacé…

Ces endomorphines ou endorphines furent, en effet, découvertes. Ce sont de petits polypeptides (quelques acides aminés) qui ont une haute affinité pour les récepteurs. À quoi pouvait bien servir un tel système ? D'abord à gérer les messages douloureux.

Pour aller un peu plus loin, il faut introduire quelques autres notions. Tout d'abord, tous les opiacés exogènes n'ont pas la même affinité pour les récepteurs, comme s'il y avait des clés un peu rudimentaires et d'autres parfaitement adaptées à la serrure, c'est-à-dire au récepteur. Ensuite, on doit tenir compte du fait que le nombre de récepteurs n'est pas fixe mais peut varier. Si quelqu'un consomme des opiacés, le nombre de récepteurs va augmenter. Enfin, il faut considérer la « sensibilité » des récepteurs : plus ils reçoivent d'opiacés, plus ils deviennent sensibles et ont besoin de continuer à en recevoir.

Le manque

Tentons maintenant d'expliquer les signes de manque qui accompagnent l'arrêt de l'héroïne (ou d'un autre opiacé) chez quelqu'un qui cesse brutalement sa consommation chronique. Il existe une « loi » physiologique : lorsque l'on apporte, de l'extérieur, une substance qu'habituellement l'organisme fabrique, il cesse de la fabriquer. Prenons un exemple : au-dessus de chaque rein existe une petite glande appelée surrénale. Elle a plusieurs fonctions, mais l'une d'entre elles est de produire une hormone, le cortisol. Si quelqu'un commence à prendre de la cortisone, un médicament anti-inflammatoire proche du cortisol, l'organisme va cesser de le produire car des capteurs lui feront savoir que c'est inutile.

Il en est de même avec le système opioïde endogène. Si quelqu'un commence à consommer des opiacés pour lutter contre la douleur ou pour le plaisir qu'ils procurent, le système endogène va se mettre au repos, le nombre de récepteurs va augmenter tout comme la sensibilité de chaque récepteur. À l'arrêt de l'opiacé, l'organisme se retrouve par définition sans opiacés exogènes mais aussi sans opiacés endogènes puisque le système endogène s'est mis au repos. Et il va falloir plusieurs jours avant qu'il ne recommence à fabriquer des endorphines. Voilà qui permet d'expliquer la fatigue extrême et les douleurs intenses musculaires, articulaires, osseuses que ressentent les personnes qui

« décrochent » des opiacés. Pendant quelques jours, plus rien ne vient de l'extérieur et plus rien n'est produit à l'intérieur.

Quant à l'hypothèse de Dole et Nyswander, elle reste une hypothèse, même s'il est probable que la consommation prolongée d'opiacés modifie de manière profonde, et dans certains cas irréversible, le système opioïde endogène.

La méthadone protège les injecteurs du VIH

Les découvertes des années 70 sur les opioïdes endogènes ne changèrent absolument pas la position des intervenants français sur la méthadone, ce qui est troublant. Freud fit, à la toute fin du XIXe siècle, une tentative héroïque pour unifier le corps et l'esprit en écrivant un « Projet de psychologie scientifique » (*Entwurf*). Si, par hypothèse, il avait été hostile à la méthadone, ces avancées dans le champ des neurosciences l'auraient au moins amené à examiner sa position avec des yeux neufs. Ce ne fut pas le cas des intervenants français.

L'épidémie de sida qui, à partir du début des années 80, frappait les injecteurs de drogues partout en Europe, notamment au sud du continent, redonna de la vigueur aux programmes méthadone pour des raisons évidentes. Idéalement, un traitement par méthadone fait cesser l'injection. Ou du moins en fait diminuer la fréquence et surtout elle ne se fait plus dans l'urgence pour répondre à un manque. Il est beaucoup plus facile, dans ces conditions, de « shooter propre », c'est-à-dire de ne pas se servir d'une seringue déjà utilisée par un autre usager et de désinfecter le point d'injection avant de se piquer. De fait, plusieurs études montraient que, lorsque le virus est disséminé chez les injecteurs, les patients sous méthadone étaient nettement moins contaminés. La méthadone n'est nullement un traitement de l'infection à VIH, mais elle peut aider à ne pas se contaminer. Elle peut aussi permettre l'accès aux soins, car la dépendance à l'héroïne cesse d'être un obstacle à une hospitalisation, par exemple. Les soignants sont moins réticents à hospitaliser des toxicomanes et ces derniers ne sont pas obligés de quitter provisoirement ou définitivement le service pour aller se procurer de l'héroïne dans la rue. La méthadone présente ainsi un double intérêt : elle protège les injecteurs qui ne sont pas contaminés en diminuant les pratiques à risque et elle permet à ceux qui sont contaminés d'avoir accès aux soins.

L'Europe sans la France

À peu près partout en Europe, on ouvrit des places pour le traitement par méthadone, sauf en France à une minuscule exception près. En 1989, la Direction générale de la Santé (DGS) demanda aux centres de soins spécialisés en toxicomanie s'ils souhaitaient ouvrir des places. Elle ne reçut qu'une seule réponse positive, celle du Centre Pierre-Nicole à Paris, dépendant de la Croix-Rouge française, qui ouvrit un petit programme d'une douzaine de places en direction des femmes toxicomanes enceintes.

Pour que soit surmonté le tabou de la méthadone, il aura fallu, en plus de l'émergence d'un mouvement pour les traitements de substitution en général, l'instauration d'un nouveau paradigme dans le champ du soin, la RdR, l'implication d'associations comme Aides et Médecins du Monde, et enfin le soutien de deux ministres de la Santé, Bernard Kouchner puis Simone Veil (et son ministre délégué, Philippe Douste-Blazy). Aucun autre pays européen n'a connu pareille situation.

Médecin généraliste et journaliste médical

Nous sommes à l'automne 1991. Je travaille comme journaliste médical au *Journal international de médecine* (JIM) le matin, et dans mon cabinet de médecine générale l'après-midi et le soir. Au JIM, je suis devenu, de fait, le spécialiste des questions de drogues et à mon cabinet je commence à recevoir d'anciens amis. Ils me demandent du Temgésic, un opiacé dont le principe actif est la buprénorphine qui deviendra quelques années plus tard le traitement de substitution le plus prescrit en France, le Subutex. Le Temgésic est conditionné sous forme de boîtes de vingt comprimés dosés à 0,2 mg le comprimé ; le Subutex, lui, sera conditionné sous forme de boîtes de sept comprimés dosés à 0,4 mg, 2 mg et 8 mg (deux fois, dix fois et… quarante fois le comprimé de Temgésic !). Mais tout cela n'aura lieu qu'en 1996. La première de ces personnes amies fut une jeune femme que je n'avais pas vue depuis des années, mais dont je savais qu'elle avait été, et était toujours, consommatrice d'héroïne. Le Temgésic pouvait être prescrit sur ordonnance simple. Sa seule indication était alors la douleur, à l'exception des douleurs liées au manque. Peu de médecins acceptaient d'en prescrire et je savais que certaines personnes pilaient les comprimés pour pouvoir injecter le Temgésic. Néanmoins, je commençais à prescrire, sans être sûr de bien faire, très inquiet à l'idée que mon cabinet soit envahi par les toxicomanes. Je ne voyais donc que des personnes qui m'étaient recommandées.

À l'automne de cette année 1991, un numéro spécial sida était en préparation au JIM. Constatant qu'il n'y avait rien sur les injecteurs de drogues, je proposais un papier sur ce thème. Il me demanda beaucoup de travail car je connaissais mal les données épidémiologiques. Je pris contact avec une jeune femme qui travaillait à la DGS, le docteur Annie Serfaty, que j'avais rencontrée trois ans auparavant chez Aides, alors qu'elle rédigeait l'un des premiers tracts pour les injecteurs, avec un message crucial : « Ne partagez pas votre seringue, ne shootez pas avec une seringue qui a été utilisée par quelqu'un d'autre ! ». Annie me donna plein d'informations, me laissa une excellente documentation et me conseilla de voir un psychiatre, Rodolphe Ingold, que je rencontrai dans son cabinet. Le sens général de mon papier était clair : pour autant qu'on leur en donne les moyens, les toxicomanes sont capables de modifier leurs comportements les plus à risque, à commencer par le partage de seringues.

Sans vraiment m'en rendre compte, j'occupais alors un excellent poste d'observation et d'action : au journal, je suivais l'actualité de ce dossier ; au cabinet, j'étais confronté à des demandes qui m'obligeaient à apprendre comment prescrire des « opiacés de substitution », même si je ne connaissais pas encore l'expression.

1992 : l'année cruciale

L'année 1992 fut rythmée par plusieurs événements. À l'époque, Bernard Kouchner était ministre de la Santé et j'étais en relation avec l'un de ses proches, Patrick Aeberhard. Kouchner organisait des réunions au ministère, dans le grand amphithéâtre de l'avenue de Ségur, sur des thèmes d'actualité dans le cadre d'une association baptisée Société civile. À l'occasion d'une d'entre elles, Patrick me dit : « Tu as vu ce qui se passe en Suisse ? ». Il voulait parler des programmes d'héroïne médicalisée. Ils ne concernaient que quelques centaines de personnes, mais le mot « héroïne » focalisait l'attention. C'est de cela dont me parlait Patrick. Je lui répondis que le papier que je publiais dans le JIM portait précisément là-dessus et que j'avais eu, en outre, une interview de Thomas Zeltner, alors directeur de l'Office Fédéral de Santé Publique (OFSP), l'équivalent suisse de la DGS. Patrick proposa à Bernard une réunion de Société civile consacrée à « la drogue ».

26 juin 1992 : Société civile

Nous nous mîmes alors à l'organisation de cette soirée. Patrick réunit quelques professionnels du secteur que je ne connaissais évidemment pas, puisque je n'avais encore jamais travaillé la question. Je proposai le nom d'Anne Coppel, mais on me dit que c'était « une emmerdeuse ». Je ne la connaissais pas personnellement, mais j'avais lu un excellent petit livre d'Isabelle Stengers et Olivier Ralet intitulé *Drogues : le défi hollandais*[78]. Il y avait une courte bibliographie à la fin, qui citait *Le Dragon domestique*. Finalement, je me chargeai d'inviter Thomas Zeltner, peut-être aussi Isabelle Stengers. Patrick invita Claude Olievenstein, qui savait probablement qu'il n'aurait pas que des fans à la tribune et dans la salle. Il existait un programme d'échange de seringues à MDM et nous invitâmes son responsable, Jean-Pierre Lhomme. Nous écrivîmes, Patrick et moi, un texte qui circula et résume assez bien ce que nous avions alors compris du problème.

Le grand amphithéatre du ministère était plein. À la tribune, il y avait donc Claude Olievenstein, Isabelle Stengers, Patrick Aeberhard, Thomas Zeltner et moi. Bernard Kouchner présidait. Thomas Zeltner parla du programme suisse en mentionnant la prescription médicale d'héroïne, mais sans s'appesantir. Il fut très technique et fit comprendre qu'il n'était pas venu à Paris pour polémiquer mais pour présenter le travail de l'OFSP validé par les autorités politiques helvétiques. Isabelle Stengers évoqua les programmes méthadone hollandais et le développement en Suisse de « l'aide à la survie », qui allait devenir la réduction des risques. Olievenstein, se sentant critiqué, fut très caricatural. Je retiens deux de ses déclarations :

« Si les autorités politiques françaises, si la masse des électeurs souhaitent une libéralisation, qu'ils la fassent et qu'on vende de l'héroïne ou de la méthadone dans les bureaux de tabac. En aucun cas et d'aucune façon, et ça a été notre position depuis vingt ans, la méthadone ou l'héroïne ne peuvent être assimilées à un traitement médical. »

Et encore : « (...) vos propositions cautionnent un contrôle social d'un certain nombre d'individus. Ce n'est ni plus ni moins qu'un nouvel avatar du contrôle social de l'État thérapeutique, de la toute-puissance médicale. De cela, je suis un farouche adversaire et vous ne me rencontrerez jamais à vos côtés même si les Hollandais sont merveilleux et distribuent je ne sais pas quoi, à je ne sais pas qui, à n'importe quelle

---

[78] Isabelle Stengers et Olivier Ralet, *Drogues : le défi hollandais,* collection Les empêcheurs de penser en rond, laboratoires Delagrange, 1991.

heure. Le contrôle social est au moins aussi dangereux que la toxicomanie, sinon plus. »

Il restait fidèle à la doxa des années 70, à Thomas Szasz et à son « eau bénite ». Lui, l'apologète de la démocratie psychique, sida ou pas, réduction des risques ou pas, resterait le scrupuleux gardien de LA doctrine.

Notre conférence, à laquelle Michèle Barzach nous fit l'honneur de participer, fut un succès. Notre texte fut ensuite publié dans la revue *Agora* à laquelle je contribuais.

Amsterdam : la VIIIe conférence internationale sur le sida

Quelques semaines plus tard, en juillet, avait lieu à Amsterdam la VIIIe conférence internationale sur le sida. Elle devait d'abord se tenir à Boston, où Jonathan Mann, qui décéda tragiquement dans un accident d'avion en 1998 à l'âge de 51 ans, avait une chaire de santé publique financée par la Fondation François Xavier Bagnoud[79]. Mais le refus des autorités américaines de laisser venir des personnes séropositives avait obligé les organisateurs à changer, en catastrophe, de destination. Amsterdam accepta de relever le défi. J'avais obtenu de mon journal de pouvoir y assister. Ce fut là, d'une certaine manière, que tout commença vraiment. Tout d'abord, et à côté des aspects strictement biologiques et médicaux, de nombreuses sessions portaient sur les « populations vulnérables » : toxicomanes, prostitué(e)s, prisonniers. Les meilleurs spécialistes américains, Don Des Jarlais et Samuel Friedman, organisèrent une session sur les programmes d'échange de seringues. Pour qui s'intéressait aux liens entre usage de drogues injectées et VIH, c'était passionnant. Mais surtout, par l'entremise d'une amie d'origine turque, Sibel Bilal, je fis une rencontre qui m'ancra définitivement dans le champ des drogues et des toxicomanies. Dans le brouhaha de la conférence, on m'avait présenté un homme (le psychiatre Didier Touzeau) et une femme mais je n'avais même pas entendu les noms. Peu après, la femme s'approcha de moi et me dit qu'elle avait aimé le texte écrit pour la conférence de Société civile. Très flatté, je lui redemande son nom : « Anne Coppel ». « Anne Coppel du *Dragon domestique* ? » Elle

[79] François-Xavier Bagnoud était le fils d'Albina du Boisrouvray. Il mourut tragiquement en 1986 sur le rallye Paris-Dakar dans l'accident d'hélicoptère qui emporta aussi Thierry Sabine et le chanteur Daniel Balavoine. Albina du Boisrouvray créa alors la fondation qui porte le nom de son fils et qui finance des programmes, en particulier en direction des orphelins du sida.

répondit par l'affirmative. Il devait être une heure de l'après-midi. À partir de ce moment, nous ne cessâmes de parler pendant une quinzaine d'heures. Par ses connaissances, sa culture sociologique et son expérience dans le secteur de soins spécialisés où elle travaillait déjà depuis quelque temps, Anne en savait beaucoup plus que moi. Pendant les deux ou trois années qui suivirent, nous fûmes inséparables. Elle fut très généreuse de son savoir et personne ne m'a appris plus qu'elle.

Alors que nous marchions dans les rues d'Amsterdam, en retard sur nos collègues qui ne savaient pas s'ils devaient nous attendre ou nous abandonner, Anne me dit : « Le manque est une construction sociale. » Je faillis m'en étouffer. Je reconnaissais bien là une sociologue pour qui rien n'est donné, tout est construit. Mais j'étais furieux. Elle m'avait pris de court et au lieu de mobiliser les arguments qui plaident, à tout le moins, pour un substratum biologique même s'il est ensuite « pris » dans la culture de l'époque, je restais coi. Pire : j'avais juste envie de dire à cette femme que je connaissais depuis une heure : « Est-ce que tu as déjà été en manque une seule fois dans ta vie, espèce d'idiote ?! » Mais je ne pouvais évidemment pas lui dire ça, nous nous connaissions à peine…

Sur le fond, elle avait d'ailleurs raison, même si elle reconnut, longtemps après, qu'elle m'avait dit cela un peu par provocation. Voilà comment on pourrait présenter les choses. Nous avons vu comment la morphine, isolée de l'opium au début du XIXe siècle, fut d'abord utilisée sur les champs de bataille pendant la guerre de Sécession américaine, puis pendant la guerre franco-prussienne de 1870. On raconte que l'atmosphère des hôpitaux de campagne en fut transformée : au lieu des cris et des hurlements régnait un profond silence. Et ce que l'on n'appelait pas encore la morphinomanie prit le nom de « maladie du soldat ». La plupart « décrochèrent » sans comprendre ce qui leur arrivait : pendant quelques jours, ils furent fatigués, ils avaient mal un peu partout et puis tout revint dans l'ordre sans même qu'ils fassent le lien entre l'arrêt de la morphine et leurs symptômes. Imaginons aujourd'hui un héroïnomane incarcéré depuis quelques mois à qui l'on dit : « Tu sors demain. » À ce seul énoncé, il se projette déjà dehors avec une seringue dans le bras et fait une grosse crise de manque. C'est cela la construction sociale. Et puis il y a l'histoire de tous ces soldats américains qui se défonçaient à la « blanche » durant la guerre du Vietnam et qui, dans leur très grande majorité, oublièrent l'héroïne une fois rentrés aux États-Unis.

Grâce à Anne, j'assistai à la conférence de Des Jarlais et Friedman déjà évoquée. Elle avait aussi appris, je ne sais comment, qu'il y avait un soir tard une conférence satellite des associations d'usagers de drogues, que l'on appelle aussi d'autosupport, *self help* en anglais. Ce fut un moment historique, tous ceux qui étaient présents s'en souviennent : pour la première fois ou presque, des toxicomanes, nous préférions dire des usagers, prenaient la parole, alors qu'ils ne l'ont jamais sur une question qui les intéresse au premier chef : l'usage de drogues. Ceux qui intervenaient étaient vraiment la voix des sans-voix. Je me souviens en particulier du Britannique John Mordaunt, activiste de la lutte contre le sida et injecteur de drogues, qui devait mourir du sida trois ans plus tard, en 1995. Il était encore jeune mais marchait tout cassé avec une canne. Il fit un discours bouleversant et enthousiasmant dont le thème central était fort simple : les usagers de drogues sont des citoyens comme les autres. Ils ont le droit de vivre et de protéger leur santé.

Les Anglais, les Néerlandais, les Américains : un mouvement international

Durant cette conférence, je fis des rencontres importantes. Sans le savoir, j'étais entré dans une sorte de machine à concentrer le temps, qui devait durer au moins jusqu'en 1994. Je rencontrai Pat O'Hare, qui avait eu l'idée de la première conférence internationale sur la réduction des risques à Liverpool en 1990. L'expression « réduction des risques » n'était pas encore en vogue à l'époque pour la bonne raison que *harm reduction* n'avait pas encore trouvé de traduction en français. Il m'annonça que la quatrième conférence aurait lieu au printemps 1993 à Rotterdam et je me jurai d'y aller. Je fis aussi la connaissance de Ernst Buning, qui était responsable de la communication d'Amsterdam pour la politique des drogues de cette ville. Je retiens ces deux personnalités, mais il y en eut bien autres. Tous nous parlaient de notre pays comme s'il s'agissait d'un grand malade : « Alors, en France, toujours pas de *harm reduction*, toujours pas de méthadone… ». Bref, nous revînmes à Paris gonflés à bloc, conscients désormais qu'un mouvement international existait et que nous ne pouvions plus rester immobiles.

De retour dans la capitale, j'écrivis pour mon journal plusieurs papiers sur la conférence tout en continuant à voir souvent Anne. Car nous avions beau être enthousiastes, le rapport de forces ne nous était pas favorable et c'est peu dire. L'opinion publique ne comprenait pas grand-chose à la situation, les politiques étaient d'une prudence de Sioux et surtout, les spécialistes, les intervenants en toxicomanie nous étaient franchement hostiles. Anne, qui connaissait bien le milieu des intervenants même si elle se situait à la marge, tenta de m'expliquer la situation. Il faut dire qu'elle était très remontée contre les intervenants et je comprenais mieux pourquoi ces derniers me l'avaient présentée comme une emmerdeuse, quand je ne la connaissais pas encore...

Une brève histoire du secteur de soins spécialisés français

Pour comprendre la situation, il faut revenir un peu en arrière. Le secteur de soins spécialisés aux toxicomanes est né à la toute fin des années 60. La première institution fut l'Abbaye dirigée par Claude Orsel à Saint-Germain-des-Prés sur le modèle des *free-clinics* d'Haight Ashbury à San Francisco. Puis ce fut l'ouverture par Claude Olievenstein du Centre Médical Marmottan, toujours à Paris mais dans le XVIIe arrondissement. Alors que de nombreux pays européens traversaient une période de « panique morale » devant la révolte de la jeunesse et l'apparition de consommateurs de drogues et renforçaient leur législation (la nouvelle loi française est votée, après de longs débats, le 31 décembre 1970), alors que les premières overdoses mortelles sont médiatisées (en France une jeune femme meurt en 1969 d'une OD d'héroïne), la tonalité de ces institutions nouvelles est franchement libertaire. Derrière Orsel (qui malheureusement écrit peu et reste inconnu du grand public) et Olievenstein (qui écrit beaucoup et sera, pendant vingt ans, l'interlocuteur presque exclusif des médias sur la question des drogues), ce sont des petits marginaux qui s'occupent des grands paumés. Ils sont sensibles à la persécution dont sont victimes les drogués (un des thèmes clés du livre de Thomas Szasz qui s'appelle précisément *La Persécution rituelle des drogués*) et veulent leur ménager des lieux où ces chercheurs de paradis artificiels pourront se réfugier quand la pression est trop forte.

Alors que certains quittent les villes pour vivre plus librement et en communauté à la campagne, des post-cures, c'est-à-dire des lieux où les personnes qui sont sevrées peuvent commencer à apprendre à vivre sans drogues, sont créées et un réseau d'institutions se développe sur le territoire. Mais bientôt, la dure réalité rejoint les idéalistes : des patients partent avec la caisse, certains sont violents. Une mise à distance commence à se mettre en place tandis que le secteur se psychologise. Se réclamant de la psychanalyse, Olievenstein invente un improbable « stade du miroir brisé » (en référence au stade du miroir de Jacques Lacan) et lance, c'est du moins son ambition, une clinique du toxicomane. Avec le temps, on s'intéresse de moins en moins aux pratiques concrètes des usagers alors que, dès 1972, les seringues sont interdites à la vente[80]. À partir des années 1980, ce ne sont plus des étudiants ou des marginaux influencés par la contre-culture qui consomment de l'héroïne, mais des jeunes des quartiers populaires qui vont payer un lourd tribut au sida dans les années suivantes. Socialement, les toxicomanes se marginalisent, perdent leur emploi (quand ils en ont un) et leur logement, puis se retrouvent à la rue. Bref, alors que l'urgence est médicale (l'hépatite B et le sida) et sociale (la clochardisation des usagers issus des milieux populaires), le dispositif offre d'abord du « travail psychique », voie royale vers la guérison. En réalité, l'offre de soins est en décalage de plus en plus grand avec la population qui en est bénéficiaire.

Finalement, les libertaires d'hier sont devenus les nouveaux réactionnaires[81], mais ce sont eux les spécialistes et c'est contre eux que nous devons nous battre pour imposer nos idées et les mettre en pratique. À nos yeux, les intervenants ont refusé deux types d'institutions qui nous semblent nécessaires : les communautés thérapeutiques et les programmes méthadone. Les communautés thérapeutiques permettent des séjours très longs dans des lieux protégés. Elles sont faites pour des personnes qui sont en grand danger si elles ne sont pas à l'abri des tentations du monde extérieur où leur vie est en permanence menacée. En France, malheureusement, les communautés thérapeutiques furent longtemps représentées par la seule association Le Patriarche, dirigée par Lucien Engelmajer[82] et dont les pratiques étaient indéfendables.

Passons à la méthadone. Lorsque j'ai vu, de mes propres yeux, le dossier méthadone dont disposait le bureau SP3 de la DGS de l'époque, celui qui s'occupait de toxicomanie, il avait l'épaisseur d'une feuille de papier à cigarettes, après vingt ans d'expérimentation ! La logique la plus élémentaire aurait voulu que ces programmes soient évalués et que l'on décide soit qu'ils présentaient un intérêt, auquel cas il fallait les développer, soit qu'ils n'en présentaient pas, et il fallait les arrêter. On ne fit ni l'un ni l'autre. Lorsque Simone Veil revint au ministère de la Santé en 1993, elle fut surprise de constater que, sur cette question, les choses étaient restées les mêmes vingt ans après son départ de l'Avenue de Ségur.

---

[80] Dans le prolongement de la loi du 31 décembre 1970, les seringues furent interdites en 1972 et remises en vente libre en 1987 par la ministre de la Santé, Michèle Barzach.

[81] Serge Héfez, « La fin des libertaires », *Libération*, 25 juillet 1994.

[82] Le Patriarche a fini par devenir une secte qui exploitait ses patients et a cessé ses activités à la fin des années 1990, tandis qu'Engelmajer était condamné par la justice.

Les dogmes des intervenants

À vrai dire, à l'époque, nous n'étions d'accord à peu près sur rien avec les intervenants et tout, chez eux, nous hérissait le poil. Pour eux, il n'y avait pas d'urgence en toxicomanie. On voit bien d'où cela venait : les toxicomanes sont nombreux à vouloir tout, tout de suite, à ne pas supporter d'attendre, à exiger que leur demande soit immédiatement satisfaite. Il fallait donc résister à leur impatience. Cliniquement, c'est vrai. Mais à force de répéter qu'il n'y a pas d'urgence, ils n'ont pas vu que le sida et la marginalisation des usagers changeaient tout et qu'avec ces urgences médicales et sociales le monde se dérobait sous leurs pieds.

Autre dogme qui nous insupportait : les toxicomanes n'ont pas de besoins, ils n'ont que des désirs. Fort bien ! Mais en attendant, nous étions, nous, persuadés qu'ils avaient besoin de seringues propres, de soins médicaux, d'hébergement et, pour certains d'entre eux, de méthadone. Enfin, autant le dire franchement, on les trouvait mauvais dans ce qui devait être normalement leur spécialité : les drogues. Pas tous bien sûr. Mais certains confondaient les gens défoncés au shit et à l'héro, passaient à côté d'une crise de manque, disaient non quand il fallait dire oui, mélangeaient tout. On exagérait, certainement, mais enfin, de leur côté, ils n'étaient pas tendres et nous traitaient de « dealers en blouse blanche ». Je me souviens qu'en 1993 ou 94, une télé était venue me filmer à l'hôpital Saint-Antoine, où j'ai cessé de travailler il y a peu. Et j'avais justement déclaré, assumant le stigmate : « Je suis un dealer en blouse blanche ! ».

Enfin, ils niaient le lien entre injection et VIH, non par machiavélisme, mais pour ne pas ajouter à un stigmate, la drogue, un autre, le sida[83]. L'enfer étant pavé de bonnes intentions, ils se gardaient bien de dire l'urgence qu'il y avait à aider les toxicomanes à se protéger du VIH et de se battre pour que ceux qui étaient infectés puissent avoir accès aux soins, ce qui était alors loin d'être le cas. Bref, ils refusaient de porter sur la place publique cette situation scandaleuse. Nous allions prendre le contre-pied de cette position. Et ce sera le collectif « Limiter la casse ! ».

[83] Cf. Anne Coppel, « Les intervenants en toxicomanie, le sida et la réduction des risques en France », revue *Communications,* « Vivre avec les drogues », 1996.

Septembre 1992 : la bataille

Mais je reviens à cet été 1992 où nous étions, Anne et moi, remontés comme des pendules. J'ai oublié de préciser que Anne et Didier Touzeau négociaient avec la DGS l'ouverture d'un CSST avec méthadone à Bagneux, dans les Hauts-de-Seine. Didier était membre fondateur de l'Association Nationale des Intervenants en Toxicomanie (ANIT) dont il avait été président, ce qui en faisait, pour ses ex-camarades, le traître absolu. Le projet traînait et, pendant ce temps, la DGS attendait d'eux qu'ils soient sages comme des images. Ils avaient été virés du centre Pierre-Nicole lorsque Sylvie Wieviorka en avait pris la direction. En 1990, Francis Curtet, l'un des élèves de Claude Olievenstein, avait démissionné avec fracas de la Commission des stupéfiants, car cette dernière avait refusé de faire passer un médicament contre la douleur, le Temgésic, sur carnet à souches. La colère de Curtet tenait au fait que quelques rares médecins prescrivaient ce médicament à des héroïnomanes pour les aider à arrêter l'héroïne. Comme je l'ai dit, j'en faisais partie.

Deux ans plus tard, le nombre de médecins qui prescrivaient le Temgésic en dehors des indications était un peu plus élevé. J'avais entendu une vague rumeur sur le fait que la Commission des stupéfiants voulait « classer » le Temgésic, mais je n'y ai pas cru. En septembre, j'appris que la Commission avait, en effet, proposé de passer le Temgésic sur carnet à souches et que le cabinet du ministre avait entériné la décision. Je croisais Philippe Duneton, en charge de ce dossier au ministère, et lui dis tout le mal que je pensais de cette affaire. Un peu gêné, Duneton m'expliqua qu'il était difficile pour le ministre de ne pas suivre l'avis de la Commission des stups qui avait fini par changer d'avis et s'était ralliée à la position de Curtet. Au début, tout se passa comme prévu : la grande majorité des prescripteurs de Temgésic aux toxicomanes qui prescrivaient, jusque-là, sur ordonnance simple, cessèrent de prescrire. Ceux qui restaient n'étaient qu'une poignée.

Début septembre, Anne me fit lire un texte qu'elle avait écrit avec Jean Carpentier, qui s'intitulait malicieusement « Le repère du toxicomane[84] ». Nous fûmes une dizaine à le signer et il parut dans *Le Monde* à la mi-septembre. À la relecture, il est modéré tant dans son

[84] On trouvera ce texte et l'une des réponses qu'il suscita dans les annexes de *Toxic*, un dialogue entre Bernard Kouchner, Patrick Aeberhard, William Lowenstein, Jean-Pierre Daulouède et moi avec la collaboration de Caroline Brizard, éd. Odile Jacob, 2018.

contenu que dans sa forme. Mais il provoqua deux textes de réponses dans *Le Monde* que certains regrettent aujourd'hui d'avoir signé. Et comme je les comprends ! Peu de temps après, éclata la nouvelle : le Temgésic passait sur carnet à souches.

Le carnet à souches

Le carnet à souches a été créé en 1948 pour encadrer la prescription de produits classés comme stupéfiants, que l'on appelait alors le tableau B. Il se présentait comme un carnet de chèques dit portefeuille, bien que sa taille soit plus grande. À chaque prescription, on remplit la souche en notant le nom et prénom du patient, la date, le produit prescrit ainsi que les quantités. À l'origine s'appliquait la loi dite des sept jours. On ne pouvait prescrire un médicament classé comme stupéfiant que pour sept jours et, en cas de seconde prescription rédigée avant que les sept jours ne soient écoulés, le médecin devait signaler sur l'ordonnance le dépassement. Quant au patient, sa prescription n'était valable que durant ces sept jours. A priori, c'était un outil certes contraignant mais qui avait le mérite de laisser une trace de chaque prescription. La deuxième de couverture n'était pas rassurante. Elle commençait par un rappel des articles du Code de santé publique : « Seront punis d'une peine d'emprisonnement et d'une amende… ». Bref, la plupart des médecins comprirent que moins ils l'utiliseraient et mieux ils se porteraient[85].

Pendant cinquante ans, le carnet à souches a donc servi à dissuader les médecins de prescrire certains médicaments. Les carnets à souches étaient distribués par les différents conseils départementaux de l'Ordre des Médecins qui les délivraient avec circonspection et de nombreux médecins préféraient tout simplement ne pas en avoir. Au fil des décennies, les amphétamines, les barbituriques, les méthaqualones (Mandrax, Nubarène) passèrent sur carnet à souches, entraînant chaque fois un effondrement des prescriptions.

---

[85] Ce n'est qu'en 1999 que le système du carnet à souches fut remplacé par un dispositif plus souple, les « ordonnances sécurisées ». Bernard Kouchner, alors ministre de la Santé, avait introduit cette réforme précisément pour que les médecins acceptent plus facilement de prescrire des opiacés dans la douleur, en particulier chez des patients ayant un cancer.

Jean Carpentier, Clarisse Boisseau et la naissance du Repsud

Jean Carpentier et Clarisse Boisseau continuèrent à prescrire. Leur cabinet médical fut vite envahi de patients qui l'avaient appris. Ils prirent alors l'initiative de créer une association, le Réseau des Professionnels pour les Soins aux Usagers de Drogues (Repsud), qui regroupait essentiellement des médecins généralistes qui voulaient assumer au grand jour leurs prescriptions et se battaient pour obtenir de l'Ordre des médecins les fameux carnets à souches. Si on exerçait à Paris, il fallait aller les chercher au siège du Conseil, rue Euler, près des Champs-Élysées, ce qui faisait perdre un temps précieux.

Je reste convaincu que le passage du Temgésic sur carnet à souches marque véritablement le début du mouvement qui allait bouleverser le champ du soin aux toxicomanes. À la même époque, je cessais d'exercer la médecine générale, tandis qu'un ami de MDM, Dominique Monchicourt, prenait ma succession. Mais j'étais de l'aventure du Repsud et des réunions nombreuses que nous avions à l'époque, souvent chez l'un des médecins de la bande, Jean-François Bloch-Lainé.

Triville : New York, Londres, Paris

Bernard Kouchner décida d'organiser un grand colloque qui se tint en janvier 1993 à la Cité des sciences, dans lequel les spécialistes de trois villes, New York, Londres et Paris, traiteraient de trois thèmes : le sida, la toxicomanie et la grande pauvreté (*homelessness*). C'est Patrick Aeberhard qui était chargé de mettre cela en musique. Neuf textes furent rédigés, trois pour chacune des villes. J'écrivis les textes sur Paris et New York, un jeune et brillant journaliste du *Journal du sida*, Mathieu Verboud, ceux sur Londres[86]. On avait beaucoup bossé et tout était prêt pour recevoir nos invités américains, anglais, néerlandais. Le thème de la toxicomanie, qui croisait les deux autres, dominait.

La séance de clôture eut lieu dans l'immense amphithéâtre de la Cité des sciences. Au premier rang, se trouvaient les personnalités parmi lesquelles Georgina Dufoix, Michèle Barzach qui lui succéda au ministère de la Santé, et Bernard Tapie. Bernard Kouchner était en train de parler. Soudain, on entendit des cris et un homme monta sur la scène. Il s'ensuivit un moment de grande confusion, Tapie montant lui aussi sur

---

[86] Il participa à la rédaction du *Journal du sida*, spécial Grande-Bretagne, avril-mai 1992, n° 38-39, pp 51-65. Le dossier consacré à la toxicomanie était remarquable. Le relire aujourd'hui est un choc.

l'estrade pour venir en aide à son camarade Kouchner. Finalement, on comprit que l'homme qui était sur scène n'avait pas d'autre projet que de parler... mais quelles paroles ! C'était en fait un « zap » d'Act Up. L'orateur parlait avec une telle passion qu'on entendait les mouches voler. Je me disais : « Quelle débauche d'énergie ! Il lui faudra des semaines pour s'en remettre ». Il déclara : « J'ai le sida. Je vais mourir. Je veux que les politiques prennent leurs responsabilités ». Puis, désignant Dufoix : « Honte à vous qui avez non seulement refusé de mettre les seringues en vente libre mais fait retirer de la vente les Ribomunyl ! ». Le Ribomunyl était un vaccin qui contenait une seringue ; c'était le dernier moyen de se procurer une seringue propre. « Merci à vous, Michèle Barzach, vous qui avez eu le courage de mettre les seringues en vente libre et qui, par ce geste, avez sauvé des vies ! ». On trouvera dans le numéro spécial des *Temps modernes* consacré à Triville un résumé de ce moment digne des tragiques grecs[87].

La naissance de « Limiter la casse »

Peu de temps après, et suite à un texte écrit par Anne Coppel, Phuong Charpy, Arnaud Marty-Lavauzelle, alors président de Aides, et Valère Rogissart, eurent lieu les premières réunions de « Limiter la casse » dans les locaux de Aides. Nous ne supportions plus que les injecteurs de drogues soient les oubliés de la prévention et des soins : on les avait empêchés de se protéger du VIH et, une fois infectés, ils ne parvenaient pas à avoir accès aux traitements. Double peine ! Certes, ils ne faisaient encore que retarder la mort mais, dès 1996 et l'apparition des antiprotéases, des traitements efficaces vont être découverts qui transformeront l'infection à VIH en maladie chronique et non plus mortelle, ce qui change tout. En 1993, nous n'en sommes pas encore là. Anne est persuadée que la méthadone peut permettre un accès aux soins et nous en convainc. La dépendance à l'héroïne sans substitution interdit pratiquement l'hospitalisation. Soit le patient usager de drogues quittera le service pour trouver de l'héroïne, soit on lui en apportera. Dans les deux cas, il risque d'être viré. Hospitaliser des personnes dépendantes d'une drogue illicite ou d'un médicament psychotrope suppose un préalable : que l'on prenne en charge cette dépendance. C'est ce que l'on fait depuis longtemps avec l'alcool en prescrivant soit de l'alcool, soit des BZD qui permettent d'éviter les graves complications que peut

[87] *Les Temps modernes*, n° 567, octobre 1993, « New York, Londres, Paris, Toxicomanie Sida Exclusion ».

provoquer le manque d'alcool. Seulement voilà : l'alcool est une drogue légale, pas l'héroïne. Bref, après avoir été les oubliés de la prévention, les usagers de drogues infectés par le VIH étaient les exclus des soins. Notre révolte portait d'abord sur cette double injustice.

De ces premières réunions à Aides, je garde un souvenir lumineux. Au début, nous étions à peine une quinzaine. L'expression est usée, je sais bien, mais la parole se libérait. Le simple fait de n'être pas seul à penser ce que nous pensions avait quelque chose de bouleversant. Nous avions le sentiment de l'urgence et de la légitimité de notre combat. Nous ne le savions pas à l'époque, mais ce sentiment nous rendait forts, bien plus forts que nous le pensions.

Les États Généraux « Drogues et Sida », les 4 et 5 juin 1994

Les États Généraux furent l'apogée de notre mobilisation et Simone Veil, alors ministre des Affaires sociales et de la Santé, vint les conclure, aidée par William Lowenstein qui la poussa (diplomatiquement) jusqu'à la tribune. Je n'en dirai pas plus car il me faudrait un autre livre. Mais je conseille à celles et ceux qui voudraient en savoir davantage d'aller sur le site d'Anne Coppel[88].

L'ouverture de l'Espace Parmentier

En juin 1994, dans le cadre de MDM, j'ouvrais mon centre avenue Parmentier avec l'aide de Mustapha Benslimane. J'avais lu dans *The effectiveness of methadone maintenance programms* de Ball et Ross, LE livre sur la méthadone, que la qualité d'un programme dépendait d'abord de la compétence de son directeur. C'est dire si j'étais rassuré. Mais enfin, nous étions au pied du mur. Et comme un politique qui vient de gagner une élection, je me disais : « Les emmerdes commencent ! » Je ne me trompais pas. Mais cela est une autre histoire.

Marx écrit quelque part : « Les hommes font l'histoire mais ne savent pas l'histoire qu'ils font. » À mon modeste niveau, j'ai pu expérimenter cette maxime. Je me suis battu farouchement pour les TSO parce que la réduction des risques était devenue mon drapeau et que ces traitements avaient une place. Vingt ans plus tard, les chiffres me donnent le tournis : 50 000 personnes sous méthadone, 100 000 sous buprénorphine... il

[88] http://www.annecoppel.fr/publications-recherches/

m'arrive de penser que le balancier de l'histoire a encore frappé. Après la constipation, la débâcle !

On a vu, un peu plus haut, comment les opiacés se liaient aux récepteurs du système nerveux central. Trois types de molécules se lient aux récepteurs opioïdes : les agonistes purs, les agonistes partiels et les antagonistes. Les agonistes purs représentent la quasi-totalité des opiacés, qu'ils soient naturels ou de synthèse : morphine, codéine, héroïne, méthadone sont des agonistes purs. Les agonistes partiels sont peu nombreux ; leur principal représentant est précisément la buprénorphine. L'agoniste partiel est une sorte de Janus : s'il est seul, il se comporte comme un agoniste, mais s'il est en compétition avec un agoniste pur, il devient antagoniste. Par exemple, quelqu'un qui a pris de la méthadone et qui dans les deux ou trois heures qui suivent prend de la buprénorphine peut faire une terrible crise de manque car la bupré, qui a une haute affinité pour les récepteurs, va chasser la méthadone de ses sites et agir comme un antagoniste. Restent les antagonistes précisément, représentés par deux molécules, la naltrexone et la naloxone. Cette dernière est un remarquable antidote de l'overdose et devrait être largement distribuée aux consommateurs d'opiacés dans les mois et les années qui viennent afin de sauver des vies.

Briser un monopole

Mon mérite, si j'en ai un, et mon droit à évoquer ces questions viennent du fait que le programme que j'ai écrit, mis sur pied et dirigé, dans le cadre de MDM, est celui qui a brisé le monopole des intervenants en toxicomanie. Ce n'est pas moi qui le dis mais un sociologue dont la thèse, publiée en 1999, s'intitule : « L'État et la toxicomanie, histoire d'une singularité française » (PUF). Voilà ce qu'écrit Henri Bergeron à propos de l'autorisation donnée par Simone Veil à MDM d'ouvrir un programme méthadone : « *Cette reconnaissance officielle a un impact considérable. Les principes de la réduction des risques, incarnés à l'occasion par ces médecins humanitaires, font leur entrée dans le dispositif de soins, sur financement toxicomanie. Des acteurs jusqu'alors maintenus en dehors du dispositif spécialisé pénètrent dans l'enceinte réservée*[89]. » Si je dois être fier d'une seule chose, c'est d'avoir mis toute mon énergie pour faire aboutir ce projet. Mais on reste songeur : il aura donc fallu que Simone Veil, en nous donnant cette autorisation, fasse comprendre au secteur spécialisé qu'il y aurait de la

[89] Henri Bergeron, *L'État et la toxicomanie, histoire d'une singularité française,* PUF, 1999, p. 286.

méthadone en France, avec ou sans eux, pour qu'enfin les choses bougent.

Je voudrais conclure ce chapitre en insistant sur un point : l'accès aux seringues propres nous intéressait, les traitements de substitution opiacés aussi. Mais l'essentiel était que ces deux outils avaient leur place dans une conception générale de l'usage de drogues et, au-delà, des politiques des drogues : la réduction des risques (RdR). La réduction des risques infectieux a été le premier enjeu. Comment aurait-il pu en être autrement face à un virus mortel pour lequel il n'existait pas de traitement ? Plus encore, la RdR est bien un nouveau paradigme dans le champ des drogues. Et l'on verra combien elle a précipité, jusque dans les couloirs de l'ONU, le déclin de la vieille et mortifère « prohibition punitive ».

La bataille pour les traitements de substitution avait été rude et les positions tranchées jusqu'à la caricature. Il devenait impossible à ceux qui, comme moi, avaient mouillé leur chemise quand il n'y avait que des coups à prendre, de critiquer les TSO ou plutôt la manière dont ils étaient mis en place. Car c'était donner des arguments au camp d'en face. Il fallait garder pour soi ce qui n'allait pas.

Commençons par le commencement. En 1996, et après que les pouvoirs publics eurent pesé de tout leur poids, le laboratoire Schering-Plough mettait sur le marché la Buprénorphine Haut Dosage (BHD), sous le nom de Subutex, dont un seul comprimé de 8 mg était l'équivalent de deux boîtes de Temgésic. Là n'était pas le problème car l'utilisation de la buprénorphine en substitution demandait des dosages beaucoup plus élevés que dans la douleur (non liée au manque d'héroïne) qui était la seule indication du Temgésic.

En revanche, deux questions, dès cette époque, me tourmentaient. Je trouvais excellent que les médecins généralistes puissent primo-prescrire le Subutex, mais un tout petit peu de formation n'aurait pas nui. Plus embarrassant : des patients allaient commencer à prendre, peut-être pour des années ou même des décennies, un substitut alors que l'on ne vérifiait même pas qu'ils avaient des opiacés dans leurs urines. Il aurait fallu pour cela un financement. Enfin, et je fus aux premières loges pour assister à ce qu'il faut bien appeler un désastre, ceux qui injectaient le Subutex avaient des abcès, des « mains de Popeye », c'est le nom qu'on donna à ces mains oedématiées, douloureuses, parfois si gonflées que la peau craquait : une horreur ! La réduction des risques, ce n'était pas ça ! Certains de ces patients venaient me voir à l'Espace Parmentier, me montraient l'état de leurs avant-bras et du dos de leurs mains et me demandaient d'avoir accès à de la méthadone sirop.

Or, il était absurde de condamner celles et ceux qui injectaient un produit censé être mis sous la langue et fondre en 10 à 15 minutes lorsque c'était du 8 mg. Injecter, c'était leur maladie, leur vice, leur mauvaise habitude. En revanche, que les pouvoirs publics n'aient pas évalué sérieusement la situation, disons au bout de cinq ans, et n'aient pas demandé au laboratoire de faire une galénique moins désastreuse en cas de mésusage, alors que la seule indication du Subutex concernait les usagers d'héroïne, me semblait scandaleux. Les génériques, mis sur le marché à partir de 2006, furent pires encore : beaucoup moins d'amidon de maïs mais… du talc et de la silice ! Les progrès, en ce domaine, eurent lieu d'un autre côté, celui des kits d'injection et des filtres que l'on mit à la disposition des injecteurs : stérifilt et, plus récemment, filtre toupie. Peut-être viendra un jour où un laboratoire en charge de la BHD proposera enfin une galénique moins meurtrière.

Un autre problème surgit, politiquement plus délicat. Dans les mois qui suivirent la commercialisation du Subutex, un marché noir dynamique apparut. À l'époque, l'association Aides avait mis à la disposition des usagers un bus « Audvih », qui stationnait plusieurs fois par semaine aux Halles. Des membres de l'équipe de Aides me racontaient qu'ils voyaient arriver des types avec des sacs de sport bourrés de boîtes de Subutex 8 mg. Autre exemple : le bus d'échange de seringues de MDM à Marseille avait constaté, quelques mois après l'AMM Subutex, que c'était le premier produit injecté par celles et ceux qui fréquentaient le PES.

Je finis par dénoncer la situation, alors que mes camarades considéraient qu'il ne fallait pas parler du problème, sauf à faire le jeu de l'ennemi. D'après eux, le marché noir permettait aux usagers de « goûter » au Subutex, puis d'entrer dans le dispositif de soins en demandant à un généraliste de leur en prescrire. C'était parfois vrai.

Mais ce qui m'inquiétait (et qui, je le reconnais, ne s'est pas produit), c'est que les pouvoirs publics ferment brutalement le robinet devant des titres comme celui de *France-Soir* le 28 avril 1998 « Alerte au Subutex, médicament mortel » (titre de une sur six colonnes) ou bien devant l'énorme rapport sénatorial n°321 (2002-2003) intitulé sobrement « Drogue : l'autre cancer »…

À partir des années 1995-96, avec la « mission Rave » de MDM, j'allais sur les teufs et les teknivals et voyais de plus en plus fréquemment des teufeurs qui, pour « redescendre » des stimulants (MDMA, cocaïne, amphétamines…), prenaient l'habitude de consommer du Subutex et finissaient par devenir dépendants ou plutôt « primo-dépendants », car ce n'étaient pas des consommateurs d'héroïne et le premier opiacé qui les accrochait était la BHD.

Aujourd'hui, la France reste la plaque tournante du trafic de BHD en Europe et à destination du Maghreb[90]. La « ligne juste » est de dire que c'est le prix à payer pour que 100 000 usagers soient en traitement en France. C'est bien possible. Mais c'est tout de même un peu embêtant...

En tout cas, le *french paradox*, c'est ainsi qu'on appelle le large accès au Subutex en France avant tout autre pays au monde, prouve que la buprénorphine est véritablement un opiacé à très faible dangerosité et que les « agonistes/antagonistes », encore appelés « agonistes partiels », ne sont pas une vue de l'esprit. Des galéniques à longue durée d'action (une semaine ou un mois) et par injection sous-cutanée seront bientôt sur le marché. La Haute Autorité de santé (HAS) a, en mars 2021, validé le Buvidal que commercialisera, après détermination du prix et du taux de remboursement, le laboratoire Camurus.

Finalement, la France, pays réactionnaire qui fait de temps en temps des révolutions pour rattraper le temps perdu, a donc développé à une échelle considérable la prescription de BHD avec quelques effets pervers : manque de formation des généralistes, galénique désastreuse pour ceux qui injectent, marché noir florissant. Fort heureusement, la buprénorphine est vraiment une molécule formidable et elle ne provoque d'overdoses que quand elle est associée à des BZD et/ou de l'alcool.

Il n'en va pas de même avec la méthadone, agoniste pur à longue durée d'action. Chez une personne qui ne consomme pas d'opiacés, la dose létale commence à 1 mg/kg. Une personne pesant 60 kg peut donc faire une overdose mortelle avec un flacon de 60 mg ou avec une gélule de 40 mg et une gélule de 20 mg. Et ce sont souvent des personnes sans suivi médical qui sont victimes, car elles connaissent mal les dosages. Bref, la méthadone est un remarquable médicament de substitution, mais il n'est pas sans danger. Les primo-prescriptions ont d'abord été réservées aux centres spécialisés, ce qui était sage, puis étendues aux services hospitaliers, qui en font peu usage. Les médecins généralistes peuvent ensuite prendre le relais. La primo-prescription de méthadone

[90] « La France, plaque tournante du trafic de Subutex en Europe », *Le Monde*, 11/01/2018.

en ville (PPMV) n'existe toujours pas en France et la réticence des autorités tient beaucoup au fait que les overdoses mortelles de méthadone sont en augmentation ces dernières années, supérieures à celles que provoque l'héroïne.

L'acronyme TSO pour traitement de substitution aux opiacés s'était imposé depuis le milieu des années 90. Une opération de communication montée vers 2018 par certains laboratoires a visé à le remplacer par TAO pour Traitement de l'addiction aux opioïdes. Passons sur « opioïdes », qui est un mot chic et tendance pour dire « opiacés ». En quoi la méthadone ou la buprénorphine traitent-elles l'addiction ? Et faut-il comprendre que, dans les programmes de prescription d'héroïne, l'héroïne traite l'addiction à l'héroïne ? Le résultat de cette affaire est assez triste : c'est une mascarade[91]. Ce n'est pas un changement d'acronyme qui effacera « l'aspect énigmatique et chronique de la dépendance »[92].

Vingt-cinq ans après, l'un des principaux problèmes posés par les TSO est le décalage fréquent entre les patients qui veulent arrêter et les médecins qui pensent que ce n'est pas une bonne idée. On dira : que ceux qui veulent arrêter arrêtent ! Ce n'est pas si simple. Prenons la méthadone : il faut habituellement diminuer sa méthadone jusque vers 30 ou 40 mg, puis soit être hospitalisé pour arrêter la dose restante, soit continuer à diminuer en ambulatoire, c'est-à-dire sans être hospitalisé. Pour cela, il faut disposer de nombreux dosages. Quelqu'un qui est à 80 mg de méthadone gélule peut recevoir deux gélules de 40. Mais s'il veut passer à 75 mg, il lui faut une gélule de 40 mg, une gélule de 20 mg, une gélule de 10 mg et une gélule de 5 mg. L'aide du prescripteur est donc nécessaire. Le bon principe, pour le médecin, consiste à aider tous ceux qui veulent arrêter, même si ce n'est pas raisonnable. Si les personnes ne se sentent pas comprises et aidées dans leur démarche, elles risquent de faire n'importe quoi. Mais les médecins doivent aussi systématiquement les mettre en garde contre le risque d'overdose.

La période qui suit les fins de traitements présente, en effet, des risques tout comme les sorties de sevrage ou les sorties de prison. Il existe un point commun entre ces trois situations : la tolérance aux opiacés a beaucoup diminué, voire disparu. Si la personne recommence à consommer de l'héroïne à une dose qu'elle supportait parfaitement

---

[91] Voir *Le Flyer,* E-dito n°18, juin 2018, « Fini les TSO, place aux TAO ! Nouveau paradigme ou foutaise marketing ? ».

[92] J'emprunte l'expression au médecin et psychanalyste belge Jean-Pierre Jacques dans *Le Flyer.*

lorsque sa tolérance était au plus haut, elle risque fort de faire une overdose. La chanteuse Amy Winehouse est morte d'un coma éthylique au sortir d'un sevrage d'alcool.

Pour le reste, il existe un dialogue difficile entre les médecins et les patients sous substitution. Dans mon expérience, une personne peut cesser de prendre son TSO (méthadone ou BHD), si elle a fait un vrai pas de côté par rapport à l'usage, si elle fréquente le moins possible des gens qui consomment, si elle gère bien son traitement et a avancé sur les papiers, la sécu, l'hébergement. Sinon, les chances de réussite sont minimes. Malgré cela, il est nécessaire d'aider toute personne désireuse d'arrêter, même quand on se doute qu'elle ira au casse-pipe. Mais il faut absolument réduire les risques et donner à ces patients de la naloxone (un antidote des overdoses aux opiacés), pour eux et pour la ou les quelques personnes qu'ils voient quotidiennement.

Les TSO sont un succès et, malgré les critiques que j'ai formulées, je suis heureux de m'être engagé tout entier dans cette bataille. L'opinion publique ne sait pas grand-chose de cette affaire qui reste pourtant une magnifique victoire de la santé publique et de la minorité active qui a porté ce combat. Comme l'écrit Serge Moscovici : « Il y a des époques majoritaires où tout semble dépendre de la volonté du plus grand nombre, et des époques minoritaires où l'obstination de quelques individus, de quelques groupes restreints, paraît suffire à créer l'événement et à décider du cours des choses[93]. »

---

[93] Serge Moscovici, *Psychologie des minorités actives*, PUF, 1976.

CHAPITRE 6

Le triomphe de l'addictologie

Quand sont nés le mot et la chose ? Le mot a environ vingt ans et son usage s'est répandu comme une traînée de poudre, même dans le grand public. En 1998, Bernard Kouchner, alors ministre de la Santé, a demandé au professeur Bernard Roques, de la faculté de pharmacie de Paris, de présider une commission sur la dangerosité des drogues ; ce dernier s'entoura de dix experts. Dans sa lettre de mission datée de janvier 1997, le secrétaire d'État à la Santé souhaitait que ce rapport porte sur les « différents toxiques et psychotropes, y compris l'alcool et le tabac, souvent associés à la prise d'autres drogues [94] ». Le premier pas, qui associait l'alcool et le tabac aux drogues illicites, était d'emblée franchi. C'était celui qui décidait du reste.

Lors de la publication du rapport en janvier 1999, Bernard Kouchner rédigea une préface où il écrivit : « Au bout du compte, ce rapport distingue trois groupes de substances. Le plus toxique comprend l'héroïne, la cocaïne et l'alcool ; le deuxième est constitué par les psychostimulants, les hallucinogènes, le tabac et les tranquillisants ; vient enfin le cannabis[95]. » Le rapport fut rendu public en même temps qu'une expertise collective de l'Inserm sur l'ecstasy, ce qui permit à *Libération* de titrer : « Blâme pour l'ecstasy, clémence pour le cannabis[96] ».

D'aucuns furent persuadés que le rapport Roques n'avait d'autre but que de permettre la dépénalisation de l'usage du cannabis. Certains, se souvenant que Kouchner avait signé l'Appel du 18 joint en 1976, évoquaient même sa légalisation. Mauvaise pioche ! Si le rapport avait un objectif, c'était bien de considérer le tabac et l'alcool provoquant respectivement 60 000 et 50 000 morts par an en France comme des drogues à part entière et particulièrement dangereuses. Leur statut légal n'y changeait rien. Certains chapitres sont très techniques, illisibles pour le profane, afin de montrer que c'est la science qui parle, mais un point

---

94 Bernard Roques, *La Dangerosité des drogues,* Odile Jacob et La Documentation française, 1999.
95 *Ibid.*, p. II.
96 Nathalie Levissale, *Libération*, 17 juin 1998.

était mis en avant : quelle que soit la drogue envisagée, licite, illicite ou psychotrope sur prescription, elle active, *in fine*, le « *circuit de la récompense*[97] ».

Les premiers travaux de Olds et Milner datent de 1954 et montrent que ce réseau de neurones situé dans le cerveau joue un rôle essentiel dans la survie de l'espèce chez les vertébrés (poissons, oiseaux, mammifères) en favorisant la recherche de nourriture, la reproduction ou l'évitement du danger. Puis on découvre que les substances psychoactives, quel que soit leur statut légal, aboutissent à la libération d'un neuromédiateur, la dopamine, et partagent donc un même mode d'action. C'est cette unicité qui va justifier, d'une part, que le tabac et l'alcool soient considérés comme des drogues, et, d'autre part, que différentes spécialités comme la tabacologie, l'alcoologie et les toxicomanies convergent pour créer une discipline nouvelle : l'addictologie.

Nicole Maestracci, nommée en 1998 à la présidence de la Mission interministérielle de Lutte contre la Drogue et la Toxicomanie (MILDT), devait tirer les conséquences institutionnelles du rapport Roques : le secteur spécialisé de soins pour l'alcool et le secteur spécialisé de soins pour les drogues illicites devaient apprendre à travailler ensemble et cesser de s'ignorer. La France avait en effet choisi, de longue date, et contrairement à d'autres pays européens, de séparer les deux domaines. Il était temps de les faire converger. Sur le plan scientifique, il n'y avait aucune raison de séparer des substances qui, via le circuit de la récompense, avaient un mode d'action commun.

Et puis il y avait une autre raison plus clinique : le temps des purs héroïnomanes était passé. Peu ou prou, les toxicomanes étaient devenus, à des degrés divers, des polyconsommateurs et nombreux étaient ceux qui avaient un problème d'alcool, problème qui devenait dramatique si, comme beaucoup d'injecteurs, ils étaient contaminés par le virus de l'hépatite C. En particulier, un nombre non négligeable de patients sous méthadone se mettait à « *tiser* » (boire avec excès) pour retrouver un peu d'euphorie. Ce sont d'ailleurs ces patients-là qui auraient pu bénéficier d'un programme de prescription d'héroïne, mais il n'y en a toujours pas en France en 2022…

Disons-le « sans pudeur de gazelle[98] » : le secteur de l'alcool, peuplé de primoalcooliques, était réticent à voir ses centres envahis par des

---

[97] Aussi appelé voie dopaminergique mésocorticolimbique.

[98] Pour paraphraser Jean-Luc Mélenchon...

toxicomanes, la seringue entre les dents. Et puis il y avait un second problème dont la présidente de la MILDT garde un fort mauvais souvenir : les puissants lobbies du tabac et surtout de l'alcool ne voulaient pas entendre parler d'une assimilation pure et simple de leur marchandise favorite à… de vulgaires drogues ! Mais Nicole Maestracci, qui savait où elle voulait aller, sut résister.

La tabacologie qui s'était surtout développée à l'hôpital, en particulier dans les services de pneumologie, resta dans un premier temps à l'écart de la convergence entre Centre de Cures ambulatoires en Alcoologie (CCAA) et Centres de Soins spécialisés en Toxicomanie (CSST). Mais avec cette convergence, c'est l'addictologie qui montrait le bout de son nez.

En 2000, le rapport des professeurs Reynaud, Parquet et Lagrue[99], préfacé là encore par Bernard Kouchner, mettait en avant deux expressions : « *substance psychoactive* », ce qui permettait d'unifier définitivement le champ, du tabac aux médicaments psychotropes et de l'alcool aux drogues illicites, et « *pratiques addictives* » définies comme suit : « *Nous proposons que soient appelées « pratiques addictives » l'ensemble des comportements de consommation de substances psychoactives car ils présentent, à côté de leur diversité, une même potentialité évolutive, reposent sur les mêmes déterminants*[100]. » Fort logiquement, les auteurs proposaient de « *regrouper dans un seul ensemble les dispositifs spécialisés*[101] ».

Finalement, l'addictologie s'est construite par la convergence de spécialités qui s'ignoraient et travaillaient chacune dans son coin. Cette approche globale permettait d'associer au tabac, à l'alcool et aux drogues illicites les médicaments psychotropes. L'addictologie était née !

À l'époque, nous étions nombreux à ne pas savoir si le verre de l'addictologie était à moitié plein ou à moitié vide. D'un côté, il était clair que la reconnaissance, enfin, du tabac et de l'alcool comme des drogues représentait un succès, pour les patients d'abord, mais aussi pour tous ceux qui ne supportaient plus d'être enfermés dans le ghetto stigmatisant des drogues illicites, les « *mauvaises* » drogues. D'un autre côté, on voyait trop bien l'entourloupe qui consistait à suggérer que le caractère licite ou illicite d'une substance avait, au fond, peu d'importance. Pourquoi, dans

---

[99] Michel Reynaud, Philippe-Jean Parquet, Gilbert Lagrue, *Les Pratiques addictives, usage, usage nocif et dépendance aux substances psychoactives,* Odile Jacob, 2000. Le professeur Michel Reynaud, né en 1950, est mort le 26 juin 2020 et je salue sa mémoire.
[100] *Ibid.*, p. 16.
[101] *Ibid.*, p. 250.

ce cas, existait-il une loi, celle de 1970, qui portait exclusivement sur les drogues illicites ? Ne finirait-on pas par nous dire qu'il n'était nul besoin de modifier cette loi ou de l'abolir pour en construire une nouvelle, puisqu'il n'existait que des « *substances psychoactives* » ? Bref, tentait-on de noyer le poisson ?

De manière assez surprenante, l'opinion publique sembla comprendre, sans difficulté, l'idée que le tabac et l'alcool étaient des drogues. Mais il y a plus étonnant encore. Car une quatrième pièce du puzzle vint bientôt s'agréger, celle des « *addictions comportementales* » encore appelées « *addictions sans substance* », comme le jeu pathologique, l'addiction au sexe, aux jeux vidéo, à l'internet... Et là aussi l'opinion publique comprit intuitivement de quoi il s'agissait.

Notre société baigne, en effet, dans ce qu'on pourrait appeler une « *culture de la drogue* ». Les marques de parfum s'appellent *Opium* ou *Addict.* Les mannequins cultivent le regard et le look « *défoncé* », quand ils ne se défoncent pas vraiment. Il y a quelques années, une marque de jus d'orange avait pour slogan : « *Arrêtez les amphétamines !* ». Les allusions au cannabis sont innombrables à la radio et à la télévision. Frédéric Beigbeder, qui a fait en 2019 la publicité du vin français, s'était retrouvé il y a quelques années au poste après un rail de coke sur le capot d'une voiture. Les séries, souvent remarquables au demeurant, à commencer par *The wire*, qui ont pour thème les drogues et les drogués sont légion, de *Breaking bad* à *The knick*. Nous vivons dans une société addictogène. Qui n'a pas fait l'expérience d'oublier son téléphone portable à la maison en partant au travail et d'éprouver une sorte de panique en constatant cet oubli ?

Contrairement à la réduction des risques qui reste encore aujourd'hui à peu près inconnue du grand public, addict, addiction, addictologie sont devenus très vite des mots familiers du non spécialiste. De plus le « A » d'addictologie a permis aux alcoologues de devenir, sans effort, des... addictologues !

Nous en sommes donc là. Addictologie = drogues licites + drogues illicites + médicaments psychotropes + addictions sans substance. Une nouvelle discipline est née comme un puzzle en additionnant plusieurs disciplines et en mettant au cœur de cette discipline l'addiction.

Depuis les années 50, les notions se sont succédé : assuétude, dépendance et tolérance, addiction, trouble des conduites. Aujourd'hui, deux idées dominent l'addictologie. La première est la perte de contrôle.

C'est le psychiatre Aviel Goodman qui, en 1990[102], mit cette notion au cœur du processus addictif. Une autre notion est désormais très présente : le « craving », c'est-à-dire l'envie irrépressible de consommer. D'abord appliquée à la cocaïne, elle a ensuite été généralisée, parfois abusivement, à tous les comportements d'excès.

Les Troubles du Comportement alimentaire (TCA) de type anorexie/boulimie sont restés dans le champ de la psychiatrie et n'ont pas basculé dans l'addictologie. Derrière cet acronyme, TCA, on trouve des troubles légers, moyens et graves, voire gravissimes : dans les grandes anorexies, le pronostic vital peut être engagé. Le lien étroit entre ces troubles graves des conduites alimentaires et des troubles psychiatriques presque toujours présents avait pour conséquence logique de les laisser dans le champ de la pathologie mentale. À quoi s'ajoutait le fait que si l'on peut vivre (mal, diront certains !) sans consommer d'alcool ou de cocaïne, on ne peut vivre sans se nourrir et que, par conséquent, l'abstinence n'existe pas dans ce domaine. Néanmoins, il est fréquent que les anorexiques et/ou boulimiques présentent des conduites addictives : alcool et cocaïne en particulier, qui supposent une double prise en charge, psychiatrique et addictologique. Certains n'ont pas manqué de souligner qu'il y avait quelque chose de paradoxal à exclure les TCA du champ de l'addictologie, alors qu'ils sont le prototype même de la maladie addictive. Le plus souvent une femme, seule (jamais elle ne ferait cela devant quelqu'un) ouvre son frigo et, avec une sorte de sauvagerie, se met à manger tout ce qui se trouve devant elle, soulevée par une passion dévoratrice sur laquelle elle a perdu tout contrôle. C'est en effet une figure violente et inquiétante de l'addiction et, d'après certains, sa forme la plus accomplie. Mais les TCA restent à la frontière de l'addictologie[103].

La nouvelle configuration des structures de soins en addictologie a généré trois types de CSAPA (Centres de Soins d'Accompagnement et de Prévention en Addictologie) : les CSAPA alcool, les CSAPA toxicomanie et les CSAPA généralistes. Ces derniers s'occupent aussi bien d'alcool que de drogues illicites. L'offre de soins peut d'ailleurs être complète : tabac, alcool, drogues illicites, médicaments psychotropes, addictions sans substances.

---

[102] William Lowenstein et Laurent Karila, *Tous addicts, et après ?* Flammarion, 2017, p. 16.

[103] Cette pathologie qui était encore, il y a quelques décennies, presque exclusivement féminine affecte désormais les hommes : l'unisexe ou la convergence des statuts de l'homme et de la femme, au moins dans nos sociétés, entraîne aussi des conséquences sur les pathologies mentales.

J'ai travaillé pendant dix ans dans un CSAPA généraliste hospitalier en Seine-Saint-Denis, à la limite de la Seine-et-Marne, à Montfermeil, la ville où, dans *Les Misérables* de Victor Hugo, Jean Valjean rencontre Cosette chez les Thénardier… Le CSAPA s'appelle d'ailleurs Valjean. Il est né de la fusion de trois équipes : un CCAA, un CSST et un ELSA, c'est-à-dire une équipe de liaison en addictologie qui travaille avec les différents services de l'hôpital et dont je vais parler dans un instant.

À cause de la proximité de villes comme Clichy-sous-Bois ou Aulnay, je pensais que le CSAPA suivait un grand nombre d'héroïnomanes avec des traitements de substitution par méthadone ou buprénorphine. Mais il n'en était rien, malgré une offre de soin cohérente et bien adaptée. Une des raisons en était qu'il n'y avait plus de « plans » d'héroïne dans ces quartiers. Certains m'ont dit que les « barbus » avaient menacé les dealers qui s'étaient sauvés. C'est peut-être vrai, je n'en sais rien. Ce qui est certain, c'est qu'il y avait une autre raison à cette faible proportion d'héroïnomanes : le CSAPA était débordé par les demandes concernant l'alcool. Et c'est logique. Car s'il y a 300 000 héroïnomanes en France, il y a 3 millions d'alcoolodépendants et 6 à 7 millions de buveurs excessifs. À quoi s'est probablement ajouté un « effet baclofène », qui a augmenté encore les demandes concernant l'alcool. Il faut que les généralistes s'impliquent plus nettement dans la prise en charge des problèmes d'alcool, mais il faut aussi que les structures spécialisées puissent répondre à la demande qui est considérable.

Même si elle est plus institutionnelle et nettement moins portée par une mobilisation militante, la volonté de faire émerger une nouvelle discipline qui dépasse le statut licite ou illicite constitue, avec la réduction des risques, la deuxième grande révolution des années 90. Il s'agit de se concentrer sur le processus addictif lui-même qui envahit la vie du sujet et fait passer au second plan tous les autres investissements : professionnel, familial, conjugal, amical.

Dans un brillant essai, *La Civilisation du poisson rouge,* Bruno Patino multiplie les métaphores addictives au point de consacrer un chapitre entier intitulé précisément « Addictions » à notre dépendance croissante au monde numérique : « La société numérique rassemble un peuple de drogués hypnotisés par l'écran. À trop faire le parallèle avec l'habitude qu'avaient créée chez nous les journaux, la radio, la télévision, nous n'avons pas pris garde au glissement de l'habitude vers l'addiction[104]. »

---

104 Bruno Patino, *La Civilisation du poisson rouge, petit traité sur le marché de l'attention*, Grasset et Fasquelle, 2019, Le Livre de poche, 2020, p. 24.

Mais certains, non sans quelques arguments, ont fait valoir qu'à dissoudre ainsi des substances comme l'alcool ou l'héroïne dans le bain des comportements d'excès, on élargissait tellement la notion d'addiction qu'elle finissait par désigner tout et n'importe quoi. C'est bien pourquoi les spécialistes avancent prudemment sur ces questions et ne se précipitent pas sur les addictions à l'internet ou aux écrans. Le DSM V, dernière version du manuel américain des troubles mentaux, considère désormais le jeu pathologique non plus comme un trouble des impulsions, mais comme un trouble des conduites. C'est une première. L'addiction au sexe prend, si l'on ose dire, de la consistance. Mais pas encore l'addiction au sport, au soleil ou à l'air que l'on respire…

L'extension sans limite du concept d'addiction n'est pas le seul problème. Ce qui est tout aussi préoccupant, c'est le risque de glissement de l'addictologie à l'addictocratie. Tentons de la définir : elle est capable de présenter l'addictologie sans même faire allusion au régime international de prohibition, comme si les drogues illicites tombaient du ciel ; elle n'accorde à peu près aucune valeur aux sciences sociales ; malgré quelques hommages de pure forme, elle ne s'intéresse vraiment ni à la réduction des risques ni à l'autosupport ; elle refuse toute distinction entre le cannabis et les autres drogues illicites ou, pour le dire autrement, entre drogues dures et drogues douces, sans se soucier de savoir que la politique néerlandaise en matière de cannabis repose sur cette distinction. Considérant, de manière étroite et scientiste, que l'addiction est une maladie du cerveau, elle a le sentiment d'être la seule à articuler son savoir avec les neurosciences et ne jure que par les thérapies cognitivo-comportementales (TCC). Enfin, elle est le plus souvent hospitalo-universitaire.

Il est frappant de constater qu'en France, après le violent affrontement qui opposa, dans les années 90, les « intervenants en toxicomanie » et les partisans de la réduction des risques, c'est un troisième larron, le milieu hospitalo-universitaire, qui remporta finalement la mise et tient aujourd'hui le haut du pavé, en particulier dans l'enseignement de la discipline. Le risque existe de passer de l'olievensteinisme à l'addictocratie, d'une caricature à une autre. Le plus troublant, dans cette affaire, c'est la naïveté (feinte ?) avec laquelle l'addictologie à tendance addictocratique s'affirme comme théorie scientifique, la seule dans le champ des drogues et des addictions. Elle oublie, ce faisant, que l'histoire des drogues est peuplée de théories « scientifiques » pures et dures, retombées dans l'oubli quand elles sont apparues pour ce qu'elles étaient : des idéologies qui reflétaient bien plus un certain « esprit du temps » (*Zeitgeist*) que la nature des choses.

Une sociologue franco-américaine, Emilie Gomart, a écrit sa thèse, dirigée par Bruno Latour, après avoir vu, en 1994-1995, travailler Anne Coppel et son infirmière, Brigitte, avec les patients inclus dans le programme méthadone de la Clinique Liberté à Bagneux, dirigée par le psychiatre Didier Touzeau. La Clinique Liberté fut le premier centre de soins à ouvrir, en 1993, un « programme méthadone » inspiré par la réduction des risques et des dommages. Le titre de la thèse : *La Contrainte généreuse.*

Je ne connais pas d'expression plus juste pour définir un travail à la fois responsable, intelligent et humain avec les toxicomanes. Il s'agit d'une négociation assez subtile, qui permet de maximiser la liberté du patient sans le pousser à la faute inévitable si cette liberté se transforme en licence.

Cela me fait penser à la citation de William Burroughs affichée derrière mon bureau lorsque j'ai ouvert l'Espace Parmentier en juin 1994 et qui était précisément ce dont nous ne voulions plus :

« La haute idée que les médecins se font de leur noble métier fait que, d'une manière générale, le pire des systèmes est de demander trop directement de la drogue. Même s'ils ne croient pas votre histoire, ils ont besoin d'en entendre une. C'est comme un rituel oriental qui sert à ne pas perdre la face. L'un joue le rôle du médecin plein de moralité qui ne rédigerait pour rien au monde une ordonnance non justifiée, l'autre tient le mieux possible le rôle de malade. Si vous dites : « Ecoutez docteur, il me faut une ordonnance de morphine, je suis prêt à vous payer le double de vos honoraires », le toubib devient rouge de colère et vous jette dehors. Sans certaines hypocrisies, vous n'obtiendrez rien du médecin[105]. »

Pour donner une idée radicale de la contrainte généreuse, il faut faire un détour par les programmes de prescription d'héroïne en Europe.

Les Suisses ont ouvert la marche en 1992, suivis par les Pays-Bas, l'Espagne et l'Allemagne. Le point principal est le suivant : les patients viennent deux ou trois fois par jour, sept jours sur sept, et consomment leur héroïne, habituellement injectée, sur place. Il n'y a pas d'emport à domicile (*take home*) pour éviter toute diversion sur le marché noir. C'était le prix à payer pour voir les politiques et l'opinion publique accepter ces programmes. La contrainte est lourde : entre 14 et 21 passages par semaine. Et si la personne s'éloigne du centre pour telle ou telle raison, on ne peut pas lui délivrer d'héroïne et elle prend de la méthadone orale. Ce

---

105 William Burroughs, *Junkie : Confessions of an Unredeemed Drug Addict,* 1953, éd. Pierre Belfond, 1972 pour la traduction française.

substitut est d'ailleurs le plus souvent présent à faible dose, 20 ou 30 mg, pour « lisser » les injections d'héroïne.

J'ai lu le témoignage d'un patient de l'un de ces programmes. Il opposait le passage organisé, calme et rituel dans le centre, avec la recherche effrénée d'héroïne sur le marché noir, les coups de fil avec le dealer, les rendez-vous reportés, l'attente, l'achat enfin et l'excitation d'aller s'enfermer dans les toilettes du premier café pour faire le shoot tant attendu.

Quelle que soit la manière dont on envisage la chose, la prohibition est du côté du romantisme, la légalisation du côté de la consommation prosaïque, raisonnable, cadrée par la contrainte généreuse. Mais elle est moins meurtrière et les illusions que la prohibition provoque, l'aventure que représente l'accès à la substance sur le marché noir, sont remplacées par une certaine tempérance et l'éloignement de la mort.

Le « juste prix » des drogues légales

À l'occasion de la cinquième conférence internationale de réduction des risques, j'avais assisté à Toronto, en 1994, à une conférence très intéressante sur le prix du tabac. Les autorités canadiennes connaissaient les études qui montraient que plus le prix du tabac est élevé, plus la consommation baisse. Ils ont donc augmenté régulièrement le prix du tabac, jusqu'à ce qu'ils s'aperçoivent que le marché noir était réapparu et que la cible des trafiquants était d'abord la jeunesse.

On peut tirer une conclusion générale de cette histoire : le prix des substances psychoactives légales, tabac, alcool et médicaments psychotropes, doit se situer entre un minimum et un maximum.

Prenons un exemple tiré de l'alcool. Un article de *Libération* intitulé « La vodka du pauvre, un parfum de mort en Sibérie[106] », indique que 75 personnes sont mortes à Irkoutsk (Sibérie) après avoir consommé des alcools frelatés contenant souvent du méthanol, qui tuait déjà ou rendait aveugle pendant la prohibition américaine de l'alcool (1919-1934). Or ces décès de personnes, trop pauvres pour s'enivrer avec de la vodka, sont la conséquence directe de l'augmentation des taxes sur cet alcool et des restrictions à l'accès aux spiritueux qui ne sont plus vendus dans les kiosques ni la nuit. Tout cela au nom de la lutte contre l'alcoolisme en Russie. C'est, en effet, un gigantesque problème de santé publique qui

---

[106] François-Xavier Gomez, *Libération*, 27 décembre 2016.

explique, en bonne partie, la diminution de la durée moyenne de vie dans la Fédération de Russie.

Comme le montre cet exemple, il ne suffit pas d'avoir de bonnes intentions et d'appliquer mécaniquement la « loi » économique, qui voudrait que plus le tabac et l'alcool sont chers, plus leur consommation diminue. Dans les deux exemples que j'ai donnés, il est raisonnable de penser que le prix maximal a été dépassé et que ce dépassement entraîne des « effets pervers », des « externalités négatives », peu importe comment on les appelle, qui ruinent l'objectif de départ. C'est certainement vrai pour le Canada et le prix du tabac. Est-ce aussi vrai pour le prix de la vodka en Russie ? Ce sont les pauvres qui consomment des alcools de contrebande, de l'eau de Cologne bon marché ou de l'antigel. Et la question est donc de savoir si l'État russe considère ces morts comme une grande perte pour le pays. Question à laquelle il n'est pas facile de répondre.

Abordons le problème du prix des drogues légales que sont les médicaments psychotropes. Je commence par une anecdote : en novembre 2004, j'étais à Kiev pour participer à une mission d'Onusida en Ukraine. C'est précisément à ce moment qu'a débuté la Révolution Orange. J'eus une discussion avec un collègue psychiatre de Tbilissi, la capitale de la Géorgie. Il m'a raconté qu'un peu de Subutex arrivait jusqu'au marché noir de Tbilissi et qu'il était considéré comme une drogue de luxe que seuls les usagers riches pouvaient se payer, de l'ordre de 50 dollars le comprimé. Et il ajoutait que cinq ou six personnes se partageaient un comprimé de 8 mg. Je rentre à Paris, plus exactement à Montreuil où je travaille alors. Quelques jours après mon retour, je quitte le centre et vois une boîte de médicaments par terre. Je la retourne du pied : c'est une boîte de Subutex 8 mg (qui contient sept comprimés). Je me penche pour l'attraper et constate que le blister contient encore… deux comprimés !

Alors que le Subutex est une rareté recherchée et hors de prix sur le marché noir de Tbilissi, il est si facile de s'en procurer en région parisienne et gratuitement, si l'on dispose d'une PUMA[107] ou d'une AME[108], que ça ne vaut littéralement plus rien.

---

107 La Protection universelle maladie, qui a remplacé la CMU au 1er janvier 2016, permet à toute personne qui travaille ou réside en France de manière stable et régulière d'être couverte par l'Assurance maladie.

108 L'Aide médicale d'État permet aux étrangers en situation irrégulière d'avoir accès aux soins.

UNE INTRODUCTION AUX SUBSTANCES

Les cinq chapitres qui suivent examinent la situation de quatre groupes de substances : les drogues légales : tabac et alcool ; les drogues légalement prescrites, mais disponibles sur le marché noir, comme les opioïdes ; les drogues illicites à fort potentiel thérapeutique et à dangerosité faible : le cannabis et les psychédéliques ; les stimulants : cocaïne, amphétamines, cathinones. Je n'ai pas consacré de développement spécifique aux psychotropes légaux (en particulier les benzodiazépines), mais ils apparaissent dans de nombreux chapitres.

Pourquoi ces regroupements ? D'abord parce que le temps est venu de construire des politiques groupes de substances par groupes de substances. Avoir la même politique pour toutes les drogues illicites ne correspond plus à aucune réalité.

Il y a une deuxième raison à ces regroupements. Ils utilisent les mêmes critères que les conventions internationales : le potentiel thérapeutique et la dangerosité. Mais, contrairement aux conventions, ils appliquent autrement ces deux critères et sont fondés sur des évaluations qui, comme celle de David Nutt et de son équipe en 2010[109]*, insistent, par exemple, sur la faible dangerosité et le grand potentiel thérapeutique des psychédéliques. Alors que les conventions font l'exact contraire.*

Les opioïdes sont dans une situation particulière : indispensables en médecine pour soulager les douleurs de forte intensité, ils provoquent une dépendance physique importante dès que leur usage devient régulier. Mais leur principale dangerosité réside dans leur capacité à provoquer des overdoses mortelles, comme le montre trop bien la crise américaine des opioïdes. Et on verra que les fentanyls, qu'ils soient pharmaceutiques ou issus du marché clandestin, peuvent, par leur puissance, provoquer des décès avec des quantités très faibles. De ce point de vue, ils constituent une deuxième rupture dans l'histoire moderne des opiacés. La première était née avec l'extraction de la morphine à partir de l'opium au début du XIXe siècle. La seconde a lieu sous nos yeux : quelques grains de sel de carfentanyl peuvent conduire de vie à trépas.

Quant aux stimulants, ils soulèvent des questions légitimes pour les partisans les plus convaincus de la légalisation des drogues. Largement utilisées dans les décennies d'après-guerre, les années de la reconstruction en Europe, les amphétamines ont aussi dû leur grand succès à leurs propriétés anorexigènes (coupe-faim). Comme drogues récréatives, elles étaient (et sont toujours) très prisées en Europe du Nord, tandis que

[109] Voir tableau dans le chapitre sur la crise de la prohibition punitive.

l'héroïne dominait le marché des drogues dures en Europe du Sud. Elles furent progressivement retirées du marché légal à cause des complications psychiatriques que provoquait leur abus, mais aussi parce que les antidépresseurs vont partiellement les remplacer à partir des années 70. Le marché clandestin va donc s'en emparer d'autant que de nouvelles pratiques comme le chemsex leur redonnent une jeunesse.

Pourquoi a-t-on pris le parti de s'appesantir sur les drogues interdites ? Parce qu'elles ne sont pas solubles dans les conceptions nouvelles des addictions qui ont le vent en poupe.

Tentons, sans trop les caricaturer, de les résumer. Elles partent de l'idée (au demeurant juste) que nous vivons dans des sociétés addictogènes. Une telle conception découle de l'extension des addictions aux addictions sans substances : jeu pathologique, addiction au sexe, à Internet, aux jeux vidéo, anorexie-boulimie, achats compulsifs… D'où la seconde affirmation : nous sommes tous addicts ! Dans un essai roboratif, Addicts[110], Christian Ben Lakhdar tire les conséquences de ces deux propositions. D'après lui, l'existence de la réduction des risques et des dommages[111] (RdRD) permet au marché de reprendre la main et d'encourager l'État à renoncer à une répression coûteuse et inefficace. Une telle explication fonctionne fort bien avec le cannabis, d'autant que sa légalisation en Amérique du Nord provoque la naissance d'un nouveau marché qui suscite en retour la création de grandes entreprises avides de profits. C'est ce qui s'est aussi passé au Canada où l'État a discrètement favorisé la naissance de grandes entreprises pharmaceutiques (Tilray, Aurora, Canopy Growth…) qui ont pour ambition de dominer le futur marché mondial du cannabis. Il s'agit certes d'un pari, mais qui a de bonnes chances de se réaliser dans les années qui viennent. No risk, no profit !

Mais l'exemple du cannabis peine à être généralisé aux psychédéliques, aux opiacés et aux stimulants. Concernant les psychédéliques, les choses pourraient prendre un autre chemin que la voie capitalistique car, à la notable exception du LSD, ce sont des substances naturelles et, aux États-Unis, certaines villes (Denver) ou certains États (Oregon) ont dépénalisé l'usage et la possession pour usage du champignon psilocybe.

Quid des opiacés et des stimulants ? Personne n'imagine que leur future régulation prenne le tabac, l'alcool et désormais le cannabis pour modèles. La crise américaine des opioïdes montre combien l'ignorance des patients et l'avidité de la « Big Pharma » peuvent engendrer de catastrophes. Et, en Asie, l'épidémie de méthamphétamine

---

110 Christian Ben Lakhdar, *Addicts, les drogues et nous,* La République des idées, Le Seuil, mars 2020.

111 Voir les chapitres consacrés à la réduction des risques (RdR).

(meth) a provoqué la réaction meurtrière de certains États vis-à-vis des usagers et des dealers de rue avec, le plus souvent, l'approbation de la population.

Dans un scénario exactement contraire, le rôle de l'État devrait profondément changer. Plutôt que d'interdire et de réprimer, il serait le promoteur et le gardien de régulations dont il fixerait les règles du jeu. Il veillerait à ce que quelques entreprises puissantes ne monopolisent pas le marché, à ce que l'information sur les drogues ne soit pas mensongère, à ce que la publicité soit strictement encadrée ou interdite, à ce que l'accès à la prévention et aux soins soit largement accessible et à ce que les taxes que généreraient ces marchés soient d'abord consacrées à la santé publique.

Venons-en à ce qui reste problématique. La légalisation de certains opiacés et de certains stimulants n'est pas une vue de l'esprit même si elle est probablement lointaine. « L'humanité – écrivait Marx – ne se pose jamais que les problèmes qu'elle peut résoudre. » Voilà pourquoi le cannabis, les psychédéliques et la feuille de coca sont sur l'agenda des réformateurs. Et, last but not least, l'opium pour les personnes âgées. On va tenter de le montrer dans les pages qui suivent.

CHAPITRE 7

Les drogues légales : tabac et alcool

Il en aura fallu du temps pour que l'alcool et le tabac soient considérés comme des drogues. On en comprend bien la raison : si une substance est une drogue, alors elle est nécessairement illégale. S'il existe des drogues légales, tout se complique. D'autant que le lobby alcoolier était vent debout contre cette nouvelle conception et y reste fermement hostile. Quant au tabac, il a longtemps alimenté les caisses de l'État, au point qu'en France on distribuait des cigarettes Troupe aux soldats afin qu'ils prennent tôt les bonnes habitudes… Et il aura fallu que le tabac soit retiré de l'indice des prix pour que l'on commence à augmenter ce dernier. Le diable est bien dans les détails.

Le nombre exorbitant de décès liés à ces deux substances, hautement addictives, a obligé à des révisions déchirantes. En conséquence, le discours prohibitionniste s'est modifié avec un argument assez bien trouvé : on dispose déjà de deux drogues légales, et dangereuses parce que légales, et on voudrait en ajouter d'autres, à commencer par le cannabis. Pure folie !

Quant à l'OMS, elle a fini par s'occuper du tabac et de l'alcool, même si les conventions n'en disent mot. Tandis que le monde occidental est engagé dans une large diminution des consommations, ce sont désormais les pays ou les continents émergents (Chine, Inde, Afrique, Moyen-Orient…) qui prennent le relais, profitant de la faiblesse des législations. Le tabac et l'alcool ont encore de beaux jours devant eux.

Commençons cette revue des produits par le tabac. Toutes substances confondues, c'est la drogue qui entraîne le plus de décès sur la terre. Mais on sait maintenant quelles politiques construire pour ralentir ou peut-être même interrompre cette épidémie. Fumera-t-on encore des cigarettes dans trente ans en Europe ?

Tabac : la fin d'une histoire d'amour

« Je suis amoureux d'une cigarette… »

(Jacques Higelin)

« Actuellement, sa pénétration se continue de manière toujours croissante chez les peuples les plus primitifs comme chez les plus cultivés de la terre et elle s'est faite avec une puissance irrésistible, qui l'emporte même sur ce que fut celle de l'alcool, car le tabac n'a pas trouvé devant lui les prohibitions religieuses qui ont fermé l'Orient aux boissons alcooliques, comme troublant la raison. »

(Louis Lewin, *Phantastica,* Payot, 1970, p.299)

« Le tabac tue plus de sept millions de personnes chaque année dans le monde, parmi lesquelles plus de six millions sont des fumeurs et plus de 890 000 des non-fumeurs exposés au tabagisme passif. »

(Données OMS http://www.who.int/en/news-room/fact-sheets/detail/tobacco consulté le 9 octobre 2019)

En France, il y a une décennie à peine, on fumait partout, y compris dans les hôpitaux, les cliniques, les cabinets médicaux. Mais aussi dans les cafés, les restaurants, au bureau, à l'usine, dans les trains, dans les avions ; et dans sa voiture, toutes vitres fermées avec les gosses derrière. Comment ce qui allait de soi est-il devenu inacceptable ?

Comment se fait-il, en particulier, qu'on ait toléré si longtemps et sans difficulté le tabagisme passif qui apparaît aujourd'hui comme le comble de l'injustice : « Tu fumes et je meurs ![112] » Certaines professions, on pense aux garçons de café et aux serveurs, travaillaient dans un nuage permanent de fumée et c'était comme ça. Pourtant, l'interdiction de fumer dans les lieux publics ne date, en France, que de février 2007. Et on ne comprend déjà plus ce qui se passait avant.

Comme des plaques tectoniques qui se mettent à bouger, les croyances collectives subissent parfois des mutations fondamentales. Et c'est bien ce qui s'est passé avec le tabac. En quelques décennies, la

[112] Il y a eu en France, au milieu des années 2000, des polémiques sur le nombre de décès attribués au tabagisme passif : 3000, 5000, 6000 morts ? Mais ces débats concernaient les spécialistes, tout comme les dangers de la « fumée secondaire », celle qui est dégagée par la combustion d'une cigarette dans un cendrier, par exemple. (https://fr.wikipedia.org/wiki/Tabagisme_passif).

cigarette, attribut du *winner*, est devenue de plus en plus celle du *looser*. Mais pas partout, loin de là.

Dans les pays occidentaux, les quantités consommées diminuent, même si cette diminution concerne principalement les classes moyennes et touche moins les milieux populaires, où la capacité à préserver sa santé est plus incertaine. Renoncer à ce plaisir qu'est la consommation de cigarettes alors que la vie est si dure apparaît comme un sacrifice hors d'atteinte. Néanmoins, le tabagisme est globalement en recul et ce phénomène devrait perdurer, peut-être même s'accélérer.

La drogue qui tue le plus dans le monde

Mais une épidémie de grande ampleur se développe dans d'immenses pays émergents. Le marché mondial du tabac prospère désormais en Chine, en Inde, au Brésil et se développe dans les pays de l'Afrique noire. De même que les futurs morts. On y fume aujourd'hui des cigarettes comme en Europe dans les années 50 et 60.

Cent millions, c'est le nombre de décès que le tabac a provoqués au XXe siècle. Un milliard, c'est celui qu'il devrait provoquer durant le XXIe siècle. D'après l'Organisation mondiale de la santé (OMS), « le tabac est l'une des principales causes de décès, de maladie et d'appauvrissement. La consommation de tabac est l'une des plus graves menaces ayant jamais pesé sur la santé publique mondiale. Elle tue plus de sept millions de personnes chaque année. Plus de six millions d'entre elles sont des consommateurs ou d'anciens consommateurs, et environ 890 000 des non-fumeurs involontairement exposés à la fumée. Près de 80 % du milliard de fumeurs dans le monde vivent dans des pays à revenu faible ou intermédiaire[113] ». On a peine à croire à ces chiffres. Un fumeur chronique sur deux meurt de son tabagisme. Dans son livre culte, *Phantastica,* publié en 1925[114], Louis Lewin s'inquiétait de l'épidémie de consommation de cigarettes produites industriellement qu'il voyait alors poindre. Simple et rapide à fumer, sans les inconvénients du cigare dont la fumée dérange et qui prend du temps à être consommé, ou de la pipe qui demande tout un entretien, la cigarette est, en outre, la forme la plus addictive du tabac. Chaque cigarette consommée provoque un « *high* » de nicotine et prépare donc la suivante car, toutes proportions gardées, comme avec le crack fumé, le fumeur court après ce « *high* ».

---

113 OMS, Tabagisme, *Aide-mémoire*, n° 339, mai 2017.
114 Louis Lewin, *Phantastica,* Payot, 1927 pour la traduction française, p. 17.

Avant de tenter de comprendre comment a eu lieu le reflux occidental, il faut avoir une idée de la manière dont s'est déroulée cette épidémie. Elle porte sur une drogue dure, légale et promue publicitairement. Que le tabac soit une drogue, la France ne l'a officiellement accepté qu'à la fin des années 90. On y reviendra car le basculement du tabac et de l'alcool dans la catégorie « drogue » a signé la naissance d'une nouvelle discipline : l'addictologie. Le tabac est une drogue dure : alors que seuls 10 % des consommateurs d'alcool sont dépendants physiquement[115], c'est le cas de 80 à 90 % des fumeurs qui fument par conséquent tous les jours. Car la consommation quotidienne (du tabac ou de toute autre drogue) signe la dépendance.

Le tabac est une drogue légale mais on aurait tort de croire qu'elle l'a toujours été. Thomas Szasz note ainsi qu'au XVIIe siècle en Russie, « *le tsar Alexei Michailovitch décrète que quiconque est trouvé en possession de tabac sera torturé jusqu'à ce qu'il avoue le nom de celui qui le lui a fourni* ». Ou qu'en 1691 « *à Luneberg, en Allemagne, les fumeurs sont condamnés à mort*[116]. »

« *Les choses se passèrent de manière assez différente en France, où Richelieu, en 1621, eut le génie de comprendre l'immense intérêt fiscal du tabac : on lui doit les premières taxes. En 1674, Colbert, surintendant des finances de Louis XIV, instaura le monopole des tabacs*[117]. » Génie du colbertisme ! Il a ainsi fallu attendre la loi Évin (10 janvier 1991) pour que le tabac soit exclu de la liste des produits entrant dans le calcul de l'indice des prix à la consommation. Cette mesure, passée presque inaperçue, était la condition sine qua non pour que le prix du tabac augmente ! Et c'était aussi une des conditions essentielles pour que sa consommation recule. Quant à la Seita, elle ne quittera le giron de l'État qu'en 1995. Preuve que le monopole d'État, quand il se nourrit de grasses taxes, n'est pas nécessairement le bon mode de régulation. Une leçon à méditer pour le jour où le cannabis sera légalisé en France…

Le tabac est enfin une drogue promue publicitairement. Il suffit de songer au design sophistiqué des paquets de cigarettes (avant le paquet

---

115 Bien que sa consommation diminue régulièrement en France, 10 % des adultes sont aujourd'hui en difficulté avec l'alcool, Inserm, Alcool et santé.

116 Thomas Szasz, *Les Rituels de la drogue,* Payot, 1976 pour la traduction française, p. 221, republié par les Editions du Lézard en 1994 sous le titre *La Persécution rituelle des drogués.*

117 *Dictionnaire des drogues et des dépendances,* sous la direction de Denis Richard, Jean-Louis Senon et Marc Valleur, Larousse, 2009, p. 664.

neutre) et au cow-boy Marlboro. La cigarette met en valeur la virilité des hommes, l'émancipation des femmes et l'indépendance des jeunes.

Or l'interdiction de la publicité en faveur du tabac permet de faire baisser la consommation. Ainsi, l'interdiction totale de toutes les formes de publicité, de promotion et de parrainage permet de réduire la consommation de tabac de 7 % en moyenne, certains pays enregistrant même des baisses allant jusqu'à 16 %. Seuls vingt-neuf pays, abritant 12 % de la population mondiale, prévoient une interdiction totale, au niveau national, de la publicité en faveur du tabac. Et environ un pays du monde sur trois limite peu, voire pas du tout, la publicité en faveur du tabac, la promotion et le parrainage[118]. Ce pourcentage de 12 % de la population mondiale protégée de la publicité pour le tabac indique trop bien que cette industrie a encore de beaux jours devant elle.

L'Organisation mondiale de la santé (OMS) a adopté en 2003 une convention-cadre pour la lutte antitabac (en anglais FCTC pour *Framework Convention on Tabaco Control*) et qui est entrée en vigueur en 2005[119]. Dans un rapport intitulé Régulation et publié en 2018, la Commission mondiale pour la Politique des Drogues note que « ce n'est pas un hasard si les méthodes de régulation défendues par l'OMS (en matière de tabac) sont à bien des égards le fidèle reflet de celles que (la commission) propose à présent pour d'autres drogues »[120]. Or les résultats obtenus dans les pays développés ne se sont accompagnés ni de la prohibition du tabac ni de la criminalisation des consommateurs.

La mythologie du tabac dans le cinéma

La fascination pour la cigarette a eu un ressort puissant : le cinéma. *Le Caire confidentiel,* sorti en 2017, est un très beau film réalisé par le Suédois d'origine égyptienne Tarik Saleh. Tout le monde y fume abondamment des cigarettes, en particulier le héros, au point qu'on se demande s'il y a un seul plan où il n'a pas une cigarette à la bouche ou entre les doigts. On le remarque d'autant plus qu'en Europe et aux États-Unis on fume moins, aussi bien dans les films que dans la vie. Mais il suffit de se reporter quelques décennies en arrière pour voir des fumeurs partout. Tout homme qui, dans les années 40 ou 50, allume la cigarette

---

118 OMS, Tabagisme, *Aide-mémoire*, n°339, mai 2017.

119 L'OMS a aussi adopté en 2010 une « stratégie mondiale visant à réduire l'usage nocif de l'alcool ».

120 Commission mondiale pour la politique des drogues, « Régulation, pour un contrôle responsable des drogues » , p. 23.

d'une femme a le droit de se prendre un instant pour Humphrey Bogart « allumant » Lauren Bacall dans *Le Port de l'angoisse* d'Howard Hawks (1944). Le critique François Forestier écrivait à la mort de Lauren Bacall, en août 2014 : « Quand je revois *Le port de l'angoisse,* j'ai envie d'allumer une cigarette. » Un peu comme Woody Allen qui, écoutant du Wagner, a envie d'envahir la Pologne !

Le cinéma a érotisé à un point incandescent la consommation de cigarettes et ses différentes gestuelles très « genrées ». Et puis il y a aussi des cigarettes que l'on n'oublie pas. Par exemple, celles que grille Alain Delon dans *Le Samouraï* de Jean-Pierre Melville (1967) ou la cigarette que fume longuement David Carradine, le héros de *L'Œuf du serpent,* réalisé par Ingmar Bergman en 1977. Tandis qu'à Berlin le grand krach boursier de 1923 annonce le nazisme, il regarde, la nuit, par la fenêtre de son appartement, la rue où gît un cheval mort. Ou, dans un genre très différent, *Sailor et Lula* (*Wild at Heart*) de David Lynch (1990) où chaque cigarette allumée est cadrée en plan très rapproché tandis que la bande-son est saturée par le grésillement d'une combustion. On allume sa cigarette comme on allume le moteur de sa voiture.

Lynch avait deviné que la décadence de la cigarette était proche et qu'il fallait lui donner un écrin digne de ce qu'elle avait été. Et puis il y a les dernières bouffées d'un mourant, au hasard, dans *Le Bon, la Brute et le Truand* de Sergio Leone (1966), celles que tire le jeune soldat une fois détruit par Turco (Eli Walach) et Blondin (Clint Eastwood) le pont qui a causé tant de massacres.

Finalement, la cigarette, forme la plus addictive du tabac, produite industriellement, soutenue par la publicité et par la mythologie du cinéma et vendue aujourd'hui à plus d'un milliard de terriens est à l'origine de la plus meurtrière épidémie de consommation d'une drogue depuis que les hommes consomment ces « briseurs de soucis[121] ».

Comment le tabac est-il devenu une drogue dure véhiculant une mauvaise image ? Les preuves scientifiques de sa nocivité ont joué un rôle. Mais force est de constater que, dès les années 50, ces preuves s'accumulent sans que rien n'ébranle les fumeurs ou les pouvoirs publics. L'un des meilleurs arguments porte sur le tabagisme féminin. En Europe, les femmes n'ont réellement commencé à fumer des cigarettes que dans l'après-guerre. Il y avait des fumeuses avant, bien sûr, mais elles

121 Briseur de soucis (*sorgenbrecher*) est une expression que Freud a empruntée à Goethe pour désigner les drogues : « Cette chère vie se soucie de donner des soucis, Le briseur de soucis c'est le fruit de la vigne. »

représentaient une minorité émancipée et affranchie des conventions bourgeoises. La consommation de masse viendra après 1945. On dispose, alors, de statistiques tant sur les consommations de tabac chez les femmes que sur les diagnostics de cancers broncho-pulmonaires. Et les deux courbes se superposent strictement !

Les sociétés humaines ne changent pas de croyances sur des preuves rationnelles, aussi solides soient-elles. Ou plutôt elles « entendent » ces preuves lorsqu'elles sont prêtes à le faire, pas avant. Quant aux politiques, leur rôle est essentiel, mais s'ils peuvent précéder un peu l'opinion générale et faire preuve de courage, ils savent aussi qu'il ne sert à rien d'aller frontalement contre elle ou d'être à l'avant-garde mais seul... Et c'est tout un art de savoir à la fois la précéder, l'accompagner et la deviner.

Les enquêtes montrent que l'opinion publique a soutenu une politique qui avait commencé avec la loi Veil du 9 juillet 1976. Elle réglementait la publicité des produits du tabac et instaurait l'apposition d'un message sanitaire sur les paquets, ainsi que le principe d'un usage restreint dans certains lieux publics. Elle s'est poursuivie avec la loi Évin du 10 janvier 1991 relative à la lutte contre le tabagisme et l'alcoolisme pour aboutir au décret du 1er février 2007 interdisant de fumer dans les lieux publics. Trente ans tout de même ! Difficile pour l'État de voir diminuer les taxes et d'arbitrer en faveur de la santé publique. Difficile pour les fumeurs d'arrêter de fumer. Mais en trente ans, on a changé de monde : prix du tabac, campagnes d'information, lieux publics, paquet neutre… Avec d'inévitables effets pervers : la jeunesse est dehors, sur le trottoir, en face du café, pour fumer et boire et discuter fort tard dans la nuit comme le savent trop bien les habitants de certaines rues parisiennes comme la rue Oberkampf. Du moins, avant la Covid 19…

Le tabac, une addiction modèle

Quand on parle de tabac, on pense d'abord et avant tout à la cigarette. Mais il existe d'autres formes de tabac ou d'autres manières de fumer : le cigare (dont, en théorie, on n'avale pas la fumée) et la pipe. Aujourd'hui la chicha est en vogue mais la fumée pénètre profondément dans les poumons et, malgré son caractère exotique et ethnique qui en a fait une mode, elle est à éviter. Le tabac, on l'oublie trop souvent, peut aussi être prisé ou chiqué, même si ce sont des formes anciennes de consommation. La cigarette donc.

Les drogues peuvent être fumées, sniffées, injectées, « gobées » (avalées), prises en suppositoire, passer à travers la peau (patch)… Ces substances sont dites « psychotropes » parce que leur cible est le cerveau. Contrairement à une idée répandue selon laquelle la voie la plus rapide pour gagner le cerveau est la voie injectable, c'est bien la voie fumable qui l'atteint le plus vite.

Tous les fumeurs connaissent l'effet de la première cigarette du matin : une légère sensation d'ébriété, une tachycardie, et l'envie d'aller aux toilettes car le tabac stimule les muscles lisses de l'intestin. Et cet effet est quasi immédiat. Il en est de même pour les fumeurs de cannabis qui se livrent à ce qu'on appelle l'autotitrisation : ils tirent une bouffée, puis une autre, et dès que l'effet désiré est atteint, ils passent le joint à leur voisin.

Au cœur de la consommation de drogues, il y a ce que l'on appelle la répétition ou la compulsion. De quoi s'agit-il ? Prenons un fumeur expérimenté : habituellement, il sait où se trouvent ses cigarettes, son briquet ou ses allumettes. Il exécute donc une série de gestes toujours identiques : il palpe sa poche, sort le paquet de cigarettes, en porte une à sa bouche, cherche son briquet, allume sa cigarette. Bien entendu, les choses peuvent se passer dans un ordre différent mais le point essentiel est que leur enchaînement se fait de manière quasi automatique. C'est la raison pour laquelle certains grands fumeurs peuvent avoir deux ou parfois trois cigarettes allumées en même temps : une dans le living, une autre dans la cuisine et la troisième dans la chambre…

Les états modifiés de conscience que provoquent l'alcool ou d'autres drogues addictives comme les BZD et l'héroïne sont sans comparaison avec les faibles effets psychotropes de la cigarette. Mais son caractère addictif est d'autant plus puissant qu'il ne perturbe que peu l'aptitude au travail, les relations conjugales, familiales, sociales… Il n'empêche qu'aujourd'hui, entre 57 et 75 % des fumeurs souhaitent arrêter de fumer.

Presque tous les fumeurs ont traversé la ville à deux heures du matin pour trouver des cigarettes à n'importe quel prix. Ou se sont roulé une cigarette avec des restes de mégots. À l'hôpital, j'ai vu des patients dont les artères se bouchent et à qui on venait de couper un bout de pied fumer en cachette. Et je me souviens de ces images tournées dans des camps de concentration pendant la Seconde Guerre où l'on voit des prisonniers rejeter la fumée dans une bouteille qu'ils passent au suivant sans même évoquer ceux qui échangeaient leur pitance contre quelques clopes.

Dans certaines situations, le fumeur allume une cigarette sous l'emprise d'une puissante nécessité : un coup de fil important à passer, en arrivant chez des amis pour se donner une contenance, juste avant d'entrer dans une salle d'examen ou avant un entretien d'embauche… À l'inverse, de nombreuses cigarettes sont fumées sans autre nécessité que celle de recevoir de manière rapide sa ration de nicotine tout en prenant plaisir à sentir la fumée dans sa bouche, ses bronches et ses poumons.

Sortir de l'addiction : abstinence ou réduction de la consommation ?

Il existe, parmi les tabacologues, un débat qui, sous d'autres formes, a aussi existé, ces dernières années, chez les alcoologues : le seul objectif de l'offre de soins est-il l'abstinence ou est-il légitime, lorsque l'abstinence ne peut être atteinte, de proposer une diminution de la consommation ?

Voici les arguments de ceux qui ne jurent que par l'abstinence : on sait aujourd'hui que le premier facteur de complications graves, disons les cancers broncho-pulmonaires, est la durée d'exposition au tabac. En d'autres termes, il vaut mieux, à tout prendre, fumer deux paquets de cigarettes pendant dix ans qu'un paquet pendant vingt. Continuer à fumer non plus vingt mais dix ou même sept cigarettes par jour ne modifie donc pas ce risque majeur. De plus, font-ils remarquer, l'addiction au tabac est sévère et toute division par 2 ou par 3 de la consommation restera fragile et pourra être remise en cause au premier stress un peu sévère, au premier coup dur ou à la fréquentation de gens qui fument beaucoup. Tout cela est vrai mais passe à côté d'un point important.

Voilà donc ce que répondent les partisans de la « consommation contrôlée » (dont je suis) : certes, la durée d'exposition au tabac est bien le premier facteur de cancer (je simplifie). Ce n'est donc pas une diminution de ce risque qui est visée, c'est autre chose qui s'appelle le confort respiratoire : les personnes qui ont divisé par 2, 3 ou 4 leur consommation toussent moins, crachent moins, sont moins fatiguées, moins essoufflées pour un effort modeste comme monter quelques étages ou courir pour attraper le bus. Ils ont aussi moins de maux de tête et leur sommeil s'améliore.

Il est possible d'aider les personnes qui ne parviennent pas à arrêter, à diminuer, parfois de manière importante, leur consommation de cigarettes : il faut d'abord que, sur plusieurs jours, elles comptent le nombre de cigarettes qu'elles fument. Certains fument tous les jours le même nombre de cigarettes ; pour d'autres, au contraire, les variations peuvent être importantes parce que certaines journées sont plus longues que d'autres, que leurs horaires de travail varient, qu'elles fument plus (ou moins) le week-end, qu'elles « tapent » des cigarettes ou s'en font taper…

La stratégie est toujours la même : tenter d'allumer aussi tard qu'il est possible la première cigarette, puis tenter d'allonger l'intervalle de temps entre deux clopes grillées. Plutôt que de fumer automatiquement, il faut introduire un peu de réflexivité et se demander, avant d'allumer une cigarette, si elle est vraiment nécessaire, s'il est possible d'en différer la consommation et, finalement, ne garder que les cigarettes dont on ne peut pas se passer : la cigarette d'après le déjeuner, celle que l'on a envie d'allumer après une réunion dense ou en sortant d'une salle de cinéma… J'ajoute que l'entretien motivationnel[122] est un excellent outil pour ce travail. Là aussi, il est inutile de nier que les résultats obtenus sont fragiles. En revanche, ce que ne voient pas les partisans de la seule abstinence, c'est que, sur ce chemin de la consommation contrôlée, certains finiront par choisir le sevrage, ce qu'ils n'auraient jamais envisagé quand ils fumaient trente ou vingt cigarettes par jour. Il faut reconnaître aussi que cette stratégie de diminution est plus compliquée avec celles et ceux, de plus en plus nombreux vu l'augmentation du prix des cigarettes en paquet, qui roulent des cigarettes. Elles s'éteignent souvent et ils les rallument, elles sont fines ou épaisses et la quantité de tabac peut passer du simple au double…

Simplifions : c'est la nicotine qui accroche et ce sont les goudrons qui tuent. Certains, je pense au neurobiologiste Jean-Pol Tassin, ont, sinon nié, en tout cas relativisé le rôle de la nicotine dans l'addiction au tabac. Je ne suis pas capable de trancher ce débat. Mais force est de constater que les « substituts nicotiniques » (patchs, gommes à mâcher, comprimés à sucer, sprays qui miment le '*high*' de nicotine des cigarettes…) permettent sans effort surhumain, sinon d'arrêter, en tout cas de diminuer sa consommation.

---

[122] D'abord conceptualisé dans le champ de l'addictologie au début des années 80, l'entretien motivationnel (EM) vise à identifier la capacité d'une personne à opérer des changements et à renforcer sa motivation à les mettre en œuvre.

Certains médicaments ont été utilisés pour aider à l'abstinence. Le premier, le Zyban, était à l'origine un médicament utilisé aux États-Unis dans la dépression. Mais les médecins furent surpris de constater que de nombreux patients leur disaient qu'ils avaient cessé de fumer ou qu'ils éprouvaient un certain dégoût pour le tabac. Le médicament fut donc utilisé pour aider certains patients à arrêter, en particulier ceux qui faisaient une authentique dépression à l'arrêt de la cigarette. Mais on le prescrit peu à cause de ses nombreux effets secondaires. L'autre médicament est le Champix, largement utilisé en seconde intention. Il présente lui aussi de nombreux effets secondaires et on ne compte pas les patients qui arrêtent assez vite ce traitement.

Ce sont les traitements par substituts nicotiniques (TSN) qui sont utilisés en première intention pour aider à arrêter (ou à diminuer). Récemment, les infirmiers français ont obtenu le droit de les prescrire, ce qui est une excellente chose et permet, en outre, le remboursement par la Sécurité sociale. Certaines personnes ne parviennent pas à les arrêter et il n'est pas rare de voir quelqu'un utiliser des patchs ou des gommes pendant des années sans qu'on sache si c'est psychologique (je suis protégé) ou si cela relève d'une dépendance qui est aussi physique.

Dans certaines situations : la grossesse, le post-infarctus, la BPCO (broncho pneumopathie chronique obstructive), il faut impérativement proposer une aide au sevrage tabagique. Plus généralement, il faut proposer une substitution nicotinique aux patients tabaco-dépendants hospitalisés et qui ne peuvent bouger pour aller fumer dehors. C'est désormais une règle très générale de prendre en charge les pharmacodépendances (ou les addictions) quand c'est possible chez les personnes hospitalisées. On le verra avec l'alcool, les opiacés et même les BZD. Concernant les opiacés, il a fallu une très rude bataille pour obtenir cette avancée.

Outre la prise de poids (rédhibitoire pour beaucoup de femmes), l'arrêt du tabac provoque souvent des troubles du caractère, de l'irritabilité et/ou des troubles du sommeil. C'est la scène classique où le conjoint dit à celui ou celle qui a arrêté de fumer : « Chéri(e), fais-moi plaisir, recommence à fumer ! ». Les substituts nicotiniques diminuent beaucoup ces symptômes.

La cigarette électronique : une révolution ?

La dernière avancée, qui a connu un succès foudroyant, est la cigarette électronique. Elle présente plusieurs avantages : tout d'abord, ce qu'aime un fumeur chronique de tabac, comme on l'a déjà noté, c'est de sentir la fumée dans ses bronches et ses poumons. La « fumée » de la vapoteuse n'est pas la conséquence d'une combustion mais de la vaporisation d'un liquide par une résistance. Cette vaporisation produit un aérosol qui mime la fumée de cigarette. Le liquide est composé de propylène glycol et/ou de glycérine végétale avec ajout ou pas de nicotine à des taux ne dépassant pas 20 mg/ml, du moins en Europe. Rares sont les pneumologues qui n'insistent pas sur la faible toxicité de ce procédé. Malgré bien des polémiques, le vapotage a permis à des millions d'Européens d'arrêter de fumer du tabac. À la condition que le vapotage soit le mode exclusif car la co-consommation de tabac, si elle existe, finit presque toujours par la victoire de la cigarette. Quant à la crainte de voir des non-fumeurs s'initier au tabac via la vapoteuse, elle s'est révélée infondée, au moins en Europe. Outre la sensation de « fumer », le vapoteur tient quelque chose dans la main et le porte à sa bouche. Bref, ça le fait !

De nombreuses personnes sont ainsi parvenues à interrompre ou à diminuer significativement leur consommation de cigarettes. C'est bien une stratégie de réduction des risques. Il est pourtant frappant de constater combien le grand public est mal informé et les pouvoirs publics pusillanimes. C'est dommage ! Et une telle situation ne risque pas de s'améliorer avec la vague de pneumopathies lipidiques, dont certaines mortelles, apparue aux États-Unis où ni la composition du liquide de vapotage ni le taux de nicotine ne sont régulés.

Au 8 octobre 2019, 1299 cas de lésions pulmonaires liés à l'utilisation de l'e-cigarette ont été comptabilisés aux États-Unis. Et parmi les 573 patients disposant d'informations sur les substances utilisées, 76 % ont déclaré des produits contenant du THC avec ou sans nicotine. Cependant, 13 % ont déclaré utiliser exclusivement des produits contenant de la nicotine. Finalement, il y a eu 26 décès et les patients ont un âge médian de 49 ans et varie de 17 à 75 ans. Il y a des cas au Canada et, semble-t-il, en Hollande. Quoi qu'il en soit, les liquides de vapotage sont au cœur des préoccupations, en particulier (mais pas uniquement) ceux qui contiennent du THC, la molécule psychoactive du cannabis (dont la toxicité est, par ailleurs, faible). Dans tous les cas, cela semble donc renvoyer à la composition des liquides de vapotage, en particulier l'acétate de vitamine E, formellement interdit en Europe. Ces informations ont provoqué une légitime panique chez les vapoteurs du monde entier. Quant à l'interdiction de la cigarette électronique en Inde, elle semble surtout liée à la protection de l'industrie du tabac…

La lutte contre le tabagisme : un échec ?

Les résultats de la lutte contre le tabagisme restent relativement médiocres. Cela tient à plusieurs facteurs : tout d'abord, de nombreux jeunes se mettent à consommer du tabac très tôt et il y a une règle (de bon sens) en addictologie qui veut que plus on commence tôt, plus il est difficile d'arrêter. Ensuite, le premier facteur de rechute chez les femmes est la prise de poids qui accompagne souvent l'arrêt du tabac. Il faut y voir un fidèle reflet des contraintes qui s'exercent sur le corps féminin et auxquelles les hommes échappent largement. Enfin, il faut insister, le tabac est une drogue dure qui suit avec une extraordinaire prégnance les moindres gestes, situations, rythmes d'une journée et donc de la suivante et ainsi de suite.

Renoncer au tabac, renoncer à un plaisir qui accompagne à ce point les travaux et les jours est une entreprise difficile, parsemée de rechutes. Et ces rechutes sont parfois tardives. On peut recommencer à fumer dix ou quinze ans après avoir arrêté si les circonstances s'y prêtent.

Dans l'arrêt de la cigarette, comme dans l'arrêt de tout toxique, il y a une période, variable pour chacun, où l'on regarde en arrière : cela fait 22 jours, 47 jours, 63 jours que j'ai arrêté de fumer. Et cette pensée est très satisfaisante. Mais il arrive un moment où l'on cesse de regarder derrière soi et où l'on tourne ses yeux vers l'avenir, et que dit-il ? Tu ne fumeras plus jamais ! Les cigarettes que l'on fume pendant une discussion échevelée avec des amis ou après un bon repas ou à l'occasion d'une fête, devant un paysage, dans l'attente d'un événement important ? Fini pour toujours ! C'est souvent dans ce passage du passé au futur que l'idée de la rechute (« la meilleure manière de résister à la tentation, c'est encore d'y céder », dit Oscar Wilde) s'insinue dans la conscience.

Reste une question plus compliquée qu'il n'y paraît : le prix du tabac. Au printemps 1994, je suis allé à Toronto pour participer à la conférence annuelle de l'International Harm Reduction Association (IHRA). Et j'ai assisté à une très intéressante session sur le tabac. Les Canadiens connaissaient les études qui montraient que plus on augmentait le prix des cigarettes, plus la consommation diminuait. Le tabac coûta donc de plus en plus cher. Mais il arriva un moment où cette augmentation devint contre-productive : on vit réapparaitre le marché noir et, phénomène au moins aussi préoccupant, les premières cibles des trafiquants étaient les jeunes.

Le tabac, et plus précisément la cigarette, va, longtemps encore, rester la drogue qui tue le plus. Mais, au moins dans les pays occidentaux, les conditions techniques (substituts nicotiniques, cigarette électronique, consultations antitabac…), politiques (interdiction de fumer dans les lieux publics, prix du tabac, paquet neutre…) et surtout culturelles (le tabac est une « mauvaise » drogue et son aura mythologique s'est effondrée), sont réunies pour sortir de cette immense et meurtrière épidémie. Nul doute que la planète entière finira par emprunter ce chemin. Il suffit de regarder un film de fiction ou un documentaire européen des années 50 et 60 pour être surpris ou plutôt stupéfait par le rythme hallucinant de la consommation, comme si la cigarette était le prolongement naturel de la main ou de la bouche. On s'étonne presque aujourd'hui de voir quelqu'un en griller une sur un écran de cinéma…

De cette épidémie, désormais sur le déclin en Occident, plusieurs leçons importantes doivent être tirées. La première porte sur le bilan globalement négatif d'un monopole d'État, surtout lorsque ce dernier en retire de substantielles taxes. La santé publique n'a plus alors qu'à aller se rhabiller ! Il aura fallu bien du courage à Simone Veil (qui fumait alors en cachette avec son amie Marceline Loridan…) et à Claude Évin pour mettre en œuvre des politiques antitabac. Ensuite, les drogues sont certes des marchandises, mais pas des marchandises comme les autres : elles ne devraient jamais faire l'objet d'une promotion publicitaire. Enfin, on ne peut espérer calmer une épidémie de consommation quand une substance est portée par une puissante mythologie. Et les « données de la science » furent longtemps insuffisantes à modifier les comportements et les habitudes. La lutte contre le tabagisme est loin d'être terminée. Mais c'est à une véritable transformation que l'on assiste depuis deux ou trois décennies. Les cartes des drogues sont bien rebattues. Et le tabac en est une saisissante illustration.

L'alcool : drogue universelle

« Quand je bois, je suis un autre homme. Et j'estime que cet homme-là, il a lui aussi le droit de boire »

(Proverbe)[123].

[123] Merci à François-Georges Lavacquerie.

« Buvez donc, monsieur le pasteur, buvez ; quand on boit, on se réchauffe et quand on voit double, on est moins seul. »

(Hermann Broch, *Les Somnambules,* L'imaginaire, Gallimard, tome 1, p. 74.)

« Valet Matti : "Ça vous arrive régulièrement ces accès ?"

Maître Puntila : "Régulièrement, le reste du temps je suis parfaitement normal, comme tu me vois en ce moment, en pleine possession de mes moyens intellectuels, maître de mes sens. Puis arrive l'accès. Ça commence comme ça. Y a quelque chose qui ne va plus dans mes yeux, et au lieu de deux fourchettes, j'en vois plus qu'une !"

Valet Matti : "Alors vous êtes à moitié aveugle."

Maître Puntila : "Je ne vois que la moitié du monde. Mais le pire c'est que pendant ces accès de sobriété insensés, je descends au niveau de la bête. Ce que je fais dans ces cas-là, frère, on ne peut vraiment pas m'en faire grief, sûrement pas si on a un cœur dans la poitrine et si on se souvient que je suis malade. Je suis alors pleinement responsable de mes actes. Sais-tu ce que ça veut dire, frère, responsable de ses actes ? Un homme responsable de ses actes est un homme de qui on peut tout attendre. Par exemple, il n'a plus le sentiment de l'amitié. Il passerait par-dessus son propre cadavre, c'est alors, disent des avocats, qu'il est responsable de ses actes." »

(Bertold Brecht, *Maître Puntila et son valet Matti.*)

« C'est vraiment la tremblote qui rend ce genre de vie insupportable. Mais ça va s'arrêter : je ne buvais que juste assez pour que ça s'arrête. Juste la dose nécessaire, thérapeutique. »

(Malcolm Lowry, *Au-dessous du volcan,* Buchet Chastel, 1960, p. 53.)

L'alcool est la seule drogue véritablement universelle. Cela tient probablement au fait que la fermentation est un processus naturel repéré tant par les hommes que par les animaux.

L'évolution actuelle des consommations d'alcool ressemble à celle du tabac : elle est en augmentation dans le monde alors même qu'elle diminue en Europe, y compris en Europe de l'Est. Pourtant, d'après une étude publiée dans *The Lancet*[124], entre 1990 et 2017, la consommation mondiale d'alcool est passée de 5,9 à 6,5 litres d'alcool pur par personne et par an[125]. Cette augmentation est essentiellement due à des pays à revenu intermédiaire tels que la Chine, l'Inde ou le Vietnam. À l'exception des pays islamiques, la consommation d'alcool augmente avec la richesse. Ce mouvement devrait donc perdurer, comme le montrent les projections faites jusqu'en 2030.

D'après l'OMS[126], l'usage nocif de l'alcool entraîne dans le monde 3,3 millions de décès chaque année, soit 5,9 % des décès. Il entraîne des décès et des incapacités relativement tôt dans la vie. Dans la tranche d'âge 20-39 ans, près de 25 % du nombre total de décès sont attribuables à l'alcool. Outre ses conséquences sur la santé, l'usage nocif de l'alcool entraîne des pertes économiques et sociales importantes pour les individus comme pour la société dans son ensemble.

L'OMS propose de réglementer la commercialisation des boissons alcoolisées (en particulier auprès des jeunes) et l'alcool au volant, de réduire la demande à travers des dispositifs fiscaux et d'action sur les prix, de fournir des traitements accessibles aux personnes alcoolodépendantes ou buveurs excessifs, de mettre en œuvre des programmes de dépistage précoce et d'interventions brèves en cas de consommation nocive. Ces politiques peinent à être mises en œuvre et le puissant lobby alcoolier sait veiller à ses intérêts bien compris.

La loi du 10 janvier 1991, dite loi Évin, du nom du ministre des Affaires sociales et de la Santé, Claude Évin, visait à protéger la santé de la population, en particulier les jeunes et les personnes vulnérables. Elle encadrait clairement la publicité pour l'alcool et interdisait les contenus

---

[124] J. Manthey, K. Shield et al. « Global alcohol exposure between 1990 and 2017 and forecasts until 2030: a modelling study », *The Lancet,* 7 mai 2019.

[125] « Avant 1990, la majeure partie de l'alcool était consommée dans les pays à revenu élevé, l'Europe en tête. Mais la tendance est depuis en train de s'inverser. On observe « de fortes réductions dans l'Europe de l'Est et de fortes augmentations dans plusieurs pays à revenu intermédiaire tels que la Chine, l'Inde et le Vietnam », explique dans un communiqué l'auteur principal de l'étude, Jakob Manthey. « Entre 1990 et 2017, la consommation d'alcool par habitant chez les adultes a augmenté de 104% (58–150%) dans la région OMS d'Asie du Sud-Est et de 54% (30–81 %) dans la région du Pacifique occidental, mais a diminué de 20% (-15 à -24 %) dans la région européenne », précisent les auteurs dans la publication. Résultat : la consommation d'alcool mondiale est passée de 5,9 à 6,5 litres d'alcool pur par personne et par an depuis 1990. Et parce que nous sommes de plus en plus nombreux sur Terre, cela signifie une augmentation de 70 % du volume total d'alcool consommé. »

[126] https://www.who.int/fr/news-room/fact-sheets/detail/alcohol

incitant à la consommation. C'était une loi courageuse et équilibrée que les puissants lobbies de l'alcool mirent toute leur énergie à combattre. Dès 1994, la publicité par affichage fut réautorisée. La vente de boissons alcoolisées dans les enceintes sportives fut autorisée en 1999 tout comme la publicité sur Internet en 2009. Enfin, lors du vote de la loi Santé en 2016, un amendement « assouplissait » la loi Évin et rendait presque toute sa place à la publicité pour les alcools. En trente ans, et concernant l'alcool, la loi Évin a été peu à peu vidée de sa substance[127].

Il existe trois grands types d'alcool : fermentés (cidre, bière, vin...), distillés (whisky, vodka, rhum, gin...) et macérés (pastis, limoncello, manzana...). L'essor commercial des alcools distillés débute véritablement au XVIIe siècle (cognac et armagnac en France, whisky en Grande-Bretagne, vodka en Pologne puis en Russie).

Il y a donc toutes sortes d'alcools et chacun sait qu'un verre de bière légère n'égale pas un verre de whisky. En revanche, 25 cl d'une bière à 4° contient autant d'alcool pur que 2,5 cl d'un whisky à 40°. Il faut disposer des quantités bues et du degré d'alcool pour calculer la consommation.

Mais il y a aussi toutes sortes de manières de boire. On peut boire tous les jours ou une fois par semaine, on peut boire seul ou en groupe. On peut boire modérément ou jusqu'au coma.

L'alcool est une drogue légale et cette drogue légale est socialement valorisée : on boit pour les naissances, les mariages, les enterrements. On boit pour la promotion ou le pot de départ à la retraite du collègue. Et l'alcool reste la première drogue de la fête et la première drogue de la nuit.

Le Consul Geoffrey Firmin, le personnage central d'*Au dessous du volcan* de Malcolm Lowry, n'est jamais ivre. Ou plutôt, il l'est toujours, comme le sont les grands alcooliques. Et pour au moins deux raisons : il ne supporte pas de voir la réalité autrement qu'en état d'ivresse et il est vite en manque si son alcoolémie baisse. C'est un alcoolique chronique. Jusqu'à la mort. L'un des plus grands personnages alcooliques de la littérature occidentale, tandis que Malcolm Lowry est un des plus grands écrivains alcooliques.

---

[127] Si vous voulez en savoir plus sur cette sombre affaire, je vous conseille la lecture de *Comment l'alcool détruit la jeunesse* du Pr Amine Benyamina et de Marie-Pierre Samitier (Albin Michel, 2017). Voir aussi l'enquête du *Monde* du 22 mars 2022, signée Stéphane Horel et intitulée « Une lobbyiste du vin au cœur du quinquennat d'Emmanuel Macron ».

La distinction entre l'alcoolisation aiguë et l'alcoolisation chronique est classique en alcoologie. Elle a longtemps renvoyé à deux modalités d'usage qui s'inscrivaient dans la géographie européenne. En Europe du Nord, protestante, on ne buvait pas en semaine mais on s'enivrait le week-end avec de la bière et/ou des alcools distillés. En Europe du Sud, catholique, on buvait du vin tous les jours, en particulier à l'occasion des repas. Mais cette distinction nette est de moins en moins vraie. On assiste, au contraire, à « une tendance européenne vers une homogénéisation des modèles d'alcoolisation[128] ». Avec un bémol : chez les jeunes Européens, c'est clairement le modèle d'Europe du Nord qui l'a emporté[129].

Comme avec le tabac, on retrouve en Europe, avec l'alcool, une nette tendance à la diminution globale des consommations. Mais cette tendance à la baisse a commencé bien avant celle du tabac. Prenons le cas de la France. « Depuis le début des années 1960, les quantités d'alcool mises en vente en France ont fortement diminué. En 1961, les quantités d'alcool par habitant âgé de 15 ans et plus s'élevaient à 26 litres d'alcool pur. Un peu plus de quarante ans plus tard, ces montants étaient divisés par deux. (…) cette baisse est entièrement imputable à la diminution des quantités de vin[130]. »

Si l'on veut aller plus loin, on doit constater que la majorité des consommateurs d'alcool ont des usages qui ne posent pas de problèmes : leur consommation est non problématique. Certes, ils peuvent, en une occasion, être ivres. Mais cela reste un événement isolé pour une circonstance particulière. Par ailleurs, de nombreuses personnes consomment de l'alcool tous les jours en faible quantité, habituellement un ou deux verres de vin pendant les repas.

---

[128] Gual et Colom, 1997 ; Arvers et Choquet, 1999 ; OMS, 2001.

[129] « Les différences d'alcoolisation entre les pays latins, traditionnellement producteurs et consommateurs de vin, et les pays anglo-saxons et nordiques persistent, tout en s'atténuant régulièrement. Ce phénomène peut être constaté en France, en Espagne, en Italie et au Portugal. Dans ces pays, la consommation globale diminue, alors qu'elle augmente au Royaume-Uni et en Norvège. L'augmentation de la consommation de vin est très nette pour le Royaume-Uni, le Danemark, la Norvège, la Finlande et l'Irlande. Parallèlement, la consommation de bière augmente de manière importante en Grèce, en Italie et au Portugal. La bière représente une nouvelle boisson dans les pays méditerranéens (...). Les jeunes gens la préfèrent au vin et en boivent plus que leurs aînés (individus de 55 ans et plus). « Alcool : Dommages sociaux : Abus et dépendance ». Inserm, 2019.

[130] « Alcool : Dommages sociaux : Abus et dépendance ». Inserm, 2019.

Mais il existe des personnes (entre 10 % et 15 % de ceux qui boivent) qui, pour des raisons qui restent souvent mystérieuses, associant probablement une vulnérabilité génétique, des traits de personnalité et un environnement défavorable, vont avoir un « problème d'alcool ». L'expression « problème d'alcool » semble vague mais elle désigne pourtant une réalité qui n'échappe à peu près jamais à ceux qui sont concernés. Cela semble paradoxal puisque c'est un lieu commun d'évoquer le déni en matière d'alcool[131].

Ce déni n'a pas disparu, y compris dans les démarches « volontaires », celles qui ne sont pas liées à des obligations de soins (souvent, à la suite d'une conduite de véhicule en état d'ivresse). Je mets des guillemets à « volontaires » parce que bien souvent, si l'on cherche un peu, on comprend que l'épouse et/ou le patron a dit : « Il faut choisir entre moi et l'alcool (ou entre votre travail et l'alcool) ». Reconnaître qu'on a un problème d'alcool, c'est accepter l'idée que ce problème a commencé depuis longtemps, une, deux ou trois décennies, et se trouver devant un Everest : vivre sans alcool. Le déni protège, un temps, de cette douloureuse réalité.

Ce qui caractérise la demande de soin en alcoologie, c'est donc son caractère tardif. Qu'ils soient buveurs excessifs ou alcoolodépendants, les gens « bougent » quand leur emploi et/ou la relation avec leur conjoint est en danger ou bien, plus nettement encore, lorsqu'ils ont perdu leur boulot et que leur conjoint les a quittés. Le travail qu'ils doivent accomplir pour remonter la pente est prométhéen.

Les personnes qui n'ont pas de problème avec l'alcool ont du mal à imaginer la situation de quelqu'un qui se bat pour arrêter de boire : c'est le supplice de Tantale ! Il y a de l'alcool partout, les circonstances qui favorisent la consommation d'alcool sont innombrables. Bref, il faut, comme on dit, une « volonté » à toute épreuve. C'est si vrai que sur dix personnes qui cessent de boire à un instant donné et quelle que soit la modalité d'arrêt (au cours d'une hospitalisation ou en ambulatoire, c'est-à-dire dans le cadre de l'existence habituelle), huit ont rechuté un an après.

---

131 « Je suis comme un alcoolique, se dit-il. Il a entendu d'anciens alcoolos repentis raconter comment ils se rendaient jusqu'au magasin de spiritueux, en jurant leurs grands dieux pendant tout le trajet que ce n'était pas là qu'ils se rendaient, puis entraient en jurant toujours autant qu'ils n'achèteraient rien puis achetaient en jurant qu'ils n'allaient pas boire la gnôle qu'ils venaient de payer. Ensuite, ils la buvaient. » Don Winslow, *La Griffe du chien*, 2007 pour la traduction française, Fayard, p. 177-78.

Les médicaments dans l'alcool

Dans les sevrages d'alcool, on utilise, à peu près partout dans le monde, les benzodiazépines (BZD), qui forment une large gamme de produits le plus souvent prescrits comme médicaments contre l'anxiété (anxiolytiques). Ce sont le Valium 10 mg et le Séresta 50 mg qui sont les plus utilisés en France. On commence par des doses relativement importantes les deux premiers jours, puis on diminue doucement sur une huitaine de jours. Être alcoolodépendant et arrêter brutalement l'alcool peut être très dangereux. Certains grands alcooliques passent leur temps à se lancer dans des « sevrages secs » et prennent le risque de faire un état de manque, le Delirium Tremens (DT), un syndrome qui s'accompagne de trémulations (de grands tremblements), d'hallucinations (souvent des animaux effrayants), de délire, de sueurs profuses et de troubles hydroélectrolytiques qui, sans soins, peuvent engager le pronostic vital. De plus, ils peuvent garder des séquelles plus ou moins importantes, comme des troubles de la cognition et de la mémoire. On en voit moins aujourd'hui car la vie urbaine a changé mais, jusque dans les années 50 et 60, c'était l'histoire classique de l'alcoolique qui habite seul dans un étage élevé sans ascenseur, qui tombe malade, devient incapable de sortir de chez lui et, en manque d'alcool, fait un DT.

Le sevrage mis à part, on n'a longtemps disposé que de trois médicaments. Les deux premiers sont supposés aider au maintien de l'abstinence : l'Aotal (acamprosate) et le Revia (naltrexone). Et puis il y avait un troisième médicament, l'Espéral (disulfiram), qui a toujours fait l'objet de polémiques. C'est un médicament « antabuse ». On prend un Espéral tous les matins et, si on boit dans la journée, on va avoir des bouffées de chaleur, une tachycardie, une sensation de malaise général. Certains ont dit, avec bon sens : étrange médicament qui rend malade ! En pratique, les choses sont nettement plus compliquées. Car certains alcooliques expliquent de manière convaincante que l'Espéral les aide, au moins un temps, à ne pas boire. Je dis « au moins un temps » parce que, de même que 100 % des gagnants ont joué, l'Espéral n'agit que s'il a été pris. Et il doit être pris chaque jour que le Bon Dieu fait. C'est pourquoi on s'appuie souvent sur l'entourage pour aider la personne alcoolique à ne pas oublier de prendre « son » Espéral. Quand il cesse d'être pris, la personne recommence le plus souvent à boire. J'ai toujours accepté de prescrire de l'Espéral à des personnes qui en avaient déjà pris et qui m'en demandaient. Et il m'est arrivé (rarement) d'en proposer à des patients qui devaient à tout prix ménager leur organisme.

Bref, je prescrivais sans grand succès ni grande conviction l'Aotal et le Revia, j'utilisais l'outil de l'entretien motivationnel pour travailler avec mes patients mais, il faut bien l'avouer, les résultats étaient assez désespérants. Cela me paraissait logique : l'alcool est une drogue dure, légale, promue socialement, et les personnes entament tardivement leur première démarche de soin. Les traitements dont nous disposions n'étaient pas du tout à la hauteur d'un tel problème.

La consommation contrôlée

C'est dans ce contexte que, comme beaucoup de mes collègues, j'entendis parler du baclofène et d'Olivier Ameisen. J'achetais son livre, *Le Dernier Verre* (Denoël, 2008), pour des raisons professionnelles, et le trouvais intéressant et convaincant de bout en bout. En d'autres termes, il me semblait impossible, après l'avoir lu, de ne pas proposer ce médicament, en particulier à des patients qui étaient en échec. Le baclofène est un vieux médicament, mis sur le marché en France en 1974 dans une indication qui n'a, a priori, aucun lien avec l'alcool : il diminue les contractures involontaires et douloureuses que l'on rencontre dans certaines maladies neurodégénératives comme la sclérose en plaques (SEP). Ameisen avait étudié la littérature scientifique et savait que certains essais avaient été réalisés avec le baclofène dans le traitement de l'alcoolisme, mais à des doses faibles. Il était lui-même alcoolique et persuadé que son alcoolisme avait des liens étroits avec un niveau d'anxiété très élevé. Garçon brillant, excellent pianiste au point qu'Arthur Rubinstein lui avait conseillé d'arrêter la médecine pour devenir concertiste, il était cardiologue à New-York et voyait son problème d'alcool détruire son existence. Il fit de nombreuses cures de sevrage, utilisa les médicaments habituels sans aucun succès. Lorsqu'il s'intéressa au baclofène, il décida d'augmenter progressivement les doses et, à trois fois la posologie maximale du médicament, 270 mg, il devint selon ses propres termes « indifférent » à l'alcool. Le mot est important : il ne dit pas qu'il éprouvait du dégoût pour l'alcool. Mais qu'il pouvait tout aussi bien décider de boire ou de ne pas boire, sans difficulté. Il existe une définition célèbre de l'alcoolodépendance : un alcoolique est quelqu'un qui a perdu la liberté de s'abstenir de boire. Dans cette définition, les quatre mots « perdu », « liberté », « abstenir » et « boire » sont importants. Ce que disait Ameisen, c'est que le baclofène lui avait permis de retrouver cette liberté.

J'étais, à l'hôpital Paul-Brousse (Villejuif), dans une situation un peu inconfortable car le chef de service, le professeur Michel Reynaud, trop tôt disparu, nous dit que nous étions libres de nos prescriptions mais nous demandait néanmoins de ne pas prescrire de baclofène. Le problème, c'est que j'avais déjà quelques patients à qui j'en avais prescrit et je n'allais évidemment pas interrompre cette prescription.

Lorsque je commençais à travailler au CSAPA de Montfermeil, au tout début de 2010, je pus prescrire plus librement. Un médecin du centre, Philippe Grunberg, était, lui aussi, intéressé par le baclofène et nous pouvions comparer nos résultats, nos impressions et nos manières de faire. Dès le début, il était clair que nous proposions à nos patients soit de devenir abstinents, soit de retrouver une consommation modérée d'alcool. Or la majorité des alcoologues, malgré les piètres résultats que nous obtenions, qui laissaient 80 % des patients sur le bord de la route, ne voulaient pas entendre parler de consommation contrôlée car ils pensaient que c'était un objectif inatteignable pour des personnes qui présentaient une alcoolodépendance.

La consommation contrôlée d'alcool présente d'autant plus d'intérêt que l'alcoolisme du patient est lourd. Et on va voir pourquoi. Imaginons quelqu'un qui boit deux bouteilles de 70 cl de whisky par jour. Imaginons ensuite que le baclofène lui permette de n'en boire plus qu'une. Le résultat n'est certes pas idéal. Mais il en vaut la peine. Car les dégâts somatiques que provoque l'alcool ne sont pas linéaires mais exponentiels. En d'autres termes, en divisant sa consommation par deux, cette personne divise les conséquences négatives de sa consommation d'un facteur très supérieur à deux. Si cette consommation est stabilisée, c'est-à-dire si la personne parvient à la maintenir au long cours, on peut tenter, plus tard, une nouvelle diminution. Finalement, les patients sont moins désespérés puisqu'au lieu d'aller d'échec en échec, ils parviennent à un résultat. Et ce résultat lui-même n'est pas anecdotique mais significatif.

La consommation contrôlée obéit à une règle impérieuse : il faut compter ! Il faut compter quotidiennement les unités d'alcool consommées au moins pendant certaines périodes. Les patients doivent donc apprendre à tenir des « carnets de bord » qui leur permettent, ainsi qu'à leur médecin, de savoir où ils en sont. Si tout est fait au « doigt mouillé », le risque, c'est qu'une fois obtenue la diminution, la consommation ré-augmente de manière plus ou moins subreptice, et qu'au final la personne retrouve sa consommation antérieure. Je ne vais pas entrer dans le détail de cette comptabilité, mais évoquer quelques principes : une unité d'alcool (UA) correspond à 10 grammes d'alcool pur. Un demi (25 cl) de bière légère, entre 4 et 5° d'alcool, un verre de 10 cl de vin, un « baby » de whisky (3 cl) correspondent à une UA. Une bouteille de 75 cl de vin blanc, rosé ou rouge, correspond à 7 UA. Une bouteille de 70 cl de whisky à 40° correspond à 22 UA. J'ajoute que l'OMS a défini des consommations non problématiques d'alcool : 2 UA par jour pour une femme, 3 UA par jour pour un homme. Je simplifie car l'OMS entre dans beaucoup plus de détails.

Pourquoi 2 UA pour les femmes et 3 pour les hommes ? Parce que les organismes féminins sont plus sensibles aux effets toxiques de l'alcool.

L'alcoolisme féminin

Les stéréotypes de l'homme ivre et de la femme ivre sont très différents : l'homme ivre peut être agressif, violent, parfois il se contente d'être bavard ou triste. La femme ivre en public, c'est tout autre chose : elle est livrée à la concupiscence générale, on peut l'injurier, la bousculer, la violenter et, si les circonstances s'y prêtent, la violer. Toutes les femmes savent cela et c'est pour cette raison que l'alcoolisme féminin est si souvent solitaire ou caché. Alors que les hommes sont souvent fiers de s'enivrer (la troisième mi-temps des supporters), les femmes en ont le plus souvent honte et il arrive que cette honte les dévore littéralement. L'alcoolisme féminin s'est développé avec les supermarchés parce que l'achat y est anonyme. Auparavant, il arrivait à des femmes d'acheter leur alcool dans un autre quartier que celui où elles habitaient. Le supermarché rend ces précautions inutiles.

Si je mets de côté les femmes âgées qui s'ennuient et qui boivent trop avec leurs copines, la plupart des femmes qui avaient un problème d'alcool et qui se sont retrouvées en face de moi avaient quelque chose de pathétique, souvent émouvant, parfois franchement bouleversant. Tout d'abord, dans bien des cas, elles n'ignorent rien de leur situation puisqu'elles boivent seules et souvent se cachent pour boire. Le type qui boit, même beaucoup, avec ses copains, peut facilement se mentir. Pas la femme qui boit en cachette. J'ai connu une femme qui rentrait du travail plus tôt que son mari et qui s'enivrait exclusivement entre le moment où elle arrivait chez elle et le moment où son mari rentrait. Il ne la voyait jamais boire et les bouteilles étaient soigneusement cachées. Je lui ai demandé si elle et son mari parlaient de son problème d'alcool : jamais ! Puis elle m'a expliqué que son couple était en danger et lorsque je lui ai demandé pourquoi, elle m'a répondu : je pense que mon mari ne supporte plus mon alcoolisme. Voilà le type de situation que l'on peut rencontrer avec des femmes qui ont un problème d'alcool. J'ai souvent vu ces femmes pleurer dans mon cabinet de consultation, et ça me semblait d'autant plus logique qu'elles n'avaient, souvent, pas d'autre endroit où verser des larmes.

J'ai connu une jeune femme vive et intelligente qui avait un problème d'alcool. Il y avait des problèmes d'alcool dans sa famille. Elle avait un poste à responsabilité dans un palace parisien. Son compagnon et elle avaient un enfant en bas âge. Ils buvaient tous les deux et il y avait un jeu pervers qui faisait qu'il y en avait toujours un qui apportait de l'alcool. Une fois ivres, ils se battaient et elle a fini par m'expliquer que, quand elle avait bu, elle le « cherchait », elle savait lui dire des choses qui allaient le rendre fou mais elle ne pouvait s'en empêcher, c'était plus fort qu'elle, il fallait qu'elle le provoque jusqu'à ce qu'il la frappe. Je voyais bien que raconter cela lui était difficile. Si elle me l'a dit, c'est, je crois, parce qu'elle avait besoin que je comprenne vraiment la situation et que je ne m'arrête pas à ce lieu commun de l'homme méchant qui frappe sa gentille compagne. Me montrer cette part mauvaise d'elle lui coûtait, mais elle avait besoin que je le sache. Pour pouvoir continuer à travailler sur son alcoolisme.

Elle a commencé à prendre du baclofène, qu'elle supportait bien, et à diminuer de manière importante sa consommation. Cela a déstabilisé le couple. Elle a tenté sans succès de dire à son compagnon qu'il devait lui aussi faire une démarche de soin, mais il répondait qu'il n'avait pas de problème d'alcool. Lorsqu'il rentrait avec de l'alcool, elle vivait ça comme une provocation, ce qui ne l'empêchait pas de succomber à la tentation. Ils ont fini par se séparer, mais sans trop s'éloigner l'un de l'autre à cause de leur fils dont ils partageaient la garde une semaine chacun. Elle était donc seule, sans son enfant, une semaine sur deux. Elle n'était pas heureuse mais envisageait l'avenir avec un certain optimisme maintenant qu'elle avait, en bonne partie, mis l'alcool de côté. Là-dessus, le Palace parisien pour lequel elle travaillait ferma ses portes pour des travaux qui allaient durer deux ans. Et, pendant cette longue période, elle continuerait à être payée. Ce qui, pour bien des gens, aurait pu être une bonne nouvelle, la possibilité de faire toutes sortes de choses ou même de simplement paresser fut, pour elle, un drame. Le travail et les responsabilités l'aidaient à ne pas boire. Elle ne pouvait se permettre d'arriver ivre au travail ou même au sortir d'une cuite de la veille, qui ne lui aurait laissé que quelques heures de sommeil. Elle s'est remise à boire, seule, les semaines où elle n'avait pas son fils. Je ne sais pas ce qu'elle est devenue car elle a quitté l'Ile-de-France en laissant la garde de son fils à son ex-compagnon.

Je crois savoir pourquoi, voulant écrire quelques mots sur l'alcoolisme féminin, j'ai pensé à elle et non pas à tant d'autres que j'ai rencontrées dans le cadre de mon travail d'addictologue. Elle avait un alcoolisme sévère, l'alcool l'aidait vraiment à supporter l'existence, mais je ne l'ai jamais vue ivre. Je pense que c'était une bonne mère, quelles que soient par ailleurs les difficultés. Et elle me donnait le sentiment de se battre. Je dirais enfin que nous faisions du bon travail ensemble. Cette dernière remarque ouvre une question qui reste mystérieuse, sinon impossible, en tout cas difficile, à quantifier. La qualité de ce qui se passe dans une consultation est très variable : il peut se passer fort peu de choses, parfois même rien ; mais il y a aussi des patients avec qui, au contraire, la moisson est riche. Comment rendre compte de cette dimension dans les évaluations ? Durant une consultation, je sais quand il se passe quelque chose et quand il ne se passe rien. Je sais quand « ça travaille » et quand ça ne travaille pas ou peu. Il y a des patients avec qui on s'ennuie ferme et d'autres qui éveillent notre attention sans qu'on ait le moindre effort à faire. On ne raconte pas ce qu'on a déjà dit cent fois, on dépasse certaines inhibitions ou certaines peurs et on se retrouve au plus près de ce qui est important.

Ma rencontre avec l'alcool comme médecin

J'ai d'abord rencontré les problèmes d'alcool chez certains des patients héroïnomanes qui suivaient un traitement par méthadone. C'est un opiacé « lourd » mais très peu euphorisant, contrairement à l'héroïne. Pour retrouver une forme d'euphorie, certains se mettent à « tiser », à boire lourdement de l'alcool, le plus souvent de la bière fortement dosée en alcool qui n'existe qu'en canettes de 50 cl. Cette co-consommation pose deux problèmes : le premier, c'est que l'action de la méthadone dure moins longtemps : le foie doit détoxifier l'alcool et relargue donc plus vite la méthadone qu'il a stockée. Résultat : les personnes éprouvent des signes de manque au bout de 16 ou 18 heures et non pas 24 heures au minimum. Le traitement est alors déstabilisé. L'autre problème est plus grave encore : de très nombreux injecteurs ont été contaminés par le virus de l'hépatite C (VHC) et 80 % d'entre eux font une hépatite chronique active, une maladie à évolution lente : plusieurs décennies. Mais cette évolution est beaucoup plus rapide s'il y a un problème d'alcool : en une dizaine d'années, une cirrhose peut se développer pour aboutir à une insuffisance hépatique terminale et à la mort.

Il m'est arrivé de me demander, à Parmentier, si nous avions bien fait de proposer de la méthadone à une personne porteuse du VHC qui, auparavant, n'avait pas de problème d'alcool et qui s'est mise à boire une fois ce traitement installé. D'autant qu'à l'époque, au milieu des années 90, les premiers traitements de l'hépatite C avaient des effets secondaires importants et des résultats assez médiocres, tous génotypes (c'est-à-dire sous-types de virus) confondus : de l'ordre de 35 %. À quoi s'ajoutait une autre difficulté : les hépatologues étaient réticents à mettre nos patients sous traitement anti-VHC car ils redoutaient qu'ils ne soient pas « observants », c'est-à-dire prennent mal leur traitement. Habituellement, ils me posaient deux questions : votre patient a-t-il un problème d'alcool ? Si je disais oui, ils me répondaient que le premier traitement de l'hépatite C était l'arrêt de l'alcool. Ils me demandaient aussi si j'étais certain que le patient dont je demandais l'accès au traitement n'injectait plus. Car si tel était le cas, il pouvait se réinfecter après avoir, dans le meilleur des cas, été guéri. Une telle situation est arrivée, mais exceptionnellement. Quant à la réponse que je pouvais faire : « Non, il n'injecte plus », elle ne pouvait relever que d'une impression, certainement pas d'une certitude.

À partir de 1996 et l'introduction des trithérapies dans l'infection à VIH, on a vu les décès liés au sida diminuer drastiquement. J'ai pu m'en rendre compte dans le service de maladies infectieuses de Saint-Antoine où la majorité des lits d'hospitalisation étaient occupés par des patients sida lorsque je commençais à y travailler en 1993 et où chaque semaine s'accompagnait d'un ou plusieurs décès. Mais, paradoxe de la situation, c'est à partir de 1996 que le drame de l'hépatite C devint visible dans la population dont nous nous occupions : des injecteurs de drogues massivement contaminés par le VHC.

Cette même année, j'étais allé à l'autre bout du monde, à Hobart, en Tasmanie, cette île australienne située au sud du continent. Nous avions eu de nombreuses données néo-zélandaises et australiennes. Ces deux pays avaient mis en place précocement une politique de réduction des risques en direction des injecteurs : accès aux seringues propres dans les pharmacies, dans le cadre de PES (programmes d'échange de seringues) ou d'automates-échangeurs de seringues (qui permettent d'avoir accès à des seringues la nuit) et large accès aux traitements de substitution par méthadone ou buprénorphine. Or, s'ils obtenaient de remarquables résultats avec le VIH, la prévalence (c'est-à-dire la proportion de personnes infectées) étant d'environ 5 %, il n'en était nullement de même avec le VHC dont les prévalences étaient équivalentes aux prévalences européennes : de l'ordre de 50 à 60 %.

Manifestement, la transmissibilité du VHC dans le cadre de pratiques d'injection était beaucoup plus élevée que celle du VIH. La transmission du VIH d'une personne infectée à une personne qui ne l'est pas suppose le partage « actif » de la seringue. Concernant le VHC, on a pu montrer que le partage de tout ce qui concourt à l'injection : la seringue évidemment, mais aussi l'eau, le contenant, le filtre, peut entraîner une contamination. La réduction des risques, qui avait obtenu des résultats si spectaculaires avec le VIH rencontrait, avec le VHC, une difficulté redoutable : les injecteurs ne devaient plus rien partager pour y échapper.

Durant les années qui suivirent, nous fûmes, nous les soignants, devant une étrange situation. Car si les hépatologues étaient réticents, comme on l'a vu, à s'occuper de nos patients, ces derniers étaient eux-mêmes tout aussi réticents à entreprendre un traitement. Et ce pour au moins deux raisons : la première, c'est qu'il était nécessaire de procéder à une ponction-biopsie hépatique (PBH), examen invasif consistant à enfoncer un trocart dans le foie pour en ramener un peu de tissu hépatique, qui sera analysé et permettra de savoir à quel stade en est la maladie. Cet examen était alors le « gold standard », celui qui donnait la meilleure idée de l'état du foie. Il était parfois douloureux, il arrivait, plus exceptionnellement, qu'il provoque des complications sérieuses. Et puis il y avait les effets secondaires des traitements : durant les premières semaines, des douleurs diffuses évoquant un syndrome grippal et, à plus long terme, des troubles de l'humeur : agressivité, dépression. Rares étaient les usagers qui ne connaissaient pas quelqu'un passé par la biopsie, puis les effets secondaires des traitements. Nombreux étaient ceux qui ne voulaient tout simplement pas être traités.

Et puis les traitements ont lentement progressé, tout en restant longs et lourds. La PBH a cessé d'être nécessaire, remplacée, dans la plupart des cas, par une sorte d'échographie, le fibroscan, associé à un bilan biologique particulier. Et les services d'hépatologie, après les services d'infectieux, ont appris à prendre en charge des toxicomanes.

Aujourd'hui, des progrès considérables ont été faits dans trois directions. On dispose de traitements brefs, efficaces et presque sans effets secondaires pour traiter le VHC. Ces traitements sont chers, mais ils sont désormais accessibles, en France, à toute personne qui présente une hépatite chronique active C. Ensuite, le matériel mis à la disposition des injecteurs a subi des améliorations qui limitent les contaminations. Enfin, des progrès ont été faits dans le traitement de l'alcoolodépendance.

Et j'en reviens donc à l'alcool. Comme je l'ai dit, lorsque nous avons ouvert l'Espace Parmentier en 1994, les centres de cure ambulatoire en alcoologie (CCAA) étaient très réticents à recevoir nos patients et c'était, de plus, un dispositif que nous connaissions mal. Or, dans un secteur spécialisé donné, les choses peuvent être assez simples quand on se connaît, elles deviennent très difficiles lorsqu'on ne se connaît pas. À cette époque, l'addictologie n'existait pas encore et le secteur de soins spécialisé en toxicomanie entretenait peu de liens avec celui de l'alcool. Pour certains de nos patients, il aurait été utile de pouvoir profiter de post-cures longues, c'est-à-dire de lieux résidentiels où ils n'avaient, en théorie, pas accès à l'alcool et où ils pouvaient, au moins pour un temps, mettre au repos leur foie et tout leur organisme.

J'ai quitté MDM (Médecins du Monde) en 2001 et suis parti travailler à Montreuil dans un CSST (Centre de Soins Spécialisés en Toxicomanie) dirigé par Pierre Goisset, un garçon pour lequel j'avais beaucoup d'estime et qui, quelques années auparavant, avait rejoint Limiter La Casse. J'ai donc continué, dans ce CSST intitulé La Mosaïque, à m'occuper de toxicomanes.

Quelque temps plus tard, le chef de service de psychiatrie et d'addictologie de l'hôpital Paul-Brousse, le Pr Michel Reynaud, me proposa de venir consulter dans son service d'addictologie. Elle est très réputée et compte, parmi ses membres, Amine Benyamina, spécialiste du cannabis, devenu depuis chef de service, et Laurent Karila, spécialiste de la cocaïne et de l'addiction au sexe.

C'est à Paul Brousse que, pour la première fois, j'ai pris en charge des primoalcooliques, c'est-à-dire des patients dont la première addiction, le tabac excepté, était l'alcool et qui, dans la majorité des cas, n'avaient consommé aucune drogue illicite, y compris le cannabis. Ce que je ne savais pas, c'est que l'alcool allait occuper beaucoup de mon travail clinique pour les dix ans à venir. À partir de 2010, j'ai travaillé au centre Valjean, un CSAPA hospitalier (centre de soin d'accompagnement et de prévention en addictologie) dit généraliste, c'est-à-dire qui prend en charge tant les problèmes de drogues illicites que les problèmes d'alcool. Les consommateurs problématiques d'alcool sont beaucoup plus nombreux que les abuseurs de drogues illicites. Pour deux cent mille toxicomanes, il y a deux à trois millions d'alcoolodépendants et six à sept millions de buveurs excessifs.

Un mot sur le baclofène : il a fait l'objet depuis la fin des années 2000 de violentes confrontations, les pros les plus convaincus accusant leurs collègues réticents de laisser mourir leurs patients ; les antisoutenant que seule la conviction qu'avaient ces médecins de l'efficacité du baclofène expliquait que les patients puissent tolérer des effets secondaires, dont le plus problématique est une sédation, un ralentissement général jusqu'au sommeil. Une étude semblait montrer que les patients qui recevaient des hautes doses présentaient plus de décès et d'hospitalisations que les autres. Alors que le cadre légal provisoire permettait de prescrire jusqu'à 300 mg de baclofène, la dose autorisée fut brutalement ramenée à 80 mg en juillet 2017. Le débat continue mais il est (à peu près) clair que le baclofène n'est ni la solution miracle que certains espéraient, ni le faux traitement dénoncé par les antis. Le Baclocur 40 mg, commercialisé par le laboratoire Ethypharm, a obtenu une AMM dans l'indication alcool avec une posologie maximale de 80 mg (ce qui est une dose souvent insuffisante...) et devrait pouvoir être bientôt à la disposition des prescripteurs après toutes sortes d'aléas juridiques sur lesquels je ne m'étends pas.

Boire comme un Polonais

C'était en janvier 1982 à Poznan, dans l'ouest de la Pologne, notre premier arrêt. Le 13 décembre précédent, le général Jaruzelski avait instauré l'état de siège. Les libertés étaient suspendues, les conversations téléphoniques écoutées, les arrestations à la discrétion du pouvoir. Médecins du Monde (MDM) avait affrété des semi-remorques bourrés de nourriture, de vêtements, de couvertures pour venir en aide aux Polonais. Ça, c'était la devanture officielle, la version *Pravda.* Discrètement et à travers l'Église, on contactait des leaders de Solidarnosc, du moins ceux qui étaient encore en liberté, et on leur donnait des liasses de liquide.

Il faisait un froid glacial. Dans les rues, les gens marchaient en silence avec des regards sinistres. Nous étions installés dans l'un des plus grands hôtels de la ville, presque totalement vide. Notre journée terminée, nous sommes passés (François Foussadier, Philippe Magne et moi) dans un magasin réservé aux touristes pour acheter de la vodka et sommes rentrés à l'hôtel. Le gardien, un vieux bonhomme, nous vit entrer et aperçut, à travers le sac en plastique, notre bouteille de vodka. Seuls les yeux du loup de Tex Avery auraient pu faire mieux que les siens. Pris de pitié, un peu coupables aussi d'être des « *Wessis* » (comme on disait quand il y avait deux Allemagnes) avec des dollars dans leurs poches, on l'invite à boire un verre dans une de nos chambres. C'est Philippe, russophone, qui s'en charge comme il peut. Nous voilà donc tous les quatre, chacun avec son verre de vodka correctement rempli. On commence à tremper nos lèvres, mais lui attend. Et puis, soudain, il vide son verre cul sec. Il tient désormais son verre vide sans rien demander mais enfin... On le ressert. Il attend un peu, de nouveau, et, hop, son verre est vide. Il est souriant, content d'être là mais avec un verre vide dans la main. On le ressert. Finalement, on lui en a servi un dernier, bien tassé, et Philippe lui a expliqué qu'il fallait qu'on travaille. Un dernier cul-sec et il est parti poliment mais on sentait bien que c'était à regret après quelques pauvres larmes de vodka. La bouteille y était quand même pratiquement passée...

CHAPITRE 8

De l'isolement de la morphine à la crise américaine des opioïdes

« L'opium ne supporte pas les adeptes impatients, les gâcheurs. Il s'en écarte, leur laisse la morphine, l'héroïne, le suicide, la mort. »

(Jean Cocteau, *Opium,* Stock, 1987, p. 32.)

« Oh ! la douceur de la morphine !

Son froid délicieux sous la peau !

On dirait de la perle fine

Coulant liquide sous les os ! »

(*La Morphinée,* Jean Lorrain, cité par Arnould de Liedekerke, *op. cit.*, p. 98.)

« Quatre-vingt-douze pour cent de l'offre mondiale de morphine est consommée par seulement 17 % de la population, avec une consommation concentrée au Nord et 75 % de la population mondiale n'a accès à aucun médicament antalgique. Les raisons ont peu à voir avec le coût ou la rareté de l'offre et tout à voir avec la prohibition et la répression mondiales concernant les drogues[132]. »

(Commission mondiale pour la politique des drogues).

Une brève histoire des opiacés

Les opiacés occupent une place centrale dans l'histoire des drogues. Les guerres de l'opium du XIXe siècle sont à l'origine des premières

---

132 http://www.globalcommissionondrugs.org/reports/the-negative-impact-of-drug-control-on-public-health-the-global-crisis-of-avoidable-pain (2015).

conférences internationales visant à contrôler sa production et son usage, au début du XXe. Mais ce n'est pas tout. Dès les premières conventions, la distinction centrale porte sur les drogues avec ou sans utilisations thérapeutiques. S'il a été possible, mais contestable, de décider que ni le cannabis, ni la cocaïne, ni, plus tard, les psychédéliques ou la MDMA n'avaient d'applications médicales, c'était tout à fait impossible avec la morphine, principal alcaloïde de l'opium, qui reste le traitement de référence dans les douleurs de forte intensité.

Les opiacés peuvent être naturels (morphine, codéine, codéthyline), semi-synthétiques (héroïne, oxycodone) ou purement synthétiques (méthadone, péthidine, dextromoramide, fentanyls...). Ils ont deux caractéristiques essentielles : ils provoquent, en cas d'usage prolongé, une forte dépendance physique et ils peuvent entraîner, à l'occasion d'une consommation, une surdose mortelle par dépression des centres de la respiration. En résumé, on a affaire à une classe de molécules présentant un réel danger mais indispensables dans le champ de la douleur. Ajoutons que plus la molécule est euphorisante, plus le risque de dépendance est grand. Et qu'il existe une classe d'opiacés, symbolisée par la buprénorphine, qui présente des risques faibles d'overdose[133].

En médecine, les opiacés peuvent être utilisés pour leurs propriétés antitussives, en particulier la codéine, ou leurs effets antidiarrhéiques comme dans l'élixir parégorique. Mais les deux principales indications sont la douleur et, concernant la méthadone et la buprénorphine, les traitements de substitution aux opiacés (TSO) chez les personnes héroïnomanes.

La morphine, isolée de l'opium par le jeune Serturner en 1817, fit d'abord son apparition sur les champs de bataille, durant la guerre de Sécession américaine (1861-1865), la guerre austro-prussienne de 1867 et la guerre franco-prussienne de 1870. Vers 1850, un médecin français, Charles-Gabriel Pravaz, inventa la seringue qui porte son nom[134]. Et la morphine fut si largement utilisée, d'abord par les Prussiens puis par les Français, que le premier nom que porta la morphinomanie était « maladie du soldat ». Varenne écrit[135] : « Un calme étrange régnait dans les

---

133 La buprénorphine provoque très rarement une overdose mortelle lorsqu'elle n'est pas associée à l'alcool et/ou aux benzodiazépines.

134 Dr G. Varenne, *L'Abus des drogues,* Charles Dessart éditeur, 1971, p. 104, et Jean-Jacques Yvorel, *Les Poisons de l'esprit. Drogues et drogués au XIXe siècle,* Quai Voltaire Histoire, 1992, p. 184.

135 Dr G. Varenne, *op. cit.*, p. 105.

hôpitaux de campagne ; plus de cris de douleur, presque plus de plaintes. »

La guerre terminée, les médecins commencèrent à l'utiliser tant dans la douleur physique que morale, la dépression, l'hystérie. Bientôt, Allbutt, dès 1870, puis Laehr à Berlin, en 1872, et surtout Levinstein, en 1879, mirent en garde contre la « demande artificielle » provoquée par les injections de morphine. Mais la drogue-miracle avait commencé sa chevauchée triomphante et devint bientôt une mode que tous les décadents se devaient de consommer, quitte même à faire semblant. Il était du dernier chic de se « seringuer » en public et la « fée grise » attirait les épouses de médecins, les actrices, les femmes du monde et du demi-monde qui avaient la passion de se « pravaziner »[136]. C'est ainsi que naît la figure de la morphinée[137], femme fatale, prosélyte, amatrice d'amours saphiques.

Mais la loi de proximité du toxique va aussi toucher les médecins et certains des plus grands spécialistes de la morphine en cette fin de siècle sont des morphinomanes. En France, les deux plus célèbres sont Georges Pichon, qui publie *Le Morphinisme* en 1889 et meurt à 33 ans en 1893[138], et Ernest Chambard qui publie *Les Morphinomanes* en 1893 et meurt d'un tétanos en 1900, à 49 ans. Tous deux sont d'éminents spécialistes de la morphine et de la morphinomanie, connus dans toute l'Europe. D'une manière générale, le corps médical est surreprésenté. Voilà ce qu'écrit Liedekerke : « Selon Régnard, en 1885, « sur cent morphinomanes, on compte cinquante et une personnes touchant à l'exercice de la médecine » [139]. » Ainsi, le personnage du docteur John Tackery, dans la série *The Knick* s'inspire de William Halsted (1852-1922), qui fut l'un des plus brillants chirurgiens de sa génération[140] et morphino-cocaïnomane.

---

136 Arnould de Liedekerke, *La Belle Epoque de l'opium*, Éditions de la Différence, 1984, p. 95.

137 Arnould de Liederkerke, *op. cit.*, p.98. Ma collègue Zoë Dubus a consacré son Master 2 d'Histoire à « La morphinée, représentations de la femme morphinomane dans le discours médical, 1870-1916 ».

138 Jean-Jacques Yvorel, *op. cit.*, p. 126-127.

139 Arnould de Liedekerke, *op. cit.*, p. 92.

140 « En 1884, Halsted lit un rapport de Carl Koller sur l'action anesthésiante de la cocaïne instillée dans l'œil. Il comprend l'importance du phénomène. Avec ses étudiants et des collègues médecins, il expérimente la cocaïne selon la méthode apprise en Europe et finit par démontrer que, en injection, cette substance produit un effet anesthésique efficace et sûr. Expérimentant sur lui-même, Halsted s'intoxique à la cocaïne et il doit suivre une cure au sanatorium Butler à Providence,

Ajoutons que lorsqu'en 1898 la diacétylmorphine commence à être utilisée en médecine par Heinrich Dreser, en Allemagne, c'est un remède si héroïque contre la toux des tuberculeux qu'on décide de l'appeler héroïne. Bientôt, on constate que c'est aussi un remède admirable contre la morphinomanie… avant de déchanter !

Bref, entre 1870 et 1920, les médecins avaient découvert que la morphine et l'héroïne n'étaient pas exactement des médicaments comme les autres. Or, à l'époque, il était encore possible pour un patient de se faire délivrer le produit en présentant au pharmacien une vieille ordonnance. Ce ne sera plus le cas en France après la loi de 1916.

La Seconde Guerre mondiale vit l'apparition des opiacés purement synthétiques. Le premier fut la péthidine (commercialisée en France sous le nom de Dolosal), synthétisée en 1939-1940 par l'industrie allemande tout comme la méthadone durant la guerre. Dans les années 50, le dextromoramide (Palfium), puis le dextropropoxyphène (Antalvic), dérivé de la méthadone, virent le jour. Toutes ces molécules, en particulier le Palfium, un opiacé d'action brève très euphorisant, firent l'objet de détournement et de toxicomanies. En 1959, le fentanyl fut synthétisé, précédant les fentanyls, dont la puissance ouvre une nouvelle (et inquiétante) page de l'histoire des opioïdes[141].

Entre la fin de la Seconde Guerre mondiale et les années 80, prescrire de la morphine ou ses équivalents de synthèse était, pour la grande majorité des médecins, une décision grave et rarement mise en œuvre. Rien, il est vrai, ne facilitait une telle prescription. En France, les opioïdes forts étaient inscrits au fameux « tableau B » et ne pouvaient être prescrits que sur carnet à souches[142]. Par un classique retour du balancier, les médecins de cette époque (1930-1980) étaient d'autant plus pusillanimes que leurs prédécesseurs des années 1870 aux années 1920 avaient eu la main leste. En d'autres termes, ils avaient plus ou moins confusément le sentiment qu'ils avaient beaucoup à se faire pardonner. En 1951, le Bulletin des stupéfiants de l'ONU donne les consommations de

dans Rhode Island. Là, on croit l'aider à se sevrer de la cocaïne en lui administrant de la morphine. Le remède se révèle pire que le mal : Halsted devient dépendant des deux drogues. Il continuera cependant d'exercer impeccablement, tant comme chirurgien que comme médecin, et il poursuivra une carrière remarquable. » Wikipedia, article « William Halsted » consulté le 18/11/2018.

141 « Opioïde » est un mot chic pour dire « opiacé ».

142 Voir le chapitre sur l'histoire des traitements de substitution.

morphine pour les années suivantes : 1936 (329 kg), 1948 (206 kg), 1949 (135 kg)[143].

Du Harrison Act (1914) aux années trente

La grande vague de prohibition née dans les années 1880 dans le monde occidental aboutit aux premières conférences internationales (Shanghaï, 1909, et La Haye, 1912). Dans le même temps, les premières législations nationales apparaissent aux États-Unis (1914), en France (1916), en Grande-Bretagne (1920)…

Aux États-Unis, précédant de cinq ans la « loi sèche » (Volstead Act) de 1919 qui prohibera l'alcool durant quinze ans, le Harrison Act vise à interdire la production, l'importation et la distribution d'opiacés (opium, morphine, héroïne) et de cocaïne. En principe, il n'empêchait pas les médecins de prescrire. Mais à condition, précisait la loi, que ce soit « dans l'exercice de leur profession » et « à des fins médicales légitimes ». Que sont des fins médicales légitimes ?

La « maintenance », c'est-à-dire la prescription au long cours chez les morphinomanes et héroïnomanes, ne fut pas considérée comme légitime. Dans un pays où le monde médical et pharmaceutique était bien moins structuré qu'en Europe et, de manière beaucoup plus récente, l'application du Harrison Act donna lieu à un bras de fer.

Entre 1914 et 1920, quarante-quatre narcotic clinics ouvrent, dont certaines pratiquent la maintenance[144]. La plupart de ces cliniques vont subir le harcèlement des agents fédéraux du Narcotic Bureau qui utilisa, selon les termes de David Musto, « *threats and intimidation*[145] ».

« Pour finir, entre 1914 et 1938, vingt-cinq mille médecins sont traduits en justice pour vente de narcotiques, trois mille font de la prison

---

[143] Je remercie Zoë Dubus, doctorante en histoire à l'université d'Aix et qui a présenté le 8 mars 2018 à Paris un exposé sur la morphinophobie des médecins français dans le cadre d'un séminaire de l'EHESS dirigé par Alessandro Stella et intitulé « Consommations et prohibitions des drogues : approche transversale ».

[144] Annie Mino : « Analyse de la littérature sur la remise contrôlée d'héroïne et de morphine » Office fédéral de santé publique, Confédération Helvétique, 1990, et Annie Mino et Sylvie Arsever, *J'accuse les mensonges qui tuent le drogués,* Calmann-Lévy, 1996.

[145] David Musto, *The american disease, origins of narcotic control,* Oxford University Press, 1987, p. 184.

et des milliers d'autres sont rayés de l'Ordre[146] ». Une fois les médecins récalcitrants mis au pas, les pharmaciens obtiennent le monopole de la vente et l'American Medical Association devient un partenaire légitime des pouvoirs publics. La prescription relève désormais de la compétence exclusive de l'État fédéral. Aux États-Unis, comme dans presque tout le monde occidental, l'utilisation médicale de morphine s'effondre des années 20 aux années 70-80.

Dans ce pays jeune où, soixante-dix ans auparavant, des milliers de médecins ont été incarcérés pour prescriptions abusives d'opiacés, la plus grande épidémie d'overdoses mortelles d'opiacés jamais vue au monde va commencer par... des prescriptions massives rédigées par des médecins !

La crise américaine des opioïdes : un événement sans précédent

De même que les cent hommes les plus riches du monde possèdent plus que les quatre milliards les plus pauvres, 92 % de la morphine produite mondialement sur le marché légal est consommée par seulement… 17 % de la population, principalement dans les pays du nord, en particulier les États-Unis. L'OMS estime, à l'inverse, que, chaque année, des dizaines de millions de personnes ne voient pas leurs douleurs soulagées à cause du manque d'accès aux médicaments sous contrôle, en particulier les opiacés.

À partir de la fin 2019, on apprend que, pour la première fois depuis 1990, le nombre d'overdoses mortelles a diminué aux États-Unis, en l'occurrence de 5 %. Mais l'année 2020 a vu les décès augmenter de nouveau. Depuis 1990, en effet, le nombre d'overdoses principalement liées aux opiacés a progressé de 500 %. Il était d'environ 8 500 il y a 25 ans, 52 000 en 2015 et ce nombre continue à croître puisqu'on évalue à près de 60 000 le nombre de décès liés aux opiacés en 2017. Cela en fait la première cause de décès aux États-Unis chez les moins de 50 ans, avant les accidents de voiture, les homicides, les suicides ou les décès par sida[147]. Que s'est-il passé ?

---

146 Anne Coppel et Christian Bachmann, *Le Dragon domestique, deux siècles de relations étranges entre l'Occident et les drogues,* Albin Michel, 1989, p. 374.

147 Josh Katz, « You draw it: how bad is the Drug Overdose Epidemic? », *The New York Times*, 14 avril 2017.

Tout d'abord, cet événement est sans équivalent dans l'histoire moderne des drogues. Ensuite, c'est un immense paradoxe. Les États-Unis déclarent, à partir de 1971 et sous l'administration Nixon, la « guerre à la drogue ». Et c'est ce pays qui est victime de la plus vaste, la plus impressionnante, la plus profonde « crise » ou « épidémie » d'overdoses aux opiacés jamais décrite, au point que l'espérance de vie a baissé ces dernières années, en particulier chez les Blancs.

Tout commence, à partir des années 70 et 80, par une nouvelle (et heureuse) sensibilité sociétale à la question de la douleur dans le monde occidental.

Soulager la douleur

Pendant des décennies, des années 20 aux années 80, les médecins ont été très réticents à prescrire des opiacés dans la douleur. La morphine n'était utilisée que chez des patients cancéreux, souvent en fin de vie, au point que, dans l'opinion, morphine signifiait mort imminente ou proche.

Cette morphinophobie s'explique en bonne partie par la période qui précède et qui va des années 1870 aux années 1920, où la morphine et l'héroïne (diacétylmorphine) furent très largement prescrites, tant pour les douleurs physiques que morales.

On ignorait alors ou on découvrait seulement que ces substances pouvaient provoquer une « faim » qui poussait le patient à augmenter les doses tout en devenant physiquement dépendant : la morphinomanie était née. Bien entendu, il n'était désormais plus question de « donner de la drogue aux drogués » et le médecin devait savoir se méfier des stratagèmes diaboliques que ces pervers[148] n'hésitaient pas à utiliser pour obtenir une prescription...

L'opiophilie des années 1870-1920 fut donc suivie d'une période d'opiophobie des années 1920-1980. Mais, à partir des années 1970 et 80, se produit une véritable mutation dans la manière dont nos sociétés conçoivent la douleur. Faut-il absolument qu'une femme enfante dans la souffrance alors que des techniques comme la péridurale peuvent rendre

---

[148] Depuis Freud, le champ de la pathologie mentale se divise en névrose, psychose et perversion. Les toxicomanes étaient considérés comme des pervers. Le pervers est quelqu'un qui, pour trouver sa jouissance, peut recourir à tout moyen, y compris en violant la loi. Malheureusement, dans la « doxa » psychanalytique, la Loi a trop souvent été confondue avec la loi de 1970...

l'accouchement moins pénible ? Doit-on attendre qu'un patient cancéreux qui présente des métastases osseuses soit au seuil de la mort pour qu'on le soulage enfin sous prétexte qu'il pourrait devenir dépendant d'un opiacé ? D'où vient ce dogme étrange selon lequel les enfants ne souffrent pas et qu'en conséquence il est inutile de les soulager ? Pourquoi s'interdire d'atténuer par des prescriptions courtes les douleurs des patients qui viennent de subir une intervention chirurgicale, alors que l'on sait que la période algique est maximale durant les deux, trois ou quatre jours qui suivent immédiatement l'opération ? On pourrait multiplier les exemples. Désormais, il est du devoir du médecin de « soulager la douleur ».

Premier temps : une explosion de l'offre d'opioïdes sur le marché légal

Si la douleur doit être prise en charge, il faut combattre la mentalité opiophobe des médecins. La presse médicale, tant en Europe qu'aux États-Unis, se couvre d'articles savants qui expliquent que lorsqu'on prescrit un opiacé à un patient qui souffre, il est exceptionnel qu'il devienne dépendant. Ainsi, le rapport Roques sur la dangerosité des drogues[149] écrit : « Malgré les répercussions très importantes sur la santé de la consommation illicite d'opiacés, les effets secondaires provoqués par la morphine dans une indication d'analgésie sont pratiquement inexistants, lorsqu'elle est utilisée de manière rationnelle. Ils ne devraient donc pas limiter l'utilisation clinique de la morphine dans une indication d'analgésie[150]. » Et dans le fameux tableau qui résume la dangerosité des drogues[151] et qui a été si souvent utilisé, on lit, sous la colonne « héroïne (opioïdes) », que la dépendance physique et la dépendance psychique sont très fortes et la toxicité générale forte.

Mais une petite note de bas de page indique, fort à propos : « Pas de toxicité pour la méthadone et la morphine en usage thérapeutique. » Passons rapidement sur la méthadone, puisqu'elle est prescrite à des patients qui présentent déjà une « dépendance majeure aux opiacés ». Examinons l'autre situation, celle du patient algique. Par quel miracle la très forte dépendance physique que provoque la morphine disparaît-elle lorsqu'elle est prescrite au long cours chez un patient douloureux ? Ce

---

149 Voir le chapitre sur la crise de la prohibition punitive.

150 Bernard Roques, *La Dangerosité des drogues,* Odile Jacob et La Documentation française, 1999, p. 168.

151 *Ibid.*, p. 298.

qui autorise ces évidentes contradictions, c'est une cause juste : convaincre les médecins qu'on leur a raconté des sornettes et qu'il faut prescrire des opiacés dans la douleur. On affirme donc que, contrairement au toxicomane qui « cherche sa dose », le patient algique ne demande qu'à être soulagé ; et si la thérapeutique est bien conduite, le risque de le voir devenir dépendant, ou pire, succomber, est infime. Ce n'est, hélas, pas vrai, mais qui veut la fin veut les moyens. Et, lentement, les médecins se remettent à prescrire tandis que la médecine de la douleur, l'algologie, prend son envol et que naissent dans de nombreux hôpitaux des consultations de la douleur. Des obstacles administratifs, comme le carnet à souches en France, sont supprimés.

La prescription d'oxycodone, symbole du premier moment de la crise

Profitant de cette nouvelle sensibilité, la plupart des laboratoires fabricants d'opiacés et ayant accès au marché américain ont menti en toute connaissance de cause. Une substance résume ces mensonges : l'oxycodone.

Tout comme l'héroïne, l'oxycodone est un opiacé semi-synthétique. Mais si l'héroïne dérive de la morphine, elle-même extraite de papaver somniferum, l'oxycodone dérive, elle, de la thébaïne, le principal alcaloïde extrait de papaver bracteatum ou pavot perse. La thébaïne n'est pas directement utilisée comme médicament mais elle peut générer une vaste gamme d'opiacés soit agonistes purs (oxycodone, oxymorphone), soit agonistes partiels (nalbuphine, buprénorphine), soit antagonistes (naloxone, naltrexone).

Synthétisée en 1916, l'oxycodone commença à être utilisée comme antalgique dès 1917, « l'année de l'enthousiasme initial[152] ». Dès 1919, des cas de toxicomanie iatrogène à l'Eucodal, son premier nom commercial, sont décrits. Lors de la « Convention de limitation » de Genève en 1931, l'oxycodone fait partie des quatorze premières drogues classées dans le groupe 1[153]. Et, en 1939, l'Organisation de la santé de la SDN considère

---

152 Dr G. Varenne, *L'Abus des drogues*, Dessart, 1971, p. 136-141.

153 C'est à la « convention pour limiter la fabrication et réglementer la distribution des stupéfiants » qu'apparaît pour la première fois un nouvel acteur, et non des moindres : Harry Anslinger (1892-1975), premier commissaire du nouveau Federal Bureau of Narcotics et qui le restera jusqu'en... 1962. Cf Jay Sinha, « L'historique et l'évolution des principales conventions internationales de contrôle des stupéfiants. »,

que « le danger de contracter une assuétude en prenant de l'Eucodal ne devrait pas être considéré comme moindre que le risque de morphinomanie[154] ». Ajoutons qu'après la guerre, les suppositoires d'Eubine bénéficient d'une grande « popularité ». Comment imaginer un instant que la Food and Drug Administration (FDA) ignorait tout de ce dossier ?

En 1995, Purdue Pharma met l'OxyContin® sur le marché américain, avec une galénique à libération prolongée permettant, en théorie, une analgésie en deux prises qui couvre les vingt-quatre heures. Le dossier de l'oxycodone, où s'accumulent des informations depuis plus de soixante-dix ans, permet d'affirmer qu'elle provoque dépendance physique et risque d'overdose, ce que Purdue va pourtant nier pendant les dix années qui suivront tandis qu'il engrange de gigantesques profits.

La FDA accepta rapidement d'étendre les indications de l'OxyContin, commercialisé en 1995, à toutes les douleurs intenses, qu'elles soient ou non cancéreuses, en particulier les douleurs d'origine rhumatologique. La levée de l'obstacle légal lié au cancer fut une occasion, dont se saisirent immédiatement les laboratoires les plus entreprenants, à commencer par celui qui, à partir de 2015, est montré du doigt par toute l'Amérique : Purdue Pharma. La FDA accepta aussi les dosages à 40, puis 80 puis... 160 mg.

Or, aux États-Unis, contrairement à l'Europe, il est possible de faire, dans les médias grand public, de la publicité pour de nombreux médicaments sur prescription[155]. Purdue se lança alors dans une intense campagne de promotion télévisée qui visa d'abord les soixante-dix millions de lombalgiques étatsuniens en leur tenant à peu près le discours suivant : « Vous souffrez. Ce n'est pas normal. Vous n'avez aucune raison de souffrir. Un médicament, l'OxyContin, peut changer votre vie. Il ne provoque ni dépendance ni risque de surdose. Demandez à votre médecin de vous le prescrire. » Ce fut un franc succès ! Et un énorme

---

Bibliothèque du Parlement du Canada, https://sencanada.ca/content/sen/committee/371/ille/library/history-f.htm.

154 Varenne, *Ibid.*, p. 137.

155 En France, six opioïdes forts à visée antalgique sont ainsi disponibles : la buprénorphine, le fentanyl, l'hydromorphone, la morphine, l'oxycodone et la péthidine. Et l'OxyContin LP® existe sous les dosages suivants : 5, 10, 20, 30, 40, 60, 80 et 120 mg. Comme dans de nombreux autres pays, les opiacés de niveau 3 sont d'abord réservés aux douleurs cancéreuses. Ainsi, il faudra attendre 2012 pour qu'en France les indications de l'oxycodone soient étendues aux douleurs chroniques non cancéreuses (DCNC). Et, logiquement, c'est à partir de cette date que les prescriptions ont augmenté même si, en valeur absolue, elles restent basses.

mensonge ! Les campagnes de marketing furent d'une agressivité encore jamais vue. Et les ventes explosèrent.

Quand certains laboratoires achètent les leaders d'opinion

On sait aujourd'hui, après les enquêtes menées par les meilleurs journaux américains (*New York Times, Washington Post, New Yorker,* etc.), que certains laboratoires ont acheté de nombreux et parfois prestigieux leaders d'opinion du monde médical. À charge pour eux de convaincre leurs collègues de prescrire *larga manu* de l'oxycodone et d'autres opioïdes comme l'hydromorphone ou le fentanyl dans des indications de plus en plus larges. Les laboratoires ont aussi embauché, avec de confortables salaires, des experts venus des administrations avec une prédilection pour la FDA et même... la Drug Enforcment Administration (DEA) !

Par ailleurs, de l'oxycodone a été associée à de l'aspirine dès les années 50, puis au paracétamol, ce qui en banalise complètement la prescription. En France, de telles associations existent, mais uniquement avec de la codéine ou du tramadol, c'est-à-dire des opioïdes faibles[156]. Pour tout médecin non spécialiste, l'association d'un opiacé avec de l'aspirine ou du paracétamol[157] signe sa faible dangerosité, pour ne pas dire son innocuité.

L'oxycodone est un opiacé délicieux...

Malgré tout, on comprend mal pourquoi l'OxyContin a rencontré un tel succès. Car le marketing n'explique pas tout. Il y a un secret : tout comme l'héroïne, l'oxycodone est un opiacé « délicieux ». Il procure une douce euphorie à laquelle la plupart des êtres humains restent rarement insensibles. Tout le monde ou presque succombe à son charme, tant les

---

156 L'OMS a défini trois groupes de médicaments contre la douleur. Le premier ne contient aucun opiacé : paracétamol, aspirine, anti-inflammatoires non stéroïdiens type ibuprofène. Le niveau 2 concerne des opiacés « légers » : codéine, tramadol, poudre d'opium. Le niveau 3 comporte les opiacés « lourds » : morphine, oxycodone, méthadone, fentanyls... Il existe en France des associations entre des antalgiques de niveau 1 (le plus souvent du paracétamol) et de niveau 2 (en particulier codéine et tramadol) mais pas d'association entre le paracétamol et les opioïdes de niveau 3.

157 L'association oxycodone-aspirine (5 mg/325 mg) vendue sous le nom de Percodan a d'abord été commercialisée par Dupont Pharmaceuticals et prescrite aux États-Unis à partir de 1950. Elle a depuis été supplantée par le Percocet associant l'oxycodone au paracétamol avec, pour 325 mg de paracétamol, quatre dosages d'oxydodone : 2,5 mg, 5 mg, 7,5 mg et 10 mg.

usagers de drogues que les patients, qui découvrent ce médicament parce qu'ils souffrent.

Or, ce n'est pas le cas de tous les opiacés et on confond souvent l'euphorie que provoque un opioïde avec le poids de la dépendance qu'il génère. Prenons la méthadone. Elle engendre une forte dépendance physique. Pourtant, elle joue un rôle mineur dans la crise actuelle des opioïdes aux États-Unis alors même qu'elle a, dans ce pays, une double indication : comme TSO et comme antalgique (de niveau 3). L'explication la plus probable ? La méthadone est un opiacé « lourd », qui efface avec beaucoup d'efficacité les signes de manque, mais elle est très peu euphorisante.

Cherchez dans la littérature, vous ne trouverez pas, à ma connaissance, d'échelle d'euphorie des opiacés, et c'est bien dommage ! On parle volontiers de la plus ou moins grande dépendance physique que provoque une substance, rarement de l'ivresse agréable, du plaisir qu'elle peut procurer. Certes, si un patient prenant de la méthadone comme TSO augmente la dose, il « piquera du nez » et certains peuvent aimer cet effet commun aux opiacés. Mais il n'a rien à voir avec l'euphorie. J'ai fini par trouver, grâce au *Flyer* qui a suivi avec une grande attention la crise des opioïdes, la référence à un article de Corner et al.[158] qui « évoque un potentiel hédonique plus important (de l'oxycodone), avec notamment la préférence d'usagers de drogues opiacées qui en parlent comme de la Rolls-Royce des opioïdes (pour les effets subjectifs qu'elle entraîne). »

Tentons de construire une échelle d'euphorie des opiacés. Tout en haut, on trouverait l'héroïne, l'oxycodone, le dextromoramide (Palfium®) et la morphine ; puis viendraient la péthidine, le tramadol, l'oxymorphone et le fentanyl ; ensuite, la codéine et la buprénorphine ; enfin la méthadone. La crise des opioïdes devrait nous encourager à distinguer les Rolls-Royce des Twingo...

Les laboratoires pouvaient-ils ignorer tout cela ? C'est bien improbable. Mais ils ont été aidés par le désintérêt du monde médical pour cette question pourtant cruciale. Ce savoir relève de « l'expertise propre » de l'usager de drogues, pour parler comme Isabelle Stengers et Olivier Ralet. Mais beaucoup de spécialistes, malgré le discours rituel et politiquement correct sur le savoir des usagers, crucial, indispensable,

---

158 Stéphane Robinet, Christian Lucas, Julie Bernard et Nicolas Franchitto, « Opioïdes et risques addictifs, mythes et réalités, Comment les prévenir », *Le Flyer,* novembre 2017, n° 69.

etc., ne s'y intéressent pas vraiment. Il arrive ainsi qu'ils passent à côté de facteurs explicatifs de première importance.

Quant aux usagers, ils se sont longtemps tus et n'ont partagé qu'entre eux leurs secrets, d'abord parce que l'on ne leur demandait pas leur avis, ensuite parce que partager des secrets avec les non-usagers ne leur attirait, le plus souvent, que des ennuis. Depuis l'épidémie de sida et le développement de l'autosupport, ils parlent. Pour le sujet qui nous occupe, en voici un exemple instructif.

Le site Psychoactif a eu la bonne idée de faire un « petit sondage » auprès de ses membres en mars 2018. Il leur a posé la question suivante : « Quel est votre morphinique/opioïde préféré ? Et pourquoi ? Quel effet principal recherchez-vous avec (euphorie, relaxant, forte somnolence...) ? Comment le consommez-vous ? » Voici le résumé de l'une des réponses :

« Ma préférence va à l'oxycodone (...). Lors de mes premières boîtes, je ne pensais qu'à la prochaine dose une fois que les effets commençaient à pointer le bout de leur nez. Le côté négatif... La difficulté à gérer les doses mensuelles... Je ne suis jamais satisfait et si je m'écoute, le traitement de vingt-huit jours n'en fera même pas dix. C'est presque "un combat de tous les instants" pour ne pas exploser le dosage quotidien. (...) Je me permets de signaler que la dépendance psychologique est apparue quasi instantanément à la première prise et que la dépendance physique n'a pas tardé à suivre en consommant de façon journalière. »

Ces quelques lignes éclairent la crise américaine d'un jour plus cru que bien des expertises à qui échappe l'essentiel.

Deuxième temps : du marché légal au marché clandestin

Devant l'augmentation des overdoses, plusieurs administrations américaines s'inquiètent au début des années 2000 et demandent aux laboratoires qui commercialisent ces opioïdes de faire quelque chose. Pour se défendre, certains d'entre eux ont utilisé l'argument suivant : « Ceux qui décèdent ne sont pas des patients mais des usagers de drogues qui ne respectent pas les quantités et qui, au lieu d'avaler le comprimé, le mâchent ou l'écrasent pour le sniffer ou l'injecter. Voilà d'où vient tout le mal ! » Cet argument ne tient pas. Environ 80 % des Américains qui sont aujourd'hui dépendants des opiacés ont commencé à les consommer après une prescription médicale pour des douleurs.

La réponse fut donc dans la mise au point de galéniques dissuadant l'abus (*abuse deterrent*) par l'association oxycodone/naloxone [159] et résistants à l'altération (*tamper resistant*) à cause de la dureté du comprimé que l'on ne parvient pas à écraser pour en faire une poudre ou à dissoudre dans l'eau. Dans les deux cas, il s'agit de décourager le mésusage par sniff ou injection. Loin de résoudre la crise, ils poussèrent les consommateurs d'opiacés sur prescription vers le marché clandestin[160].

La FDA acceptera de valider ces nouvelles galéniques et cela aura des effets désastreux. Il semble d'ailleurs que Purdue, qui fut à la pointe du combat contre le mésusage, ait d'autant plus volontiers enfourché ce cheval que l'OxyContin, sous sa forme ancienne, allait tomber dans le domaine public et pouvoir être génériqué...

Troisième temps : de l'héroïne coupée aux fentanyls sur le marché clandestin

Il a, jusque-là, beaucoup été question de l'oxycodone mais un autre opioïde, ou plutôt un groupe d'opioïdes, joue alors un rôle essentiel dans la crise : les fentanyls. Synthétisé en 1959, le premier fentanyl fut d'abord utilisé en anesthésiologie sous le nom commercial tout à fait explicite de Sublimaze. Il fut ensuite prescrit dans la douleur sous de nombreuses formes, parmi lesquelles des patchs (Durogésic), des comprimés transmuqueux (Actiq), des sprays (Instanyl). Le fentanyl a de nombreux dérivés dont trois au moins (l'alfentanyl, le remifentanyl, qui a une action très courte, et le puissant sufentanyl) sont utilisés en médecine humaine. Le carfentanyl, le plus puissant opiacé jamais synthétisé, n'est utilisé qu'en médecine vétérinaire. Les fentanyls non pharmaceutiques (FNP) ou fentanyloïdes, y compris le carfentanyl, sont vendus sur le marché

---

159 Cette association est supposée dissuader le mésusage en injection ou en sniff car, contrairement à la voie orale, la naloxone peut alors agir et provoquer un état de manque passager. La Suboxone, association de buprénorphine haut dosage et de naloxone, obéit à la même logique.

160 Voir en particulier William N. Evans, Ethan Lieber et Patrick Power, « How the reformulation of OxyContin ignited the heroin epidemic », The National Bureau of Economic Research, avril 2018, et Briony Larance, Timothy Dobbins, Amy Peacok, Robert Ali, Raimondo Bruno, Nicholas Lintzeris, Michael Farrel et Louisa Degenhardt, « The effect of a potentially tamper-resistant oxycodone formulation on opioid use and harm : main findings of the National Opioid Medications Abuse Deterrence (NOMAD) study » , *The Lancet psychiatry*, 10 janvier 2018. Merci à Philippe Czarnik.

clandestin ou sur le net et sont à l'origine de milliers de décès[161]. Produits en Chine, ils sont introduits sur le marché noir américain par les cartels mexicains.

D'action brève, euphorisants même s'ils le sont moins que l'oxycodone ou l'héroïne, ils ouvrent, par leur puissance, une page totalement inédite dans l'histoire bicentenaire des opiacés modernes. Les fentanyls légaux, donc prescrits, ont certes tenu une place dans l'amoncellement des cadavres. Mais c'est sur le marché clandestin qu'ils font un carnage. Les premiers cas documentés de décès liés aux FNP datent des années 90 en Suède et en Italie. Au début des années 2000, c'est en Estonie qu'on les retrouve, mais c'est aux États-Unis et au Canada qu'ils sont à l'origine de milliers d'overdoses. D'autant qu'en 1974 le carfentanyl est synthétisé. Son pouvoir antalgique est 10 000 fois (oui, dix mille !) celui de la morphine. Il devient une sorte de mythe puisqu'on dit que deux grains de sel de carfentanyl peuvent mener de vie à trépas. Bien sûr, le fait que le carfentanyl soit 10 000 fois plus puissant que la morphine ne signifie pas qu'il provoque 10 000 fois plus d'overdoses mortelles. Mais avec ces substances, on a clairement passé un cap. Dans la rue, les FNP peuvent être vendus pour de l'héroïne et sur le net pour de l'oxycodone. Ce qui, dans les deux cas, laisse peu de chances à l'usager tenu dans l'ignorance. Cela n'empêche pas certains usagers d'apprécier les fentanyloïdes parfois associés à la methamphétamine et le tout injecté, ce qui ravale le bon vieux speed-ball (héroïne et cocaïne) au rang de remède pour personnes âgées...

Les Blancs pauvres en première ligne

Cette crise présente enfin une spécificité : il s'agit, pour la première fois depuis des décennies, d'une épidémie qui touche principalement les Blancs. Pas n'importe quels Blancs d'ailleurs : des hommes et femmes qui vivent à la campagne ou à la périphérie de villes moyennes, dans des régions qui ont subi de plein fouet la désindustrialisation et les ravages

[161] Le carfentanyl, le plus puissant opiacé jamais synthétisé, est utilisé pour endormir de gros animaux comme des éléphants. Les fentanyls non pharmaceutiques (FNP), y compris le carfentanyl, sont vendus sur le marché clandestin ou sur le net et sont à l'origine de milliers de décès. Voir en particulier : « UNODC, Smart Update, Fentanyl and its analogues, 50 years on » et « OEDT, rapport européen sur les drogues, 2017 », en particulier p. 14-16 : « Opiacés, un problème qui change de nature » et « Opiacés de synthèse à forte teneur en principe actif : une menace croissante pour la santé ». On lira aussi avec profit « Fentanyl, effets, risques, témoignages » sur le site de Psychoactif, https://www.psychoactif.org/psychowiki

de la mondialisation. Au nord-est des États-Unis, la *Rust Belt* (ceinture de rouille) en est le symbole. Et c'est parmi ces « petits Blancs » que se comptent majoritairement les 60 000 morts de l'année 2016. Or, la grande épidémie de consommation d'héroïne des années 60 et 70, puis l'épidémie de cocaïne/crack des années 80 et 90, touchaient prioritairement les « minorités visibles », à commencer par les Afro-Américains. Désormais ce sont les « morts par désespoir » des Blancs (alcool, overdoses, suicides) qui dominent le tableau[162].

Les fentanyloïdes (FNP) sur le marché clandestin

Que se passe-t-il dans le même temps sur le marché clandestin ? La consommation d'héroïne repart à la hausse. Les cartels mexicains ont vite compris que la demande augmentait. Mais, à partir de 2010, cette héroïne est fréquemment coupée aux FNP. Ils proviennent le plus souvent de Chine. De plus, les précurseurs qui permettent de fabriquer des FNP sont assez faciles à trouver, tandis que la synthèse est relativement simple. La surprescription médicale d'opioïdes (dont le fentanyl pharmaceutique) et le dynamisme du marché clandestin agissent alors en synergie. Trois décès sont le symbole du drame américain : en 2014, la mort à 46 ans de l'acteur Philip Seymour-Hoffman qui, vingt-cinq ans après avoir cessé de consommer de l'héroïne, se remet à se shooter pour mourir d'une overdose, la rock star Prince, emporté par une overdose de fentanyl en 2016 et, la même année, le décès de l'actrice Carrie Fisher, qui incarnait la princesse Leia dans la saga *Star Wars*.

La longue inertie de la Food and Drug Administration

Aujourd'hui, la « crise des opioïdes » a fait et continue à faire l'objet d'une impressionnante couverture médiatique[163]. Mais il n'en a pas toujours été ainsi, loin s'en faut. Il y a quelque chose de mystérieux dans le retard avec lequel les spécialistes, puis la société américaine tout

---

162 Anne Case et Angus Deaton, « Morbidity and mortality in the 21st century », *Brookings papers on Economic Activity*, spring 2017. Les auteurs ont, depuis, publié un livre dont la traduction française est parue aux Puf (2021) sous le titre *Morts de désespoir, l'avenir du capitalisme.*

163 Ainsi le *New Yorker* du 30 octobre 2017 publiait la grande enquête de Patrick Radden Keefe : « The family that built an empire on pain » sur la famille Sackler, tandis que le magazine *Time* consacrait l'intégralité de son numéro du 5 mars 2018 à un reportage photographique sur cette crise, mais centré presque exclusivement sur les injecteurs. Merci à Thierry Kin.

entière, ont pris conscience du drame qui se jouait. Dès le milieu des années 90, la prescription d'opiacés dans la douleur augmente, et, dès les années 2000, les chiffres des décès sont alarmants. Or, les États-Unis possèdent trois administrations que le monde entier leur envie : tout d'abord la Food and Drug Administration (FDA) dont l'une des missions consiste à autoriser la mise sur le marché des médicaments, puis à suivre le destin de chacun d'entre eux. Or, elle est sur le banc des accusés : l'extension précoce des indications de l'OxyContin aux douleurs chroniques non cancéreuses (DCNC) et qui a ouvert un énorme marché, la validation des hauts dosages par unité de prise, celle des galéniques « *abuse deterrent* », dont la principale conséquence a été d'accélérer la fuite des patients vers l'héroïne du marché clandestin, sa lenteur à prendre la mesure de la catastrophe, ont terni durablement son image tandis que circulent des rumeurs de corruption. Ensuite, le National Institute on Drug Abuse (NIDA) qui, fort d'un budget d'un milliard de dollars par an, est la plus importante structure de recherche sur les drogues et les addictions au monde. Enfin, le Center of Disease Control (CDC) d'Atlanta, considéré comme la meilleure institution en matière d'épidémiologie. Or, ces structures n'ont pas vu venir la catastrophe. Ou plutôt, elles ne l'ont vue que quand tout le monde la voyait.

Et, par un paradoxe ironique, seule la Drug Enforcement Administration (DEA), bras armé de la « guerre à la drogue » – honnie par tout ce que les États-Unis comptent comme ennemis de la prohibition punitive, partisans d'une réforme des politiques des drogues, activistes de la réduction des risques et des dommages – tenta, sans succès d'ailleurs, de calmer la folie « prescriptive » qui avait gagné une bonne partie du monde médical, pour obliger les laboratoires pharmaceutiques à cesser de pousser, par tous les moyens, les médecins à prescrire à tour de bras de l'Oxycontin dans les trop fameux *pills mills*, les « moulins à pilules », par boîtes de 100 comprimés.

Les certitudes ébranlées des réformateurs

Thomas Szasz, psychiatre et grand libertarien, publie en 1992 *Notre droit aux drogues*[164], un livre au titre explicite dans lequel, à la suite de John

[164] Thomas Szasz, *Notre droit aux drogues*, avec une préface de Francis Caballero, Les éditions du Lézard, 1994.

Stuart Mill[165] (*Sur la liberté*, 1859), il dénonce « l'État thérapeutique », qui se mêle illégitimement de décider de ce que nous avons, ou pas, le droit de consommer. Le chapitre VII est intitulé : « Les médecins et les drogues : les dangers de la prohibition ». Szasz y dénonce l'opiophobie des médecins dans la douleur, les restrictions dans les prescriptions, plaide pour la vente libre des somnifères et des analgésiques et conclut ainsi son chapitre : « Sydenham (...) attribuait les pouvoirs miraculeux de l'opium de soulager la douleur à Dieu tout-puissant. Ce que Dieu a donné, l'État thérapeutique l'a repris. » Thomas Szasz, mort en 2012, à 92 ans, écrirait-il le même chapitre aujourd'hui ? On peut sérieusement en douter.

Finalement, on se bat à fronts renversés. Tandis que les *drug warriors* montrent du doigt ceux qui se sont battus avec courage pour que les patients qui souffrent soient soulagés, ces partisans de la « prohibition punitive » jubilent et tiennent ce type de discours : « La crise américaine donne une faible idée de la catastrophe que serait la légalisation des drogues ! On vous avait bien dit qu'elles étaient toutes dangereuses mais vous avez préféré écouter des démagogues irresponsables qui passent leur temps à expliquer qu'elles ne le sont pas. Et voilà où nous en sommes ! »

La prohibition au cœur de la crise des FNP

Ce discours est habile mais mensonger, car la « loi d'airain » de la prohibition est au cœur de la crise actuelle. Elle se formule ainsi : fabriquer et vendre sur le marché clandestin la substance la plus puissante dans le plus petit volume[166]. Durant la prohibition de l'alcool, entre 1919 et 1934, le marché clandestin n'offrait ni vin ni bière mais exclusivement des alcools distillés (et souvent frelatés) au taux d'alcool très élevé. Aujourd'hui, les fentanyloïdes sont l'équivalent de ces alcools distillés de l'époque de la loi sèche qui prohibait l'alcool. Depuis le début de la seconde vague de l'épidémie, c'est-à-dire ces dix dernières années, ils ont tué des dizaines de milliers de personnes.

---

165 John Stuart Mill, *De la liberté*, Presses Pocket, 1990.

166 Leo Beletsky et Corey S. Davis, « Today's fentanyl crisis : Prohibition's Iron Law revisited », *International Journal of Drug Policy*, 46 (2017), p. 156-159. La « loi d'airain de la prohibition » est une expression créée par Richard Cowan et qui soutient que « plus la répression est forte, plus puissantes sont les substances prohibées ». (Richard Cowan, "How the Narcs Created Crack", *National Review*, December 5, 1986, pp. 30-31.)

De plus, l'opacité du marché clandestin favorise les overdoses : comment savoir si un produit est coupé au fentanyl ? Plus généralement, personne aujourd'hui n'est capable de mesurer quelles conséquences aura la crise américaine des opioïdes sur la politique des drogues en Amérique et dans le monde. Va-t-elle donner un coup d'arrêt à la prise en charge de la douleur, au développement des TSO et plus largement à une réforme des politiques des drogues fondée sur la santé publique, la réduction des risques et les droits de l'Homme ? Allons-nous assister à la remise en cause d'acquis essentiels ? Il ne faut pas se cacher que la crise pose ces questions.

Les États-Unis et le Canada ont désormais à prendre en charge plusieurs millions d'opio-dépendants, ce qui suppose la mobilisation de budgets considérables et la formation de professionnels. Mais ils doivent aussi trouver une solution à de nombreux problèmes pendants : est-il raisonnable d'autoriser la publicité grand public pour des médicaments sur prescription ? Qui doit vérifier que le discours d'un laboratoire sur son produit respecte, a minima, les vérités factuelles ? De quelles informations crédibles doivent disposer les patients ? Qui aura accès aux traitements de substitution par méthadone ou buprénorphine ?

Longtemps, les États ont considéré que la meilleure prévention en matière de drogues était d'en parler le moins possible, idéalement pas du tout. La raison en était que, quoi qu'on dise sur les substances, ces discours allaient donner à certains l'envie de les essayer. Ce que montre, au contraire, la crise, c'est que plus le niveau d'information de la population est bas, plus les laboratoires sans scrupules peuvent en profiter pour raconter ce qui les arrange. Épisode tragique qui trouve ses racines dans l'avidité et le mensonge, la crise des opioïdes montre aussi combien l'ignorance peut être dévastatrice.

Pour affronter cette épidémie dans la durée, les autorités vont devoir mobiliser des sommes considérables. Il faut, en effet, aider des millions d'Américains devenus dépendants à gérer au mieux leur addiction grâce à des traitements de substitution, souvent par buprénorphine (qui met pratiquement à l'abri d'une overdose lorsqu'elle n'est pas associée à des médicaments psychotropes et/ou de l'alcool), tandis que devront se multiplier des programmes d'échange de seringues, la création de salles de consommation à moindre risque (SCMR), un accès le plus large possible à la naloxone, et des tests simples et peu onéreux permettant de savoir s'il y a des FNP dans l'héroïne qui a été achetée dans la rue ou sur Internet. Cela prendra des années, les plus pessimistes parlent de décennies.

Désormais, le temps des procès est venu. Purdue est en faillite tandis que Johnson & Johnson et trois grands distributeurs ont négocié une somme de 26 milliards de dollars en échange d'un arrêt des poursuites.

En attendant, les pays européens devraient méditer ces leçons et comprendre que l'éducation sur les drogues, une éducation fondée sur des faits et non sur des mensonges, qui se tienne à égale distance de l'apologie et de la diabolisation, est indispensable. Les médecins doivent apprendre à prescrire des opiacés et donner à leurs patients des informations pertinentes. Quant à la « Big Pharma », ses campagnes devraient être encadrées. Les hommes doivent être un peu moins démunis pour domestiquer le dragon des opioïdes. Car il serait désastreux que cette crise donne lieu à un pur et simple retour en arrière et qu'une opiophobie triomphante nous prive des bienfaits des opiacés.

Overdoses

Tous les opiacés présentent un certain nombre de caractéristiques communes : ils sont antalgiques, antitussifs et antidiarrhéiques. Un vieux médicament, l'élixir parégorique, contient de l'opium et il est encore prescrit dans cette dernière indication. La codéine est souvent utilisée dans les toux sèches. Quant à la douleur, on a vu que les opiacés sont distribués en faibles et forts. Utilisés au long cours dans les douleurs chroniques, les opiacés entraînent un « syndrome sec » : absence de larmes, nez sec, constipation. Et une dépendance physique qui se manifeste par des signes de manque à l'arrêt brutal de la substance : bâillements, rhinorrhée, diarrhée (tout coule, le contraire du syndrome sec), douleurs diffuses de forte intensité.

La plupart des opiacés (mais pas tous) peuvent provoquer une « overdose » (OD). En voilà le mécanisme. La respiration est une activité habituellement involontaire : éveillé, on respire sans y penser tout comme la nuit quand on dort. On peut aussi s'hyperventiler, ce que font, par exemple, les plongeurs en apnée juste avant de plonger. Et si l'on est un bon yogi, on peut ne respirer que… de temps en temps ! Bref, la respiration est un phénomène à la fois volontaire et involontaire. Il existe, à la base du cerveau, dans le bulbe rachidien, des centres automatiques de la respiration.

Or la plupart des opiacés (pas tous) dépriment ces centres respiratoires au point d'inhiber totalement leur fonctionnement. La personne n'éprouve plus le besoin de respirer et, dans le pire des cas, en meurt. Il existe un risque supplémentaire bien connu des urgentistes. Les opiacés favorisent les nausées et les vomissements et c'est une des raisons pour lesquelles ils peuvent être mal tolérés chez des patients naïfs. Les usagers qui piquent du nez, la nuque bien fléchie sur le thorax, peuvent vomir et être victimes d'une fausse route avec inondation broncho-pulmonaire d'un liquide très acide. Un tel tableau, qui engage, plus encore que la « simple » OD, le pronostic vital, est une urgence absolue. L'oxycodone, fait partie de la très grande majorité des opiacés : il peut parfaitement provoquer une overdose.

Il existe un antidote à l'overdose d'opiacés. Les antagonistes opiacés comme la naloxone ont une haute affinité pour les récepteurs opioïdes et peuvent « déplacer » les molécules opiacées, c'est-à-dire les chasser des récepteurs auxquels ils sont liés et prendre leur place. S'il s'agit bien d'une OD d'opiacés, le résultat est spectaculaire : les personnes sortent du coma. Le seul risque est que l'antidote agisse trop bien et que la personne éprouve des signes plus ou moins francs de manque. Et les overdoses d'opiacés étant agréables (on s'endort dans les bras de Morphée), certains peuvent être extrêmement mécontents d'avoir été ainsi « dérangés » et devenir violents. Beaucoup d'urgentistes en ont fait l'expérience…

Actuellement, la naloxone existe sous forme d'ampoules de Narcan à usage hospitalier. Le laboratoire Ethypharm a, quant à lui, mis sur le marché Prenoxad, une seringue préremplie de naloxone par voie IM dosée à 0,91 mg/ml. Le laboratoire Indivior a décidé d'arrêter la commercialisation du Nalscue, qui se présente comme un spray nasal. Mais Mundipharma, une entreprise liée à Purdue (!), devrait bientôt mettre sur le marché un autre spray sous le nom de Nyxoid. Ces médicaments seront mis à la disposition des usagers eux-mêmes, de leurs proches, de leur famille et ils sauveront de nombreuses vies.

L'Europe est-elle à l'abri d'une dérive américaine ?

L'Europe est-elle à l'abri d'une dérive américaine ? Dans les proportions de cette catastrophe, c'est probable. Mais nous risquons, nous aussi, de rencontrer des problèmes, tant avec les traitements de substitution opiacés par méthadone et Buprénorphine Haut Dosage qu'avec la prescription d'opiacés dans la douleur.

Que nous dit, sur cette question, le rapport 2019 de l'Observatoire européen des drogues et des toxicomanies (OEDT) ? Globalement, le nombre d'overdoses mortelles dans l'Union européenne en 2017 est stable : autour de 8200 et de 9500 si l'on ajoute la Norvège et la Turquie. Il était de 9300 en 2016. Le Royaume-Uni (34 %) et l'Allemagne (13 %) représentent à eux seuls la moitié des décès. Environ neuf décès sur dix sont liés aux opiacés. L'Écosse est dans une situation unique en Europe : en proportion de la population, les chiffres des décès sont comparables à ceux des États-Unis, alors même que les fentanyloïdes ne sont pas encore accessibles. La « génération Trainspotting » paie un tribut d'autant plus lourd que les budgets sociaux ont été réduits, ainsi que l'accès aux traitements. Comme dans d'autres pays d'Europe, la méthadone, achetée le plus souvent sur le marché noir, tue plus que l'héroïne (en 2017, 560 décès liés à la méthadone versus 537 liés à l'héroïne et 190 décès liés à la codéine). Finalement, l'Écosse, avec 213 décès par million d'habitants en 2017, détient un triste record, loin devant les autres pays d'Europe.

Des taux supérieurs à 40 décès par million d'habitants ont été enregistrés dans huit pays d'Europe du Nord, avec en tête l'Estonie (103 décès par million) et la Suède (92 décès par million). L'Estonie doit retenir l'attention car ce petit pays a signalé avoir saisi une quantité importante de N-phényl-4-pipéridone, un précurseur des fentanyls.

On suit de près la prescription d'opioïdes dans l'Union européenne, mais la principale menace concerne la possible arrivée de fentanyloïdes sur le marché clandestin. On a vu que les précurseurs des fentanyls sont relativement faciles à trouver et la synthèse point trop compliquée. On voit mal par quel miracle l'Europe échapperait à un arrivage massif de fentanyloïdes, en particulier lorsque le marché américain sera saturé. Si une telle situation se produisait, le nombre d'overdoses mortelles augmenterait rapidement et serait vite repéré par les dispositifs de surveillance. La bonne question est donc : les pays européens sont-ils prêts à faire face à une telle crise ? Ceux qui ont développé l'accès à la naloxone, un antidote des surdoses d'opioïdes (en Italie, la naloxone est en vente libre) et qui disposent d'un bon système de prise en charge s'en sortiront le moins mal.

Il existe des situations à haut risque de surdose : ce sont celles où la tolérance aux opioïdes a disparu, typiquement les sorties de prison et les sorties de sevrage. Mais avec des opioïdes aussi puissants que les fentanyloïdes, et à moins de prendre rigoureusement des précautions (ne jamais injecter seul, « goûter » le produit, disposer de naloxone), il est presque impossible d'éviter une OD. Lorsque j'ai commencé à travailler sur la crise des opioïdes, je ne comprenais pas pourquoi les médias américains ne donnaient pas plus de publicité aux tests en vente pour un dollar et qui permettent de savoir s'il existe ou pas des fentanyloïdes dans l'héroïne achetée dans la rue ou sur le net. J'ai fini par avoir la réponse : les fentanyloïdes sont si présents sur le marché clandestin, y compris, ce qui est un comble, dans la... cocaïne, que les tests deviennent inutiles !

Cela étant, l'existence en Europe d'un opulent marché noir de médicaments psychotropes (opiacés et stimulants inclus) et l'incompétence de certains prescripteurs pourraient, à terme, poser des problèmes. Je ne vais prendre qu'un seul exemple en France : une des formes du fentanyl est un spray, l'Instanyl. Selon l'AMM (autorisation de mise sur le marché), l'Instanyl ne peut être prescrit qu'avec un traitement de fond et être utilisé pour les accès douloureux paroxystiques ; d'autre part, il est réservé aux douleurs liées au cancer. Or la plus grande partie de l'Instanyl prescrit en France ne respecte pas ces deux conditions. Il est vrai que l'Instanyl peut être utile durant des soins très douloureux, par exemple chez des grands brûlés. C'est rarement dans ce type de situation qu'il est utilisé, mais plutôt dans les douleurs d'origine rhumatologique. Les prescriptions d'Instanyl étant modestes, le problème reste circonscrit mais il montre qu'il suffirait de conditions « à l'américaine » (publicité grand public pour les opioïdes, mensonges des laboratoires sur les risques de dépendance et de surdose, corruption des « leaders d'opinion »...) pour que le drame se reproduise. Notons enfin que c'est le tramadol qui est au cœur des abus d'opiacés en Afrique[167].

[167] Laura Salm-Reifferscheildt, « Tramadol : Africa's opioid cris », *The Lancet*, 19 mai 2018.

CHAPITRE 9

Cannabis : la grande transformation

« Le cannabis est considéré dans le monde entier comme une drogue particulièrement dangereuse qui a de graves conséquences sur la santé des personnes, et il est placé sous contrôle strict du fait de son inscription aux Tableaux I et IV de la Convention de 1961 »

(Organe international de contrôle des stupéfiants (OICS), rapport 2014, para 148, p. 26).

« La légalisation du cannabis est un sujet de grave préoccupation et une voie directe vers l'enfer de la drogue »

(Sergueï Lavrov, ministre des Affaires étrangères de la Fédération de Russie, 62e session de la CND, Vienne, 14 mars 2019[168]).

« La plante a eu trois vies : comme fibre, comme médicament et comme drogue »

(David Nutt, 2012).

L'histoire du cannabis

Les traces d'utilisation du cannabis à des fins médicales ou religieuses remontent à plusieurs centaines d'années avant notre ère en Chine et en Inde. « Le cannabis est probablement le plus ancien médicament du monde, principalement utilisé dans le traitement de la douleur et du spasme », écrit David Nutt[169].

---

[168] Cité par Déborah Alimi et Jennifer Hasselgard-Rowe, « Vienne 2019 : un système international de contrôle des drogues sous tension », OFDT, *Drogues, enjeux internationaux*, n° 12, novembre 2019, p.6.

[169] David Nutt, *Drugs without the hot air*, UIT Cambridge, 2012, p. 74.

Mais l'époque moderne commence avec la campagne d'Égypte de Bonaparte (1798-99) qui emmena dans son expédition nombre de savants et de médecins[170]. Les Français trouvèrent en Égypte un usage très répandu de la résine, le haschisch[171]. Lorsque les premières conventions internationales furent signées, dans les trente premières années du XXe siècle, c'est d'ailleurs l'Égypte qui, à l'occasion de la conférence de Genève en 1925, fit pression pour ajouter le cannabis, avec l'opium, la morphine et la cocaïne, à la liste des plantes ou substances sous contrôle international.

En 1844, l'écrivain Théophile Gautier et le docteur Jacques-Joseph Moreau de Tours, « médecin de l'hôpital de Bicêtre, membre de la Société orientale de Paris », créent le « club des haschischins », qui se réunit à l'hôtel de Pimodan[172] dans l'île Saint-Louis à Paris. Les participants ne fument pas de joints, ils mangent une confiture verte au haschisch appelée *dawamesc*. On est stupéfait aujourd'hui par les visions et hallucinations toujours très orientales que le dawamesc provoque. Il est vrai que l'Orient est alors très à la mode et les écrivains (Nerval, Flaubert...) font le voyage.

Il reste de cet épisode quelques textes célèbres : *Les Paradis artificiels* de Baudelaire qui adore l'opium, sans danger d'après lui, mais déteste le haschisch au point d'écrire : « *S'il existait un gouvernement qui eût intérêt à corrompre ses gouvernés, il n'aurait qu'à encourager l'usage du haschisch*[173]. » Baudelaire aurait tout de même bien du mal à nous convaincre aujourd'hui que le cannabis est infiniment plus dangereux que l'opium[174].

Quant à Moreau de Tours, il publie en 1845 : *Du hachisch et de l'aliénation mentale*. Formulant l'hypothèse que certaines substances provoquent des

---

170 La grande fierté de Bonaparte était d'être membre de l'Institut, précisément depuis le 25 décembre 1797. Cf. *Bonaparte membre de l'Institut* de Jean Tulard ; voir aussi *L'Ascension de Bonaparte* de Louis Madelin, Librairie Hachette, 1937, p. 330 et suivantes.

171 Lorsque Bonaparte entra à Alexandrie en juillet 1798, il fut victime d'un attentat commis par un homme « en état d'ivresse cannabique » qui fut abattu. Bonaparte décida alors d'interdire « l'usage de la liqueur forte faite par quelques musulmans avec une certaine herbe nommée haschisch, ainsi que celui de fumer la graine de chanvre ».

172 Aussi appelé hôtel de Lauzun.

173 Charles Baudelaire, *Les Paradis artificiels, Du vin et du haschish*, Le Livre de poche, 1964, p. 92. Voir aussi *Le Poème du haschisch*, p. 143 et 144.

174 Encore que cla soit la politique actuelle de l'État français qui, avec raison, met à disposition des opiacés dans la douleur et dans la dépendance à l'héroïne, mais traite le cannabis comme si c'était de l'uranium enrichi. Sans le savoir, l'État français est baudelairien !

états mentaux qui ont une similitude avec la folie, il ouvre le domaine de ce qu'on appellera au siècle suivant les pharmaco-psychoses, dont l'exemple le plus convaincant est la psychose cocaïnique ou amphétaminique qui cède à l'arrêt du toxique.

Dès le premier chapitre, Moreau écrit : « *Je conteste à quiconque le droit de parler des effets du hachisch s'il ne parle en son nom propre, et s'il n'a été à même de les apprécier par un usage suffisamment répété*[175]. »

C'est ainsi que commence, dans des cercles artistiques étroits, élitistes et sophistiqués, une aventure qui va devenir cent ans plus tard une expérience partagée par des millions de personnes à travers le monde. La démocratisation de la bohème va banaliser l'ivresse cannabique et en moins de soixante ans, du milieu des années 60 à aujourd'hui, le « dragon du cannabis » aura été domestiqué dans et par les sociétés occidentales.

Quant à l'histoire des utilisations thérapeutiques du cannabis, elle est, on l'a vu, très ancienne. Mais son histoire moderne est singulière. On peut la faire commencer autour des années 1840, lorsqu'un jeune médecin irlandais travaillant à Calcutta, William O' Shaugnessy, redécouvrit la plante et « *commença à en prescrire à ses patients atteints de la rage, de rhumatismes, d'épilepsie ou de tétanos*[176] ». À partir de là, le monde médical occidental se passionna pour cette plante au point que « *de 1842 au tournant de ce (XXe) siècle, le cannabis représentait la moitié de la totalité des ventes de médicaments*[177] ». Pourtant, dès la fin du XIXe siècle, son usage médical commençait à décliner. Sa désaffection est donc antérieure à la vague de prohibition du cannabis qui va se développer dans tous les pays occidentaux au XXe siècle, à partir des années 30. Cette antériorité est un point capital.

Pourquoi cette désaffection à la fin du XIXe siècle ? Parce que le cannabis ne coche aucune des cases d'un médicament moderne tel qu'on le conçoit à l'époque : une substance soluble dans l'eau et injectable. Les progrès de la chimie avaient permis d'isoler les principes actifs de nombreuses plantes, « *plus efficaces, mieux dosables et plus constants dans leurs*

---

[175] Moreau de Tours, *Du haschish et de l'aliénation mentale*, Librairie de Fortin, Masson et Cie, 1845, p. 4.

[176] Lester Grinspoon et James Bakalar, *Cannabis la médecine interdite*, Les éditions du Lézard, 1995 pour la traduction française, p. 22.

[177] Jack Herer, *L'empereur est nu*, éditions du Lézard, 1993 pour la traduction française avec une préface de Georges Apap, p. 67.

effets que les simples extraits utilisés jusqu'alors[178] ». Ils avaient été toutefois incapables d'isoler les molécules essentielles du cannabis.

En 1805, l'Allemand Sertürner avait embrassé le siècle en isolant le principal alcaloïde psychoactif de l'opium : la morphine. Après lui, les découvertes s'accumulent : la codéine est isolée en 1832, la papavérine en 1848, toujours à partir de l'opium. Mais ce sont aussi la quinine extraite du quinquina, la colchicine de la noix de colchique, la caféine, la théobromine, la nicotine... En 1859, Niemann isole la cocaïne des feuilles de l'Erythroxylon Coca.

Cette révolution rencontre une autre innovation technique promise à un brillant avenir : la seringue hypodermique. Ces alcaloïdes sont parfaitement solubles dans l'eau et, de fait, le premier produit à être utilisé par voie injectable sera un sel de morphine. Bientôt, des molécules entièrement synthétiques seront créées par le génie humain, à commencer par les barbituriques (1903).

Or le cannabis ne participe pas de cette révolution. Il en est même profondément exclu. Tout d'abord, on ne parvenait pas à isoler son ou ses principes actifs. Et pour cause : il ne s'agissait pas de simples alcaloïdes mais de motifs moléculaires bien plus complexes. Il faudra attendre 1964 pour que Raphael Méchoulam parvienne à isoler son principe psychoactif le plus important : le delta9 tetrahydrocannabinol ou THC. On connaît aujourd'hui plusieurs dizaines de cannabinoïdes issus de la plante[179], dont une vingtaine présente des potentialités thérapeutiques, sans compter deux autres groupes de substances : les flavonoïdes et surtout les terpènes.

Ensuite, si les produits du cannabis ont une grande affinité pour les graisses, une grande lipophilie, raison pour laquelle ils demeurent longtemps dans l'organisme, ils ne sont pas, en revanche, solubles dans l'eau. Immense inconvénient en cette fin de XIXe siècle quand le fin du fin pour un médicament vraiment moderne est d'être injectable. Enfin, « *la puissance des préparations à base de cannabis, elle aussi, était variable selon les*

---

[178] Jean-Claude Dousset, *Histoire des médicaments des origines à nos jours*, Payot, 1985, p. 228.

[179] Il existe trois classes de cannabinoïdes : les phytocannabinoïdes extraits de la plante, les endocannabinoïdes produits par le cerveau de certains animaux (dont l'homme) et les cannabinoïdes de synthèse très présents sur le net et dont l'innocuité n'est nullement prouvée.

cas, et les réactions individuelles au cannabis ingéré par voie orale semblaient inégales et imprévisibles[180] ». Bref, le cannabis relevait de l'herboristerie du passé.

En 1925, la Convention de Genève soumet pour la première fois le « chanvre indien » au contrôle international. Mais la date retenue du début de la prohibition du cannabis est bien celle du « Marijuana Tax Act » étatsunien de 1937. Pour les *drug warriors* (ceux qui font la guerre à la drogue), on avait enfin compris combien cette herbe du diable était dangereuse, et des personnalités comme Harry Anslinger, le « McCarthy de la drogue », surent mettre cette rengaine en musique. Pour Jack Herer[181], la xénophobie visant les Mexicains et le fait qu'il fallait recycler une partie au moins de l'appareil répressif lié à la prohibition de l'alcool qui prit fin en 1934 eurent leur part. De plus, la diabolisation de la drogue a servi à protéger l'industrie pharmaceutique de la concurrence du cannabis comme médicament.

Mais la raison fondamentale de cette prohibition est à chercher, d'après lui, dans la concurrence que le cannabis, non comme plante psychotrope mais comme plante à fibre, risquait de faire aux fibres synthétiques, comme le nylon, tout juste découvertes et que de puissants groupes comme Dupont de Nemours promouvaient. Pendant des siècles, le chanvre fut utilisé pour fabriquer les cordages et les voiles de bateaux en raison de ses propriétés de solidité et d'imputrescibilité. L'arrachage du chanvre, puis la séparation des fibres de la pectine, constituent un rude travail[182] qui, avant la guerre de Sécession, sont le lot des esclaves. À la fin des années 1930, des machines agricoles à décortiquer le chanvre apparaissent et changent la donne en ouvrant, pour la première fois, la voie à une exploitation industrielle[183]. Soutenu par le magnat de la presse William Randolph Hearst, le Marijuana Tax Act est voté par le Congrès et promulgué le 3 août 1937 par Franklin Roosevelt.

La prohibition du cannabis et les campagnes hystériques contre sa dangerosité semblèrent signer définitivement sa condamnation. Non seulement le cannabis ne serait jamais un médicament, au sens moderne de ce terme, mais l'herbe qui rend fou[184] devait être combattue par tous

---

180 *Cannabis la médecine interdite, op. cit.*, p. 25-26.

181 Jack Herer, *op. cit.*, p. 50.

182 Michka, « Le chanvre, renaissance du cannabis » , Georg éditeur, 1995, p. 22-23.

183 Herer, *op.cit.*, p. 44-45.

184 *Reefer madness* (« La Folie du joint ») est un film américain de 1936 montrant la déchéance dans laquelle tombent les consommateurs de marijuana. Ce film est

les moyens. En 1941, le cannabis était supprimé de la pharmacopée américaine et en 1953 de la pharmacopée française. Dans le même temps, le chanvre à tisser était détrôné par les fibres synthétiques. La messe était dite.

En dehors de certains milieux artistiques et interlopes, ceux du jazz par exemple, ou d'acteurs mauvais genre comme Robert Mitchum, arrêté en 1948 pour possession de marijuana, le cannabis disparut presque de l'actualité jusqu'au milieu des années 60. C'est alors qu'il devint le symbole de la grande vague de contestation qui s'empara de la jeunesse occidentale. Et depuis cette époque, loin de s'épuiser comme toutes les épidémies de consommation depuis près de cent cinquante ans, la consommation mondiale de cannabis ne cesse d'augmenter.

Or le but essentiel de la prohibition est bien de protéger l'immense majorité de la population de drogues considérées comme dangereuses. Quitte à entraîner un cortège d'effets pervers et d'» externalités négatives » : trafic, violence, corruption, incarcérations de masse, adultération des produits... Or, quoi qu'on pense de la dangerosité du cannabis, force est de constater que cette prohibition est un échec puisque près de 200 millions de personnes en consomment sur la terre et que ce nombre ne cesse d'augmenter. C'est en prenant la mesure de cet échec qu'aux États-Unis, ce pays qui a inventé la prohibition du cannabis (1937) et la guerre à la drogue (1971), une quinzaine d'États ont non seulement autorisé le cannabis à usage thérapeutique, mais légalisé le cannabis à visée récréative.

Lorsque le cannabis a été interdit en 1937 aux États-Unis, voilà déjà quelques années que la plus folle des propagandes attribuait à la drogue tous les vices et tous les crimes : la « folie du joint » rendait les femmes lascives, les Noirs lubriques, et pouvait faire de tout un chacun un criminel. Mise en œuvre par Harry Anslinger[185], que nous évoquions plus tôt et qui fut de 1930 à 1961 à la tête du Bureau des narcotiques américain, la plus délirante des propagandes s'abattit sur le pays.

Trois décennies plus tard, un Américain d'une trentaine d'années, né dans une famille juive de la classe moyenne, républicain et soutien du très droitier Barry Goldwater lors de l'élection présidentielle de 1964, divorce

---

devenu le symbole de la propagande hystérique contre le cannabis à partir des années 30. Il a connu une seconde jeunesse dans les années 70... pour s'en moquer !

185 Harry Anslinger (1892-1975) fut à la tête du tout nouveau FBN (Bureau fédéral des narcotiques) pendant plus de 30 ans, de 1930 au début des années 60. La classe politique le redoutait car il avait des dossiers sur tous ceux qui comptaient.

d'avec sa femme. Nous sommes en 1967. Sa nouvelle compagne lui fait fumer un joint. La vie de Jack Herer ne sera plus jamais la même[186]. Il découvre que la marijuana et le chanvre sont une seule et même plante et qu'on peut en tirer des fibres pour faire des cordages, du tissu, du papier, de la cellulose, des graines qui se mangent, de l'huile, du carburant mais aussi des médicaments. En 1974, il a une révélation : le chanvre va sauver le monde ! On le croit fou. En 1983, il est incarcéré pour activisme et commence à écrire *The emperor wears no cloths*. Une quinzaine d'éditions, des centaines de milliers d'exemplaires vendus dans le monde, *L'empereur est nu* reste l'un des plus grands livres jamais écrits pour la légalisation du cannabis et son auteur, mort en 2010, est devenu « *the hemp emperor* », l'empereur du chanvre.

Au milieu des années 70, la décriminalisation de l'usage du cannabis et même la légalisation de la plante semblaient à portée de main. En témoigne, en France, l'appel du 18 juin 1976 publié par le quotidien *Libération* et signé par des intellectuels, des artistes, des médecins, à commencer par Bernard Kouchner[187]. L'année 1976 est celle où, à rebours des autres législations européennes, les Pays-Bas mettaient en place la tolérance pour les coffee-shops, et c'est bien au modèle néerlandais que pensaient les signataires de l'appel. Mais 1976 est aussi l'année où en accord avec le NIDA (National Institute on Drug Abuse) et la DEA (Drug Enforcement Administration), le président Ford interdit les recherches sur le cannabis à usage thérapeutique[188]. Près de cinq décennies ont passé depuis…

La légalisation du cannabis à visée récréative

Il faut donc avoir la prospective prudente. Il est néanmoins possible, la loi du balancier aidant, qu'après quatre-vingts ans de prohibition totale, le cannabis devienne, peu ou prou, ce que Jack Herer rêvait qu'il devînt :

---

[186] *Emperor of hemp : The Jack Herer story*, 59 mn, 2005, Snagfilms.

[187] Le texte se concluait ainsi : « Nous demandons que soient prises les mesures suivantes : Dépénalisation totale du cannabis, de son usage, sa possession, sa culture (autoproduction) ou son introduction sur le territoire français, en quantités de consommation courante. (…) Nous n'avons que faire de la légalisation de la marijuana, ni de sa commercialisation. Si des trusts à joints s'en emparent, c'est une question de société. Ce texte n'est pas un appel à la consommation. Il vise seulement à mettre fin à une situation absurde. »

[188] Jack Herer écrit « qu'aucune recherche indépendante (comprenez universitaire), qu'aucun programme d'étude ne serait plus autorisé pour peu qu'il touchât à l'usage médical du cannabis ». *Op. cit.*, p.70.

la fibre, le médicament et la drogue du XXIe siècle. Le cannabis sera devenu « *a big business* », ce qui désole de nombreux antiprohibitionnistes hostiles au capitalisme.

Finalement, c'est Malte qui sera le premier pays européen à légaliser le cannabis à usage récréatif en décembre 2021, tandis que l'Allemagne s'apprête à le faire, en suivant les engagements de la coalition SPD-Verts-Libéraux qui ont remporté les dernières élections générales. Les Pays-Bas, le Luxembourg, la Suisse ou le Portugal sont aussi bien placés. Le Luxembourg s'était même engagé à le faire avant 2021. Contrairement à une idée répandue, la Hollande n'a jamais légalisé le cannabis à usage récréatif et les coffee-shops sont, depuis 1976, une simple tolérance. La Suisse a failli légaliser il y a quelques années et il n'est pas dit qu'elle ne fasse pas une nouvelle tentative. Quant au Portugal, il a dépénalisé l'usage de toutes les drogues illicites depuis 2001 sans en légaliser aucune, mais il pourrait bientôt le faire pour le cannabis. Quoi qu'il en soit, après sa légalisation par l'Uruguay en 2013, par le Canada[189] en 2018 et par quinze États des États-Unis dont la Californie, le cannabis à usage récréatif illustre les profonds changements qui affectent les politiques des drogues dans le monde.

L'Uruguay a été le premier pays au monde à légaliser, en 2013, le cannabis à visée récréative. Grâce à l'arrivée au pouvoir de Pépé Mujica, sans doute. Mais tout cela n'aurait pas été possible sans l'engagement de personnalités publiques qui prennent position et défendent des modèles communautaires, à l'image du docteur Raquel Peyraube. Le fait qu'il s'agisse d'un pays latino-américain ne doit rien au hasard. Le Canada a fait de même le 17 octobre 2018, devenant ainsi le premier pays du G7 à prendre une telle décision. Dans le même temps, on apprend que « la Colombie-Britannique, l'une des provinces canadiennes les plus touchées par les surdoses d'opiacés, a annoncé, mercredi 29 août, avoir lancé des poursuites contre plus de quarante entreprises pharmaceutiques fabriquant ou commercialisant ces puissants analgésiques à l'origine de milliers de morts au Canada[190] ».

Le fait qu'au même moment et dans le même pays, le cannabis récréatif soit légalisé, tandis que des producteurs légaux d'opioïdes à des fins médicales sont poursuivis par la justice, en dit beaucoup sur le « Yalta

---

[189] Ma collègue et amie Line Beauchesne, professeure de criminologie à l'université d'Ottawa, vient de publier *La Légalisation du cannabis au Canada, entre commercialisation et prohibition 2.0,* Bayard Canada, 2020. Je la remercie pour les lumières qu'elle m'a apportées et recommande la lecture de son ouvrage.

[190] *Le Monde* en ligne du 30/8/2018.

des drogues » qui se déroule sous nos yeux. Ces deux décisions bousculent le refus de distinguer entre une drogue douce, le cannabis, et les autres drogues illicites. Comparée à la dépendance physique que créent les opiacés, celle du cannabis est très faible. Quant aux overdoses, elles n'existent pas avec le cannabis, alors que les opioïdes tant licites qu'illicites sont à l'origine de dizaine de milliers de morts aux États-Unis et de milliers de morts au Canada.

Il y a deux manières d'interpréter ce phénomène récent de légalisation du cannabis dans plusieurs États. La première est de limiter l'affaire à une erreur : on n'aurait jamais dû classer le cannabis comme drogue dangereuse sans intérêt thérapeutique dans les conventions internationales. Cette erreur aura tout de même duré près d'un siècle et envoyé en prison nombre de petits dealers et d'usagers, tout en rendant presque impossibles les utilisations médicales.

On peut aussi voir les choses de manière plus radicale : la fin de la prohibition du cannabis dans un nombre toujours plus grand de pays signe le début de la déconstruction de la prohibition des drogues dans son ensemble et l'entrée dans une ère nouvelle. Cette déconstruction ira donc très au-delà du chanvre et permettra, à terme, la légalisation de la feuille de coca [191], l'utilisation médicale de nombreuses substances considérées aujourd'hui comme sans intérêt thérapeutique, à commencer par les psychédéliques (LSD, psilocybine, mescaline…), la généralisation des politiques de réduction des risques, le rejet de la guerre à la drogue. C'est cet agenda que les partisans d'une réforme des politiques des drogues ont en tête.

Qu'il s'agisse d'une erreur ou d'un profond changement de paradigme, le cannabis y joue un rôle majeur.

Le cannabis à usage thérapeutique

Que s'est-il passé avec le cannabis à usage thérapeutique ? Après la découverte de nombreux cannabinoïdes dont le THC (1964), les publications se multiplièrent et le regain d'intérêt était patent. Comme l'écrit Jack Herer : « Une multitude de chercheurs tint bientôt la preuve que le cannabis était recommandé en cas d'asthme, de glaucome, de nausées consécutives à la chimiothérapie, d'anorexie, de tumeurs, aussi bien qu'en qualité d'antibiotique général. Ses effets thérapeutiques étaient tout aussi remarquables en cas d'épilepsie, de maladie de

[191] Cf. le chapitre sur la cocaïne.

Parkinson, de scléroses de toutes sortes, de dystrophie [192] . » Ce mouvement fut brisé net en 1976 lorsque l'administration Ford, en accord avec le National Institute on Drug Abuse (NIDA) et la Drug Enforcement Administration (DEA), décida d'interdire toute recherche indépendante sur les usages médicaux du cannabis. Par pure cannabinophobie ! Elle pensait que ces recherches ouvraient la voie à la légalisation du cannabis à usage récréatif.

Le mouvement est néanmoins réapparu, dans des circonstances dramatiques, à la fin des années 80, quand le virus du sida décimait la communauté gay de Californie. Parmi ses propriétés, le cannabis possède, en effet, celle d'être orexigène, c'est-à-dire de stimuler l'appétit, en particulier pour les aliments sucrés (c'est le classique haschisch et loukoum). Or, si nous disposons de nombreuses substances anorexigènes comme la cocaïne, les amphétamines et plus généralement les stimulants, les substances orexigènes sont rares. À l'époque, il n'y avait pas de traitement à cette infection virale et les patients, comme le montrent des photos insoutenables, étaient emportés par un syndrome cachectique, ils n'avaient plus que la peau sur les os. Le cannabis leur permettait de garder un peu d'appétit, de retarder le moment fatal.

Bientôt certaines indications devinrent classiques, même si les essais n'étaient pas toujours réalisés en double aveugle versus placebo (ni le patient ni le médecin ne savent qui a reçu la substance et qui a reçu le placebo) ou avec des effectifs suffisants : effet antiémétique contre les nausées et les vomissements provoqués par les chimiothérapies anticancéreuses, douleurs des contractures involontaires de maladies neurodégénératives comme la sclérose en plaques, maladies inflammatoires du tube digestif, glaucome…

Or, à partir des années 1960, cent cinquante ans après l'isolement de la morphine, la chimie du cannabis, qui resta longtemps hors de portée, a progressé. Ses principes actifs portent le nom de « cannabinoïdes ». Un nom résume cette aventure, celle de l'Israélien Raphael Méchoulam, qui isola le THC en 1964. En 1990, le premier récepteur spécifique des cannabinoïdes est isolé et appelé CB1. En 1992, c'est au tour du premier endocannabinoïde. Méchoulam l'appelle anandamide, ananda signifiant « sérénité » en indo-européen. Depuis, un second récepteur, CB2, a été isolé et l'on est loin de tout savoir. Les CB1 sont surtout situés dans le système nerveux central, les CB2 dans le reste de l'organisme, le plus souvent en interface avec le système immunitaire. Les CB2 sont très

[192] Jack Herer, *op. cit.*, p. 68.

nombreux et on connaît mal leur fonction. Enfin, un deuxième endocannabinoïde, le 2-AG (2-arachidonoylglycérol) est identifié.

La découverte des endocannabinoïdes (anandamide et 2-AG) parachève celle des récepteurs CB1 et CB2 et celle du mode d'action des phytocannabinoïdes comme le THC ; elle a apporté une base solide au cannabis à visée médicale.

Dans le champ de la douleur, le cannabis se révèle bien moins puissant que les opiacés, mais sans les effets secondaires de ces derniers (nausées, constipation, sédation), souvent mal supportés. Sans compter les risques de dépression respiratoire et d'overdoses que vient tragiquement illustrer la crise américaine des opioïdes. Diminuer de moitié de tels traitements peut s'avérer très utile. Le cannabis est un épargneur d'opioïdes. Il permet aussi de diminuer les traitements contre l'anxiété ou l'insomnie, domaine où, depuis près de soixante ans, les benzodiazépines sont reines. Rien de tout cela n'a échappé à la Big Pharma...

L'aventure des cannabinoïdes en médecine ne fait que commencer. On est loin de l'idée selon laquelle le cannabis thérapeutique ne serait que le cheval de Troie du cannabis récréatif. Ceux qui pensent cela, à l'Académie Nationale de Médecine ou de Pharmacie, par exemple, sont aveuglés par des préjugés d'autant plus condamnables que ce sont des personnes malades qui, *in fine*, en sont les victimes.

Après bien des années d'atermoiements, la France a décidé, à l'instar de la majorité des pays européens, de créer un cadre légal pour le cannabis à usage thérapeutique. Il aura fallu des années d'engagement d'associations de patients, comme l'Union francophone pour les cannabinoïdes en médecine et son colloque désormais célèbre, ou Principes Actifs et le renfort de ses nombreux témoignages. Bertrand Rambaud et Fabienne Lopez, qui sont les deux fondateurs de ces associations, ont aussi réussi à convaincre les jeunes générations de militantes et militants qui ont frappé ces dernières années aux portes des administrations, des ministères et des assemblées pour trouver un député aguerri afin de porter le projet qu'on pensait trop ambitieux d'une expérimentation. Ce député, c'était Olivier Véran, et c'était avant la Covid-19.

L'initiative française est entrée en résonance avec une autre actualité plus internationale. Le 23 juillet 2018, le directeur général de l'OMS a fait parvenir au secrétaire général de l'ONU, Antonio Guterres, une lettre qui risque bien de devenir historique. Il y indiquait qu'à l'occasion de sa quarantième session, le comité d'experts sur la pharmacodépendance de l'OMS (ECDD, Expert Committee on Drug Dependence), réuni du 4 au 7 juin 2018 à Genève, a fait six recommandations, dont les deux principales étaient : d'une part, de sortir le cannabis du groupe IV de la convention de 1961 afin de rendre légales les utilisations thérapeutiques tout en le conservant dans le groupe 1, ce qui ferme la voie à la légalisation du récréatif. Il est vrai que la CND (Commission on Narcotic Drugs) n'aurait jamais accepté que cette voie soit ouverte ; d'autre part, de ne plus classer le cannabidiol (CBD) comme stupéfiant dans les conventions. L'idée est finalement assez simple : pour permettre de prescrire et d'utiliser le cannabis à des fins médicales, il fallait résoudre le problème du contrôle international des stupéfiants qui a considéré dans les années 60 que la marijuana ne présentait aucun intérêt thérapeutique. Pour y parvenir, c'est l'Organisation mondiale de la santé (OMS) qui a été interrogée et ses préconisations ont permis l'exploit.

En effet, deux ans après (janvier 2019/décembre 2020), les Nations unies ont voté sur les propositions du Comité à l'occasion de sa 63e session. Sur les six propositions de l'OMS, elle n'en a voté qu'une et à une faible majorité (27 pour, 25 contre et 1 abstention) : le cannabis, auparavant dans les groupes I et IV de la convention de 1961, est retiré du groupe IV, ce qui revient à reconnaître son utilité médicale.

On peut voir dans cette décision un service minimal et c'en est un. Mais, ce qu'il faut retenir, c'est, comme l'explique Yann Bisiou[193] « la première fois depuis 1916, que l'on reconnaît, au niveau international, l'intérêt thérapeutique du cannabis ». Ce n'est pas parce qu'elle a été soudain illuminée par la vérité scientifique que la Commission des Stupéfiants de l'ONU a pris cette décision mais parce qu'elle a plié devant un rapport de forces trop défavorable. Bref, c'est un précédent qui va compter. Une grande victoire pour les réformateurs !

Parmi les propositions qu'elle n'a pas votées, figure la demande de l'OMS de retirer le CBD de la liste des stupéfiants. La Cour de justice de l'Union européenne (CJUE) venait le 19 novembre précédent de prendre une décision exactement inverse en jugeant illégale l'interdiction de la commercialisation du CBD en France… à la grande satisfaction de la Mission interministérielle de lutte contre les drogues et les conduites addictives (non, je plaisante !).

---

[193] Luc Vinogradoff, *Le Monde*, 2 décembre 2020.

À l'Eden Memorial Park Cemetary, dans la ville de Mission Hills (Californie), Jack Herer (1939-2010), le grand militant du cannabis, doit se retourner de plaisir dans sa tombe et Michka, notre amie bien vivante, doit se dire qu'elle n'a pas écrit en vain tous ses livres.

En attendant, interrogeons-nous désormais sur ce cannabis à des fins médicales. Il soulève, il est vrai, beaucoup de questionnements légitimes.

Le cannabis médicament

Quel est donc ce médicament qui, fait unique, doit être fumé ? Le problème n'est pas mince et constitue l'un des obstacles majeurs à l'acceptation du cannabis par le corps médical.

Il est difficile de demander à des personnes qui ne fument pas ou ne fument plus, par exemple des personnes âgées, de consommer du cannabis en inhalant la fumée. D'autant qu'elle contient au moins autant de goudrons et d'oxyde de carbone que la fumée du tabac. D'après Grinspoon et Bakalar, « le seul effet physique délétère avéré de la marijuana concerne les dommages qu'elle provoque dans le système pulmonaire[194] ».

S'il s'agit de fumer, de manière espacée, un peu de cannabis, le problème reste limité, d'autant que l'on peut choisir un cannabis à forte teneur en principes actifs afin de limiter au maximum les quantités inhalées. Il en va autrement s'il faut, régulièrement et pour de longues périodes, voire indéfiniment, inhaler la fumée de cannabis. On peut certes avoir recours à la teinture de cannabis, mais on rencontre alors les inconvénients évoqués plus haut lorsque le produit est consommé par voie orale (lenteur et effet variable). La réponse est dans les techniques, actuellement en plein développement, de vaporisation des principes actifs qui, contrairement à la combustion, évitent toute inhalation de goudrons et d'oxyde de carbone.

Il faut dire un mot des concentrés de cannabis très en vogue aux États-Unis. Il en existe de deux types : ceux qui sont produits sans solvants mais uniquement avec de l'eau, de la chaleur et de la pression, par exemple le haschisch ; et ceux qui sont produits avec des solvants (butane, propane) et dont le symbole est la wax (elle a l'apparence de la cire). Ces concentrés ne sont pas pour les débutants et au moins pour deux raisons : leur fabrication est délicate car il existe un risque d'inflammation et

---

194 *Cannabis la médecine interdite*, p. 197.

d'explosion ; de plus, les concentrations de THC obtenues sont sans comparaison avec l'herbe puisqu'elles atteignent 80 à 90 % ! Il existe aussi des concentrés très élevés obtenus par des techniques sans solvant. Ces produits concentrés sont habituellement « dabbés » dans une pipe à eau. Mais ils peuvent aussi être vaporisés pour des utilisations thérapeutiques. Ils rencontrent un succès grandissant en Amérique du Nord.

Pour le reste, le cannabis est une drogue douce, même si son trafic peut être dur et se régler à la kalachnikov. Il n'entraîne qu'une très modeste dépendance physique, dérisoire si on la compare à celle que peuvent provoquer l'alcool, les opiacés, les BZD ou les barbituriques. Il ne peut pas provoquer d'overdose au sens où l'alcool et les opiacés peuvent en induire. Quant à l'arrêt brutal, il est à mille lieues d'entraîner des états de manque « bruyants ».

Je ne vais pas accabler le lecteur de statistiques. Et il ne sera pas surpris de lire que la consommation de cannabis s'est massifiée ces vingt dernières années, particulièrement en Occident. Aujourd'hui, à 17 ans, un garçon français qui n'a jamais goûté au cannabis fait partie d'une minorité. Un professionnel serait en droit de dire à ses parents : « Je suis inquiet : votre enfant n'a jamais fumé le moindre joint. Il doit être assez isolé socialement… ». Si l'on songe que le premier objectif de la prohibition est de détourner le plus grand nombre possible de personnes de la consommation de substances considérées comme dangereuses, force est de constater, qu'on le regrette ou qu'on s'en félicite, que celle du cannabis est un échec complet, sans même compter la violence et la corruption que le trafic entraîne. Un contexte d'autant plus désastreux qu'en Europe, ces deals impliquent en premier lieu les jeunes issus de l'immigration, favorisant la déscolarisation, l'implication très jeune dans le trafic (« chouf » à 10 ou 12 ans) et le « conformisme déviant » dans la délinquance et le caïdat.

Du côté du marché noir : explosion de l'autoproduction, augmentation de la violence dans les quartiers

L'explosion de la demande sur le marché clandestin a eu des effets délétères en particulier en France. Elle a exacerbé les rivalités entre groupes criminels sur le marché de l'offre, devenu considérable. Dans certains quartiers, en particulier à Marseille et en Seine Saint-Denis, les règlements de comptes se sont multipliés. Ils concernent souvent le cannabis, en particulier le haschisch marocain en provenance du Rif, le premier producteur de haschisch au monde. Le cannabis traverse l'Espagne, notamment par « go fast », ces voitures de grosse cylindrée qui remontent en convoi vers le nord à grande allure, ce qui interdit le plus souvent à la police d'intervenir de peur de créer des accidents dans lesquels seraient impliqués d'autres véhicules.

Le deal de cité provoque dans certains quartiers des « nuisances » qui rendent insupportable la vie des riverains : halls d'immeubles squattés par les dealers qui filtrent les entrées et les sorties, bruit, détritus, urine, mais aussi menaces sur celles et ceux qui auraient la tentation d'aller se plaindre à la police. Sans compter les balles perdues lors des règlements de comptes. Cette triste réalité est l'un des plus puissants arguments de celles et ceux qui luttent pour une réforme des politiques des drogues.

Si la résine (haschisch) continue à dominer le marché, la mode de l'herbe (sommités fleuries) a favorisé la création de réseaux de deal faisant rentrer de l'herbe en Europe.

Mais la nouveauté tient à la place de plus en plus grande qu'occupe l'autoproduction d'herbe en France même. Cette autoproduction peut se faire en extérieur ou en intérieur. Il y a ceux qui font pousser quelques plants, ce qui assure leur consommation personnelle et constitue un complément de ressources à travers la vente à des amis ou des proches. Mais il s'agit parfois de véritables entreprises à grande échelle comme il est arrivé à la police d'en démanteler. L'autoproduction concernerait environ 200 000 personnes en France[195].

Le phénomène est européen et l'Observatoire français des drogues et des toxicomanies (OFDT) parle d'un « bouleversement global du marché à l'échelle continentale », qui d'importateur devient producteur d'herbe : « Même si la résine de cannabis en provenance du Maroc [le shit] domine encore le marché, les chiffres des saisies sont particulièrement éclairants. Jusqu'en 2010, on découvrait en moyenne de 50 000 à 60 000 plants par an en France. On en a saisi 158 592 en 2014, le triple [196]. »

Le « big business » du cannabis

Le Parisien du 22 juillet 2018 publie une interview de Philippe Coy, président du syndicat des buralistes, qui « ne s'interdit rien », y compris la

195 OFDT, *Cannabis données essentielles*, 2007, chap. 3 : le marché du cannabis en France, p. 59.

196 Michel Gandilhon, chargé d'étude au sein du pôle Tendances récentes et nouvelles drogues de l'OFDT, cité par Julien Guintard, *Le Monde,* « Les jardins secrets du cannabis », 19/06/2015.

vente de cannabis récréatif s'il venait à être légalisé en France. Et il ajoute : « Une chose est sûre, on est le réseau le plus adapté et le plus légitime. Dix millions de Français fréquentent nos bureaux de tabac. » *Le Monde* du 30 août 2018 titre : « Pernod-Ricard surveille de près le marché du cannabis. » Pernod-Ricard ! Charles Pasqua doit se retourner dans sa tombe…

Tout indique que le cannabis est en train de devenir un « big business ». Il suffit de songer au marché que représente un État américain comme la Californie ou aux entreprises canadiennes qui vont alimenter le (petit) marché canadien mais surtout se préparent à prendre position dans les pays qui vont désormais franchir le pas.

On peut d'ailleurs interpréter sous cet angle l'affaire des boutiques de CBD (ou de cannabis « light ») qui a défrayé la chronique en France pendant tout le premier semestre 2018. Après l'ouverture en novembre 2017 d'une première boutique à Besançon, qui a profité de sa proximité avec la Suisse, où la politique en matière de cannabis est beaucoup plus libérale, les « coffee shops » à la française sont apparus comme les champignons après la pluie : une centaine en quelques mois. De jeunes entrepreneurs pleins d'allant tentaient de passer dans le trou de souris du cannabis à moins de 0,2 % de THC qui s'applique à la fibre dans le cadre de la filière industrielle pour participer, eux aussi, à la fête !

Que vendaient ces boutiques ? Tout d'abord des pochons contenant les sommités fleuries, autrement dit la « beuh ». Mais cette herbe, qui ressemblait visuellement à de l'herbe et avait l'odeur de l'herbe, présentait une particularité. Elle était, en théorie, issue de variétés à moins de 0,2 % de THC, les seules autorisées en France pour la filière industrielle. Le problème, c'est que la maréchaussée qui n'a que ses yeux pour voir et son nez pour sentir est bien incapable de faire une différence entre cette « super camomille[197] » et de l'herbe contenant 5, 10 ou 20 % de THC. Elles vendaient aussi du CBD comme liquide pour e-cigarette, des cookies, des huiles et lotions… Elles eurent, à peu près partout, un succès fou et les journaux étaient agrémentés de photos montrant les longues files de clients qui, par exemple rue Amelot à Paris, attendaient des heures pour faire leurs achats. Et certains vieux militants de la légalisation du cannabis de pester contre les nouveaux marchands du temple…

L'État fut, dans un premier temps, incapable d'apporter une réponse claire à une question en apparence simple : tout cela était-il bien légal ? La ministre de la Santé reconnut qu'il y avait un « flou » dans la législation…

---

[197] Dixit mon collègue (et ami) William Lowenstein, éminent médecin des addictions.

Finalement, la Mildeca, (Mission interministérielle de lutte contre les drogues et les conduites addictives) après avoir « piloté un groupe de travail interministériel », publia le 11 juin 2018 une note que l'on peut résumer ainsi :

Toutes les opérations concernant le cannabis sont interdites sauf en cas d'utilisation du chanvre à des fins industrielles (industrie textile, bâtiment, papeterie…) et les variétés autorisées figurent alors sur une liste inscrite dans l'arrêté du 22 août 1990.

Seules les graines et les fibres peuvent être utilisées, les fleurs sont donc interdites (adieu les pochons !).

Le CBD vendu doit avoir 0 % de THC.

Cette exigence signifie que seul un CBD de synthèse pourrait répondre à un tel critère car le CBD extrait de la plante conserve toujours des traces, même très faibles, des autres composants, dont le THC. Cette affirmation était donc suffisante pour siffler la fin de la récréation.

Il est interdit aux boutiques de faire état de propriétés thérapeutiques de leurs produits sauf à être poursuivis pour exercice illégal de la pharmacie.

À la lecture de cette note, il était clair que toutes les boutiques allaient disparaître. S'ensuivit en effet un brutal coup d'arrêt avec fermetures administratives et gardes à vue pour trafic de stupéfiants. La France, on l'aura compris, ne badine pas avec la prohibition du cannabis ! Et s'il n'en reste qu'un…

Mais, après un interminable procès, la France a perdu devant la Cour de justice de l'Union européenne le 19 novembre 2020 par suite de l'arrêt Kanavape. Et le 23 juin 2021, la Cour de cassation a estimé que la commercialisation de produits à base de CBD n'était pas illicite[198]. Honte et déréliction !

Ailleurs, on fait la fête. « Cannabis : le nouvel or vert de Wall Street[199] », « Oubliez les bitcoins. Les billets verts se ruent désormais vers la feuille verte. Le cannabis fleure l'euphorie boursière[200] ». Et Brendan Kennedy, heureux PDG de Tilray, une entreprise canadienne créée en 2013 et spécialisée dans le cannabis thérapeutique, de donner deux conseils : aux compagnies pharmaceutiques de se protéger contre le risque d'une

---

198 *Le Monde*, 25/06/2021.
199 *Le Figaro*, 20/09/2018.
200 *Le Monde*, 23-24/09/2018.

substitution des médicaments antidouleur et anxiolytiques par le cannabis et à toutes les entreprises distribuant de l'alcool d'entrer dans ce nouveau secteur[201]. Cela s'appelle le capitalisme !

Si l'on embrasse d'un seul coup d'œil cette histoire, de l'abandon du cannabis comme médicament, à la fin du XIXe siècle, à sa prohibition internationale en 1925, puis américaine en 1937, à la quasi-disparition pendant trente ans de la drogue qui rend fou (*reefer madness*), puis à sa réapparition comme symbole de la révolte des jeunes contre la « société de consommation » à partir du milieu des années 60, tandis que le THC était isolé, sa réapparition comme stimulant de l'appétit au début des années 80 avec l'épidémie de sida, sans compter la fameuse « *proposition 215* » votée par les électeurs de Californie pour le cannabis thérapeutique en 1996 et la vague actuelle de légalisation et de folie boursière, on finit par se dire que les humains n'ont manifestement pas besoin du cannabis pour perdre la tête !

La gauche a toujours manifesté une forte suspicion envers la légalisation des drogues, y voyant une entreprise d'exploitation coloniale au XIXe siècle (les guerres de l'opium) et une entreprise libérale (en français, on dit « ultra-libérale ») visant à transformer les drogues en marchandises ordinaires au détriment de la santé et de la liberté humaines pour le seul bénéfice de la cupidité des hommes d'affaires. Il est probable que le « cannabusiness » américain va la conforter dans ses certitudes. Quoi qu'il en soit, il est temps d'examiner quels sont les différents modèles de légalisation et la manière dont ils se présentent *hic et nunc* dans les Amériques, laboratoire de l'avenir.

Les trois modèles de légalisation : monopole d'État, marché libre et cannabis social club

A priori, il existe trois modèles de légalisation du cannabis : le monopole d'État, le marché libre et le modèle du cannabis social club (CSC). Le premier a été choisi en 2013 par l'Uruguay, le second par les États des États-Unis qui ont légalisé le cannabis récréatif, le troisième est toléré en Espagne. On trouvera de nombreux détails dans les rapports de deux think tanks français, Terra Nova d'une part, qui a publié en décembre 2014 un document intitulé « *Cannabis : réguler le marché pour sortir de l'impasse* »[202], et Génération libre présidé par Gaspard Koenig, qui a

---

[201] *Le Figaro*, 20/09/2018.

[202] Écrit par Pierre Kopp, Christian Ben Lakhdar et Romain Perez.

publié en mai 2018 « *Légaliser le cannabis : arguments légaux et médicaux en faveur d'un changement de modèle* », avec le concours de Maître Francis Caballero et du professeur Amine Benyamina. Quant au Conseil d'analyse économique qui travaille pour Matignon (!), il s'est autosaisi de la question. Sous le titre de « *Cannabis : comment reprendre le contrôle ?* » et sous la plume d'Emmanuelle Auriol et de Pierre-Yves Geoffard, il a publié en juin 2019 une note qui fait « de la protection des mineurs et de l'éradication des trafics les deux objectifs prioritaires de la légalisation ».

Un Cannabis Social Club (CSC) est « un groupe de partage organisé sous forme d'association à but non lucratif, composée uniquement de personnes majeures, qui gèrent la production et la distribution de cannabis en cercle fermé pour les besoins personnels de leurs membres[203] ». Le CSC ne relève donc ni du monopole d'État, par définition, ni du marché libre puisque son but n'est pas de générer du profit. En Espagne, où existent plusieurs centaines de CSC, ce modèle s'est développé aux marges de la loi. Il faut noter que la législation canadienne permet l'autoproduction de cannabis à raison de quatre plants par famille, le gouvernement fédéral ayant considéré que cette autorisation était l'un des moyens les plus efficaces de lutter contre le marché noir. Le Sénat canadien et certaines provinces comme celle du Québec y étaient opposés, mais le gouvernement fédéral a tenu bon. Les provinces qui refusent cette option auront néanmoins le droit de l'interdire.

Le CSC ne sera pas le modèle dominant mais il est compatible, à certaines conditions, avec le monopole d'État comme avec le marché libre. Le risque existe que les CSC soient purement et simplement interdits. Il faudra alors se battre pour obtenir leur droit plein et entier à occuper une place, même modeste, lorsque la prohibition du cannabis sera abandonnée en Europe. Néanmoins, au Canada, des études ont montré-que les CSC pouvaient avoir des produits non conformes en termes de qualité ou risquaient de se révéler dangereux dans des usages thérapeutiques. L'autre critique est que les CSC ne se limitent pas toujours à être des coopératives de cannabis et que certaines ont des visées marchandes. Il n'y a, alors, plus beaucoup de différences entre le marché illégal et le CSC.

Le principal avantage du monopole d'État est, au moins en théorie, de se préoccuper sérieusement de santé et de sécurité publiques, ainsi que de pouvoir déterminer le prix du cannabis. C'est ainsi que le CAE,

---

203 Wikipedia, article « Cannabis social club ».

déjà évoqué, a fixé à 9 euros le gramme d'herbe lorsque la France décidera de légaliser. Mais le monopole présente aussi de nombreux inconvénients : rigidité bureaucratique, difficulté à répondre aux attentes des consommateurs, lenteurs de l'innovation, sans oublier la tentation de faire du cannabis une vache à lait pour renflouer les caisses de l'État.

Le marché libre a les avantages et les défauts inverses : c'est la loi de l'offre et de la demande qui détermine les prix avec le risque, si le prix est trop bas, de faire flamber les consommations. À l'inverse, il répond plus facilement aux changements et aux innovations.

Dans tous les cas, la manière dont seront utilisées les recettes fiscales issues de ce nouveau marché « constitue un enjeu crucial » et le soutien croissant de l'opinion publique dans les États des États-Unis qui ont légalisé tient, en bonne part, au fait que les revenus fiscaux « ont été fléchés sur des programmes d'intérêt public » : construction d'écoles, rénovation de bâtiments publics...[204]

On aurait tort, au demeurant, de croire que le marché libre signifie que la « main invisible » n'obéit à aucune règle. Il suffit de se pencher sur les réglementations en vigueur dans l'État du Colorado qui, avec l'État de Washington, a légalisé le cannabis récréatif en 2014, pour se persuader du contraire. Voilà la description qu'en font Ivana Obradovic et Michel Gandilhon[205] :

« Du côté de la demande, l'autorisation d'accès au produit (usage et achat) concerne uniquement les adultes à partir de 21 ans (par analogie avec l'âge légal d'accès à l'alcool). Elle porte sur une quantité limitée (une once de cannabis, soit 28,4 grammes). Si l'usage est autorisé en privé, comme pour l'alcool ou le tabac, la consommation de cannabis reste interdite dans les lieux publics sous peine d'amende, ainsi que dans les lieux de vente. Conduire après avoir consommé est prohibé au-delà d'un seuil de présence de cannabis dans l'organisme (5 nanogrammes par ml dans le sang). Du côté de l'offre, les deux États autorisent la vente en boutique spécialisée (*retail store* ou *pot shop* dans le langage des usagers), mais seul le Colorado autorise l'autoproduction (dans certaines limites). La vente interpersonnelle demeure interdite, l'objectif étant de professionnaliser et de sécuriser l'ensemble de la filière du cannabis, de

---

204 Obradovic, OFDT, p. 6.

205 Ivana Obradovic et Michel Gandilhon, « La légalisation du cannabis aux États-Unis. Les exemples du Colorado et de l'État de Washington », *Potomac Papers* n° 33, Ifri, février 2018.

la production jusqu'à la distribution et la vente. Un système de « traçage » de la graine au consommateur (*seed to sale*) a été mis en place pour éviter les détournements vers le marché noir. Les deux régimes de régulation reposent sur un marché structuré en trois secteurs (production/culture, conditionnement/distribution, vente), où la possibilité d'exercer est soumise à des conditions d'éligibilité (être résident de l'État, sans antécédents judiciaires, titulaire d'une licence professionnelle). »

Ces règles appellent plusieurs remarques : quelle que soit la limite d'âge, à partir de 18 ou de 21 ans, la légalisation du cannabis ne concerne que les majeurs, alors qu'une proportion notable de consommateurs sont mineurs[206].

La deuxième remarque porte sur l'usage public qui est interdit dans ces deux États, y compris sur les lieux de vente, ce qui pose d'ailleurs un problème aux touristes. Il est donc prévu d'ouvrir des lieux qui, comme les coffee-shops hollandais, permettent de consommer sur place. En France, la loi ne fait aucune distinction entre l'usage privé, portes et fenêtres closes, et l'usage public : ils sont tous deux interdits. Or l'usage public s'est considérablement banalisé ces dernières années en France et nombre de jeunes Français roulent leurs joints dans le creux de la main et les fument dans la rue. La question de l'usage public est une vraie question qui mérite un débat chez celles et ceux qui luttent contre la prohibition punitive.

La conduite de véhicules soulève aussi des difficultés. Dans les États américains qui ont légalisé, il n'y a pas eu d'augmentation des décès par accidents de la route[207] lorsque le cannabis n'est pas associé à l'alcool. À cause de ses propriétés lipophiles, le cannabis peut être retrouvé longtemps après que son effet psychoactif s'est dissipé. D'où la difficulté à légiférer si l'on veut effectivement punir ceux qui conduisent sous l'influence de la drogue. En France, on n'a pas ce problème : si un test salivaire fait au bord de la route est positif, c'est qu'on a fumé. Peu importe si c'était l'avant-veille, puisque fumer du cannabis est interdit !

Le Canada a profité des problèmes rencontrés par le Colorado et l'État de Washington concernant les *edibles*, c'est-à-dire le cannabis pris par voie orale sous forme de cookies, *space cake*... Il met du temps à agir,

---

[206] En 2017, près de quatre adolescents de 17 ans sur dix ont déjà fumé du cannabis, 31,3 % dans l'année et 7,2 % en font un usage régulier : https://www.ofdt.fr/produits-et-addictions/de-z/cannabis/ - haut

[207] *Le Monde*, 01/02/2018.

ce qui a poussé des usagers inexpérimentés à en reprendre jusqu'à… finir aux urgences de l'hôpital ! Les Canadiens se sont donnés un an pour élaborer un étiquetage adéquat, faire la prévention nécessaire, et en permettre la vente.

Enfin, le jour où la France légalisera le cannabis, il faudra bien qu'elle décide si une personne ayant un casier judiciaire, entre autres pour infraction à la législation sur les stupéfiants (ILS), aura ou pas l'autorisation de participer à ce marché. Si la règle est celle qui s'applique au Colorado et dans l'État de Washington, elle exclut la majorité des dealers, petits ou grands, qui ont eu affaire à la justice, et ils sont nombreux. D'un autre côté, est-il bien raisonnable d'adouber des candidats condamnés pour des faits de violence contre les personnes ou pour d'autres actes graves (menaces de mort, chantage, port d'armes à feu…) ? C'est ainsi que les villes de San Francisco et de San Diego, en Californie, ont lancé une amnistie pour toutes les condamnations liées au cannabis depuis plus de quarante ans, mais « les personnes qui ont vendu de la drogue à des mineurs ou impliquées dans des violences, particulièrement les agressions sexuelles et viols, ne peuvent bénéficier de cette amnistie[208] ». Le débat a eu lieu au Canada, où la plupart des grandes questions liées à la légalisation du cannabis ont été discutées. Et il doit être possible de trouver un compromis raisonnable lorsque le problème se posera en Europe.

Aux termes de la nouvelle législation canadienne, les adultes d'au moins 18 ou 19 ans, selon la province, pourront légalement acheter, consommer et même cultiver une quantité limitée de cannabis, exception faite, sur ce dernier point, des Québécois, Manitobains et habitants du Nunavut. La possession en public sera limitée à 30 grammes par personne. La vente de cannabis dans des magasins autorisés ou en ligne relèvera de la responsabilité des provinces. Si toutes les provinces, à l'exception du Manitoba, ont un site étatique pour la vente en ligne, les modèles de distribution sur le terrain sont plus variés. Le Québec, le Nouveau-Brunswick, la Nouvelle-Écosse et l'Île-du-Prince-Édouard ont choisi des succursales d'État. L'Alberta, l'Ontario, la Saskatchewan, le Manitoba et Terre-Neuve-et-Labrador, de même que les trois territoires, ont des permis pour des détaillants privés. Le Nunavut, le Yukon et la Colombie-Britannique ont un système mixte de détaillants privés et étatiques, tout comme c'était déjà le cas pour l'alcool[209]. Une telle

[208] Anne Pélouas, *Le Monde*, 20/06/2018.

[209] Line Beauchesne, *La Légalisation du cannabis au Canada : entre commercialisation et prohibition 2.0,* Bayard Canada, 2020

diversité sera pleine d'enseignements quant aux avantages et inconvénients des différentes solutions.

L'idée est d'ailleurs évoquée par Justin Trudeau au niveau fédéral : ceux qui œuvrent dans l'ombre sans violence se verraient accorder une licence et un statut de microproducteur. Mais donner l'amnistie à des délinquants aux casiers judiciaires chargés rencontre l'hostilité de la police et de nombreux politiques.

Revenons à l'Uruguay et aux États-Unis. On a vu que le premier a choisi le monopole d'État, et les seconds le marché libre. Les chemins vers la légalisation ont été très différents. En Uruguay, l'impulsion est venue de l'État contre l'opinion publique qui y était défavorable. Il y a quatre modalités d'accès : le cannabis à usage thérapeutique, via le ministère de la Santé, l'autoproduction jusqu'à six pieds par foyer, le cannabis social club jusqu'à 45 membres, qui peut produire jusqu'à 99 plants, la vente en pharmacie pour les résidents adultes. La mise en œuvre a été lente et le marché clandestin continue à représenter les trois quarts des ventes.

Dans les États américains qui ont légalisé, ce sont des référendums qui ont fini par triompher. Le Vermont, quant à lui, a choisi la voie législative en 2018 [210]. La structure fédérale des États-Unis a donc été déterminante. Barack Obama a joué un rôle discret mais important dans ce processus, en décidant que l'État fédéral ne s'opposerait pas à la légalisation si les électeurs le voulaient. Il a ainsi laissé faire, ce qui était essentiel.

Pour conclure

L'histoire que je viens de brosser à grands traits est pleine d'enseignements. Quel gouffre entre le cannabis version Anslinger (la drogue qui rend fou, qui corrompt les femmes et transforme les hommes en criminels endurcis, l'herbe du diable) et version Trudeau (une drogue à faible dangerosité et présentant un important potentiel thérapeutique) ! Au point qu'on finit par se demander s'il ne serait pas opportun de reconsidérer de fond en comble la question des drogues. On nous aurait menti ?

---

[210] Ivana Obradovic, « La légalisation du cannabis aux États-Unis, vers une régulation du marché ? », OFDT, juin 2019, p. 1.

Au Canada, alors même qu'on légalise le cannabis, « les fabricants d'opiacés seront poursuivis en justice[211] ». C'est une conséquence directe de la crise des opioïdes qui affecte toute l'Amérique du Nord. On peut se demander s'il existe des liens entre les nouvelles régulations du cannabis et la crise des opioïdes. Pour certains, les propriétés antalgiques du cannabis vont permettre de diminuer les quantités d'opioïdes que consomment les personnes qui souffrent. Le cannabis ne peut pas remplacer la morphine et les autres opiacés puissants, mais il peut jouer le rôle d'épargneur d'opiacés et participer ainsi à la résolution de cette crise. À l'inverse, certains pensent que la légalisation du cannabis va pousser les cartels à reporter leurs efforts sur le trafic d'autres drogues plus dangereuses. C'est le cas de Don Winslow, l'auteur de la trilogie *La griffe du chien*, *Cartel* et *La Frontière* consacrée au trafic de cocaïne entre le Mexique et les États-Unis. Voici ce qu'il affirme : « Pour compenser les pertes du marché du cannabis enregistrées depuis la légalisation des drogues douces dans certains États, les cartels mexicains ont décidé de dynamiser le marché un peu éteint de l'héroïne, de l'ouvrir en cassant les prix. Un cacheton d'oxycodone coûte 30 dollars à un junkie, un shoot, 10 dollars[212]. » Il faut, évidemment, faire la part de la provocation dans les propos de Winslow. Mais on se doute que les pays qui ont légalisé sont examinés à la loupe. Et l'avenir dira ce qu'il en est des craintes et des espoirs.

---

211 *Le Monde,* 30/08/2018.

212 *Le Monde*, 23/11/2018.

CHAPITRE 10

Psychédéliques : l'avenir de la psychiatrie ?

« Je n'étais pas grand consommateur mais, n'ayant jamais su avaler la fumée correctement, j'appréciais le LSD, cette drogue qui se prenait en cachets et dont les effets étaient garantis. Avec l'acide, j'étais sûr de ne pas rester en rade. » (Alain Finkielkraut, A la première personne, Gallimard, 2019, p. 52)

Il peut sembler très paradoxal de parler de psychédéliques comme médicaments alors qu'ils ont, dans l'opinion publique, l'image de drogues chaotiques et dangereuses. Peu de substances, en effet, ont été l'objet de légendes urbaines aussi folles que celles qui entourent le LSD depuis la grande vague de consommation qui commence aux États-Unis à partir du milieu des années 60. Comme si tous les consommateurs de LSD de cette époque avaient sauté par la fenêtre du sixième étage en se prenant pour des oiseaux ou avaient regardé le soleil jusqu'à en devenir aveugles.

Pour comprendre l'actuel « retour des psychédéliques », il faut avoir deux choses présentes à l'esprit : toutes les drogues aujourd'hui interdites ont été, sont ou seront des médicaments. La limite entre médicament psychotrope légal et drogue illicite est très poreuse, comme le montre bien Alain Ehrenberg[213]. Ce « trouble des frontières » a beaucoup à voir avec les quantités consommées et les contextes d'utilisation.

Ainsi l'association de deux drogues légales, l'alcool, habituellement une bière forte, et les benzodiazépines, des médicaments largement utilisés en médecine pour lutter contre l'anxiété, peut provoquer des états de défonce avancés pour un prix très modique. C'est d'ailleurs devenu le cocktail préféré des toxicomanes très marginalisés : les « galériens ».

[213] Alain Ehrenberg a publié en 1998 un ouvrage collectif intitulé *Drogues et médicaments psychotropes. Le trouble des frontières*, Esprit.

À l'inverse, on redécouvre actuellement les nombreuses propriétés thérapeutiques du cannabis et des psychédéliques dans un nombre grandissant d'indications.

La deuxième remarque est de nature historique. Pendant près de vingt ans, de la fin de la Seconde Guerre mondiale au milieu des années 60, de nombreuses équipes ont exploré les propriétés médicales de ces substances. On en parlait librement parmi les chercheurs. C'est ainsi qu'après avoir participé à la redécouverte du champignon psilocybe et à l'isolement de son principe actif, la psilocybine, le grand mycologue français Roger Heim en a consommé et a rendu compte, à l'orée des années 60, de son expérience devant l'Académie des sciences…[214]. Puis le LSD et la psilocybine sortirent des laboratoires et donnèrent lieu à une large consommation parmi la jeunesse avant que ces drogues soient interdites. Ce n'est que trente ans plus tard, à partir de la fin des années 90, que les essais reprirent timidement et que l'on redécouvrit les travaux des pionniers des années 50.

De quoi les psychédéliques sont-ils le nom ?

L'histoire moderne des utilisations thérapeutiques des psychédéliques commence, en effet, après la Seconde Guerre mondiale, lorsque le laboratoire suisse Sandoz met à la disposition des chercheurs et des cliniciens le LSD, découvert en 1943 par Albert Hofmann. Durant vingt ans, plusieurs équipes accumulèrent des résultats encourageants et parfois même enthousiasmants. Tout s'arrêta à la fin des années 60, à la suite de la grande vague de consommation récréative qui, à partir de 1963-64, va toucher la Californie puis le reste du monde. Le LSD fut interdit en 1966 en Californie et la convention de 1971 classa tous les psychédéliques comme substances dangereuses sans intérêt thérapeutique. Ce n'est qu'au milieu des années 90 que les essais cliniques reprirent timidement, et de manière nette depuis 2010. La période actuelle est celle de la « renaissance psychédélique ».

Pendant deux décennies, jusqu'à l'interdiction du LSD en Californie en 1966, les psychédéliques n'étaient pas des médicaments (on menait des essais cliniques pour qu'ils le deviennent) mais n'étaient pas interdits.

---

214 Mon collègue et ami Vincent Verroust, président de la Société psychédélique française, écrit sa thèse d'histoire des sciences sur Henri Heim, un personnage magnifique mais oublié, ancien résistant et déporté, chercheur de stature internationale, qui fut d'une rare probité intellectuelle quand il découvrit, sans pouvoir les expliquer, les propriétés divinatoires des champignons psilocybes.

Tout s'arrêta avec la prohibition américaine et le laboratoire Sandoz cessa de mettre la substance à disposition des chercheurs.

Pourtant, après trente ans de quasi-interruption, les essais cliniques ont repris à partir du milieu des années 90, aux États-Unis mais aussi en Grande-Bretagne, en Suisse ou en Israël. Et, avant que la Covid interrompe ce processus, la MDMA (MéthylèneDioxy-MéthAmphétamine), principe actif de l'ecstasy, devait être approuvée par la Food and Drug Administration (FDA) américaine dans la prise en charge des PTSD [215] . Pour la première fois dans l'histoire, un psychédélique deviendrait officiellement un médicament. Ce succès, on le doit surtout à une fondation, la MAPS (Multidisciplinary Association for Psychedelic Studies), créée en 1986 par Rick Doblin en réponse à l'interdiction de la MDMA aux États-Unis. Plus de trente années de travail pour obtenir les autorisations et les fonds et une obstination à toute épreuve sont à l'origine de cette victoire.

Et elle ne va pas seule. La FDA a, en effet, approuvé des essais de phase IIB (qui précède la phase III, dernière étape avant la mise sur le marché) avec la psilocybine dans les dépressions résistantes. Ces recherches sont considérées comme une « avancée majeure » (*breakthrough therapy*).

Si la psilocybine et le LSD sont des psychédéliques « classiques », ce n'est pas le cas de la MDMA. Par psychédélique classique, on entend aujourd'hui des substances qui se lient exclusivement ou très principalement à un certain type de récepteurs présents, entre autres, dans le système nerveux central et que l'on appelle 5HT2a. 5HT veut dire 5HydroxyTryptamine, autre nom pour la sérotonine, un neuromédiateur suffisamment connu pour que Michel Houellebecq le juge digne d'être le titre de l'un de ses romans. La mescaline issue d'un cactus (qui fut isolée à la fin du XIXe siècle par Arthur Heffter), le LSD, la psilocybine et la DMT (Di Méthyl Tryptamine) sont des psychédéliques classiques. La MDMA interagit avec de nombreuses classes de récepteurs (y compris 5HT2a), ce qui en fait le plus psychédélique des stimulants. Mais ce n'est pas un psychédélique classique.

---

[215] PTSD = Post Traumatic Syndrom Desorder. De nombreux soldats américains ayant participé aux guerres d'Afghanistan et d'Irak après le 11 septembre 2001 sont victimes de PTSD. Ils font des cauchemars, sursautent quand une porte claque, traversent des périodes d'anxiété aiguë. Mais le PTSD peut aussi concerner des personnes ayant été victimes d'agressions, en particulier des femmes.

La psilocybine est le principe actif de champignons appelés psilocybes. À l'occasion de plusieurs voyages d'études au Mexique avec sa femme d'origine russe, le banquier américain Robert Gordon Wasson a redécouvert ces « champignons magiques » et constaté qu'ils faisaient toujours l'objet de cérémonies chez les Indiens Mazatec. Sa passion pour les champignons lui fut transmise par son épouse. Il existe en effet des peuples mycophobes et des peuples mycophiles, et les Russes appartiennent pleinement à cette deuxième catégorie. Il envoya des psilocybes au professeur Roger Heim du Muséum d'histoire naturelle à Paris, qui parvint à les faire pousser : une première mondiale ! Et ce fut finalement Albert Hofmann qui isola la molécule en 1958. Le Heffter Research Institute[216], créé en 1993, a participé à la « renaissance psychédélique » par des études sur cette drogue. Comme les autres psychédéliques classiques (LSD, mescaline et DMT), sa toxicité est faible à nulle et les cas de décès sont rarissimes. On n'en connait pas dans les essais cliniques menés depuis vingt ans.

Question : pourquoi préférer la psilocybine au LSD ? D'abord parce qu'elle agit moins longtemps et de manière moins intense. Les chercheurs qui accompagnent les patients peuvent être de retour chez eux pour le dîner. Mais il y a une autre raison : le LSD jouit d'une réputation si mauvaise dans l'opinion publique et chez les responsables politiques qu'obtenir l'argent et les autorisations avec ces trois lettres maudites est une gageure.

La MDMA et les molécules proches sont une classe de substances que l'on désigne comme « empathogènes » (qui mettent en empathie avec autrui) ou « entactogènes ». La question de sa toxicité a été beaucoup discutée car de nombreuses amphétamines sont neurotoxiques. De fait, les travaux de l'Américain George Ricaurte, qui faisait autorité en la matière dans les années 90, avaient montré une forte neurotoxicité. Jusqu'à ce qu'il annonce que ses travaux étaient invalides car il s'était… trompé de substance !

On a rapporté des cas de décès sous ecstasy et cette drogue est certainement plus problématique que le LSD ou la psilocybine. La grande majorité de ces morts est due à une hyperthermie provoquée par une dépense physique importante, la danse, associée à une déshydratation ou, à l'inverse, à une hyponatrémie (diminution du

---

216 Le Heffter Research Institute a été créé par David Nichols et Dennis McKenna. David Nichols est professeur de chimie et de pharmacologie à Purdue University (USA). Dennis McKenna est botaniste et ethno-pharmacologue. Ce sont deux personnalités majeures dans le champ des recherches sur les psychédéliques.

sodium dans le sang) par hémodilution chez des personnes ayant bu des quantités trop importantes de liquides.

Pour le reste, la MDMA, utilisée dans le cadre d'essais cliniques, présente un profil presque idéal pour améliorer et renforcer une psychothérapie[217]. Elle diminue l'anxiété et la dépression et favorise l'empathie et la proximité.

Pour ses partisans, la prochaine révolution dans le champ de la psychiatrie viendra donc des thérapies psychédéliques. Il est vrai que la psychiatrie est en panne de traitements innovants. Quittons un instant les psychédéliques pour examiner ce qui s'est passé dans ce champ.

Médicaments psychiatriques : l'innovation en berne

Les révolutions thérapeutiques dans le champ de la psychiatrie sont rares. La première révolution, à vrai dire la seule d'une telle ampleur, a eu lieu il y a près de soixante-dix ans, en 1952, avec l'utilisation du premier antipsychotique, le Largactil (chlorpromazine)[218].

Puis, on découvrit le premier antidépresseur tandis que la première benzodiazépine, le Librium (chlordiazépoxide), était mise sur le marché comme anxiolytique. En moins d'une dizaine d'années, trois découvertes de première importance avaient eu lieu concernant des pathologies aussi importantes que les psychoses, les dépressions et les troubles anxieux. L'époque était donc à l'enthousiasme et l'on fêtait la naissance d'une nouvelle discipline : la psychopharmacologie. L'avenir était radieux !

Il fallut pourtant déchanter et attendre une trentaine d'années avant qu'une nouvelle percée se manifeste, et elle était de bien moindre ampleur. A posteriori, on comprend pourquoi : ces découvertes restaient le fruit du hasard et il est capricieux[219]. Certes, ces avancées étaient

---

217 La MDMA augmente la libération des monoamines cérébrales (sérotonine, dopamine, noradrénaline) et se lie aux récepteurs 5HT1a, 5HT1b et 5HT2a.

218 Trois Français, Henri Laborit, Jean Delay et Pierre Deniker, se sont illustrés dans cette découverte qui va révolutionner la psychiatrie. De nombreux autres antipsychotiques ou neuroleptiques ont été synthétisés depuis. La seconde révolution date de 1957, avec les deux premiers antidépresseurs : un « tricyclique », le Tofranil (imipramine), et un IMAO (inhibiteur de la monoamine oxydase), le Marsalid (iproniazide). Puis en 1960, la première benzodiazépine, le Librium (chlordiazépoxide), fut mise sur le marché comme anxiolytique bientôt suivie par le Valium (diazépam).

219 On ne dispose toujours pas d'une théorie générale permettant de déduire les fonctions d'une molécule donnée à partir de sa structure, et ce d'autant que cette molécule interagit avec un organisme complexe donnant donc lieu à une interaction

ensuite exploitées, donnant naissance à des classes de médicaments comme celle des benzodiazépines (BZD), qui compte des dizaines de molécules très proches et dont les noms commerciaux sont familiers : Valium, Lexomil, Tranxène, Xanax, Témesta... Les laboratoires mirent aussi sur le marché de nombreux neuroleptiques et antidépresseurs et cette profusion pouvait donner le sentiment que les découvertes s'accumulaient alors qu'on ne faisait qu'exploiter, avec persévérance, la percée des années 50.

En 1987, une nouvelle classe d'antidépresseurs, les inhibiteurs de recapture de la sérotonine (IRS)[220], fit son apparition avec la mise sur le marché d'un médicament qui devint un phénomène de société : le Prozac (fluoxétine). Son efficacité semblait proche de celle de la génération précédente, mais avec beaucoup moins d'effets secondaires et d'interactions médicamenteuses. Alors que les antidépresseurs classiques n'étaient pratiquement utilisés que par des psychiatres, les médecins généralistes se mirent à prescrire le Prozac et tous ses successeurs. Depuis, le nombre de ces IRS a prospéré et une classe toute proche, celle des IRSNa (inhibiteurs de recapture de la sérotonine et de la noradrénaline) est apparue en 1998 avec l'Effexor (venlafaxine) en tête de gondole.

Enfin, à partir de 1996, des antipsychotiques dits « de deuxième génération » furent mis sur le marché, parmi lesquels l'Abilify (aripiprazole), le Zyprexa (olanzapine) et le Risperdal (rispéridone) sont les plus connus. Là aussi, leur principal intérêt était de présenter moins d'effets secondaires que les neuroleptiques de première génération, en particulier des « troubles extrapyramidaux » (qui miment la maladie de Parkinson).

---

complexe. On peut parfois modifier à peine une molécule et voir disparaître un effet ou, au contraire, le voir amplifié par 10 ou 100. Les laboratoires se livrent ainsi à la pratique du *screening*, qui consiste à tester des milliers de molécules pour tenter de repérer celles qui pourraient présenter un intérêt thérapeutique. Et ce n'est que le début d'un long processus qui passera ensuite par des essais chez l'animal, puis chez l'homme, pour aboutir parfois à un nouveau médicament.

220 Quel est le mode d'action des IRS ? Il existe un processus actif (qui demande de l'énergie) de recapture d'un neuromédiateur une fois qu'il a été libéré dans la fente synaptique et qu'il a rempli sa fonction de transmission d'un message. Cela permet à la fois de récupérer un neuromédiateur donné, mais aussi de diminuer le « bruit » pour le message suivant, comme on effacerait un tableau noir avant d'écrire à nouveau dessus. En inhibant la recapture de la sérotonine, un neuromédiateur censé jouer un rôle majeur dans l'humeur (on dit la « thymie »), les IRS augmentent son activité et luttent ainsi contre la dépression.

Depuis, rien ou presque. En tout cas aucune « révolution » comparable à celle des années 50. Et nul ne sait quand aura lieu le prochain tournant. Mais de violentes polémiques se firent jour concernant l'efficacité de nombre de ces médicaments, leurs effets secondaires, parfois considérables, et leur mauvaise utilisation.

On a fini aussi par constater que les BZD affectaient la mémoire[221], en particulier chez les personnes âgées. Ce sont des médicaments remarquables mais ils ont été surprescrits et on a fini par découvrir qu'ils provoquaient dépendance et tolérance, et qu'ils favorisaient peut-être la maladie d'Alzheimer…

Voyons ce qu'il en est des IRS, qui furent les stars des années 90 et 2000. Là aussi, il fallut déchanter. Tout d'abord leur efficacité est remise en cause par plusieurs études, en particulier dans les dépressions légères à modérées. De plus, le risque suicidaire était très préoccupant chez les adolescents[222]. Bref, le bilan de ces médicaments, pourtant largement prescrits, est loin d'être satisfaisant.

Quant aux neuroleptiques dits de deuxième génération et qui étaient supposés avoir peu d'effets secondaires de type Parkinson, ils en ont d'autres qui sont redoutables. Les prises de poids sous Zyprexa (olanzapine) sont souvent impressionnantes, plusieurs dizaines de kilos, sans compter que parfois s'installe un diabète. On pourrait multiplier les exemples.

En 2015, Charles Grob, l'un des représentants les plus en vue des *Psychedelic Studies*, résuma ainsi la situation :

---

221 Amnésie antérograde : trouble de la mémoire caractérisé par l'incapacité à se souvenir d'événements qui suivent le début de l'amnésie. On la distingue de l'amnésie rétrograde, qui désigne l'incapacité à se souvenir des événements survenus avant le début de l'amnésie.

222 Le risque suicidaire est inhérent aux antidépresseurs. La dépression est un trépied : il y a la tristesse mais aussi la perte de l'estime de soi (on ressasse des pensées du type : « Je suis nul. Les autres y arrivent mais pas moi. Je n'y arriverai jamais… ») et l'inhibition de l'action. Ce troisième élément est intimement lié au risque suicidaire. Lorsque l'on est déprimé, on ne parvient plus à décider, à trancher. C'est d'ailleurs la raison pour laquelle les déprimés ont tant de mal à demander de l'aide. Or les antidépresseurs lèvent d'abord cette inhibition. Pour le dire plus simplement, le type regarde mélancoliquement sa fenêtre en se disant qu'il devrait en finir mais n'y parvient pas. Une fois l'inhibition levée, il se lève et se jette par la fenêtre.

« Autisme, troubles anxieux, troubles obsessionnels compulsifs, alcoolisme, dépressions résistantes : autant de pathologies pour lesquelles nous n'avons pas de bons traitements[223]. »

Il faut avoir ce désenchantement présent à l'esprit pour juger de ce que les psychédéliques peuvent apporter.

Les pionniers des années 50 et 60

Albert Hofmann travaillait sur des dérivés d'un champignon, l'ergot de seigle, et avait synthétisé en 1938 pour les laboratoires Sandoz en Suisse, vingt-cinq substances de type Lysergic Saüer Diéthylamide (LSD). Mais rien d'intéressant ne survint et cette piste fut abandonnée. En 1943, Hofmann recommença à travailler sur le LSD 25 et en absorba, peut-être en se frottant les yeux, une petite quantité. Il vécut les changements de forme, de couleur, de son que le LSD induit. Il en reprit alors volontairement et sut qu'il avait découvert une substance extraordinaire, qui agissait non pas en milligrammes, comme la quasi-totalité des autres drogues, mais en microgrammes, des millièmes de milligrammes...

Après la guerre, Sandoz décida de mettre à la disposition des chercheurs son étrange molécule afin de savoir si elle avait des applications thérapeutiques. Et c'est ainsi que pendant vingt ans, de l'après-guerre à la fin des années 60, des équipes principalement composées de psychiatres (mais pas uniquement) expérimentèrent le LSD dans tout le champ de la pathologie mentale : anxiété, dépression, schizophrénie, troubles de l'humeur, troubles obsessionnels compulsifs, addictions... À la fin des années 50, la psilocybine s'ajouta au LSD.

Les chercheurs disposaient donc de deux substances qui semblaient provoquer des états mimant une psychose. Cette piste « psychotomimétique », qui évoque Moreau de Tours et le haschisch[224], fut suivie jusqu'à ce qu'il devienne clair que cette hypothèse ne tenait pas la route. Alors que les patients psychotiques ont un délire et des hallucinations effrayants provoquant une grande anxiété, la majorité des personnes qui consommaient du LSD ou de la psilocybine semblaient

223 *Le Monde*, 12/03/2015.

224 Voir le chapitre Cannabis.

vivre, au contraire, une expérience enrichissante et dont les effets positifs se maintenaient dans le temps[225].

Le modèle psychotomimétique abandonné, deux stratégies différentes ont vu le jour. La première dite « psycholytique » consiste à utiliser un certain nombre de fois de faibles quantités d'un psychédélique afin de favoriser l'ouverture de la conscience et la libre association. La stratégie « psychédélique » consiste, au contraire, en une seule prise fortement dosée provoquant une expérience mystique à partir de laquelle se construit le travail psychothérapeutique.

Lorsque l'on parle de psychothérapie assistée par les psychédéliques, le modèle n'est pas celui des traitements psychiatriques habituels qui sont pris sur une base quotidienne. La prise de la substance n'a lieu qu'un petit nombre de fois, souvent à un mois d'intervalle. Les psychédéliques favorisent l'accès aux souvenirs émotionnels habituellement réprimés, la loquacité, la franchise et l'expérience mystique. Et ils catalysent ainsi le travail psychique.

Ces thérapies psychédéliques étaient très répandues dans les années 50 et 60. On les utilisait dans le cadre de la psychologie transpersonnelle pour faciliter les psychothérapies en « ouvrant le champ de la conscience ». Le courant de la psychologie transpersonnelle s'est intéressé aux états modifiés de conscience induits par des drogues ou par des techniques psychospirituelles (méditation, respiration, yoga…).

Plusieurs points méritent d'être soulignés. Il existe un fort « effet d'attente » qui peut être teinté d'espoir quant à une amélioration de l'état psychique et/ou de peur. Raison pour laquelle certains auteurs attribuaient les bons résultats au désir des patients de ne pas décevoir l'enthousiasme de leur thérapeute...

De manière plus générale le « *set and setting* », que l'on peut traduire par la disposition psychique et l'environnement, joue un rôle déterminant. Progressivement, on abandonna le décor propre à l'hôpital pour créer un lieu chaleureux où les personnes peuvent apporter des objets personnels et où on dispose volontiers divers symboles. De sorte que la

---

225 Attardons-nous un instant sur ces drogues qui semblent provoquer un état proche de la psychose. L'idée semblait riche de promesses, mais elle s'est finalement révélée décevante. Sauf dans un cas : l'état d'hyperstimulation que provoquent les amphétamines ressemble beaucoup aux épisodes « maniaques » des personnes ayant un trouble bipolaire, c'est-à-dire des épisodes de grande excitation (suivis par de longues dépressions). Il n'est donc pas impossible que l'on découvre un jour que la « manie » est provoquée par la production dans le cerveau d'une substance ayant les propriétés d'une amphétamine...

personne se sente en sécurité, libre de s'exprimer et contenue (*contained*) [226] . Les *bad trips*, dont les descriptions terrifiantes se multiplièrent à partir du milieu des années 60, sont favorisés par le non-respect de ces règles.

Donnons quelques exemples de *set and setting*. L'un des plus intéressants a été développé à partir de 1978 par le psychologue canadien Bruce K. Alexander de l'université Simon Fraser en Colombie-Britannique. Alexander connaissait les expériences dans lesquelles on met un rat isolé dans une cage (dite de Skinner) avec un accès à une drogue soit par voie veineuse (le rat apprend alors à appuyer sur une pédale pour avoir un bolus de morphine ou de cocaïne), soit en choisissant entre une solution buvable de morphine et une solution buvable d'eau. Il voulait démontrer que ce n'est pas la drogue mais l'environnement qui joue un rôle décisif dans l'addiction.

Il construisit donc un parc à rats, deux cents fois plus grand qu'une cage de Skinner avec des rats mâles et femelles et toutes sortes de jeux amusants comme des roues dans lesquelles on cavale (tordant !). Les rats sont des animaux sociaux, qui ne détestent pas le sexe. Dans ce *setting*, ils consommaient peu de la drogue mise à leur disposition, contrairement aux rats isolés qui ne faisaient plus que cela. Et Alexander d'affirmer que l'addiction, ce n'est pas vous – c'est la cage dans laquelle vous vivez.

Les expériences d'Alexander, qui consistaient aussi à faire passer des groupes de rats d'un environnement isolé à un parc, et inversement, et de noter l'évolution des consommations, furent critiquées, refaites avec des résultats parfois moins frappants. Même si sa position trop radicale, qui consiste à attribuer tout le poids de l'addiction non à la drogue et au *set* mais au seul *setting*, mérite d'être nuancée, elle montrait clairement le rôle crucial de l'environnement. Mais il avait tort de croire que la drogue (surtout s'il s'agit d'un fentanyl ou d'une méthamphétamine) ou que les vulnérabilités individuelles, qu'elles soient ou pas génétiques, n'avaient aucun poids.

Prenons un autre exemple. On peut gober un ecstasy dans une rave ou une boîte de nuit et danser, au son d'une musique techno, jusqu'au petit matin. On peut aussi prendre le même ecstasy et s'installer confortablement pour écouter de la musique, lire un livre, regarder un film, travailler ou… être inclus dans un essai clinique. On conviendra que l'expérience n'est pas la même.

---

[226] Ben Sessa, *The psychedelic Renaissance, reassessing the role of psychedelic drugs in 21st century psychiatry and society*, Muswell Hill Press, London, 2017, p. 31.

Le *set and setting* joue un rôle majeur dans les thérapies psychédéliques. Ce que pense la personne de l'expérience qu'elle va vivre, les espoirs ou les peurs qu'elle peut éprouver, ce qu'on appelle l'effet d'attente de même que l'environnement dans lequel l'expérience a lieu et qui doit être chaleureux, rassurant et même intime (on peut y apporter divers objets personnels) sont essentiels.

Enfin, il fallait qu'un « guide » accompagne la personne et sache la rassurer si un épisode anxieux survenait ou tout événement qui pouvait être mal vécu. Et il était préférable que ce guide ait une expérience personnelle de ces substances qui finiront par s'appeler psychédéliques (« qui révèle l'âme »), un nom inventé en 1957 par le psychiatre Humphrey Osmond dans un échange avec l'écrivain Aldous Huxley.

La question de l'expérience mystique avait embarrassé les premiers chercheurs, de même que la présence d'un guide. Le mysticisme et la science ne font pas bon ménage mais il fallait se rendre à l'évidence : ces substances favorisent un sentiment « océanique » d'unité et d'harmonie avec le monde vivant et avec la nature. Nombreux étaient ceux qui revenaient et disaient avoir rencontré Dieu ou quelque autre entité supérieure. Comme l'explique Michael Pollan, auteur d'une grande enquête sur les psychédéliques, « à bien des égards, la thérapie psychédélique semblait davantage relever du chamanisme (…) que de la médecine moderne[227] ». Paradoxalement, la renaissance psychédélique commencera avec un travail rigoureux sur l'expérience mystique provoquée par la psilocybine.

Autre constat : les chercheurs de la seconde vague ont retrouvé les grands domaines d'indication qu'avaient explorés les précurseurs : la fin de vie, les psychotraumatismes et les addictions. Des résultats remarquables avaient été obtenus chez des patients cancéreux ou en fin de vie et dont l'existence était plongée dans une détresse existentielle permanente. De même, les personnes atteintes de PTSD, de TOC (troubles obsessionnels compulsifs) ou de dépression résistante voyaient leur état s'améliorer. Les addictions à l'alcool, au tabac, aux opiacés bénéficiaient de ces traitements.

Les psychédéliques permettent aussi d'améliorer les patients présentant une algie vasculaire de la face (« *cluster headache* »). Il arrive qu'ils soient les seuls à obtenir un tel résultat. Les douleurs provoquées par cette maladie sont si intolérables que les patients parfois se suicident.

---

[227] Michael Pollan, *Voyage aux confins de l'esprit,* éditions Quanto pour la traduction française, 2019, p. 150.

S'ils n'ont pas la chance d'être dans des essais cliniques, ils n'auront pas accès au traitement. Est-il humainement acceptable de les priver du seul remède qui les soulage sous le prétexte qu'il s'agit d'un psychédélique ?

Les quelques équipes qui travaillaient sur ces substances et avaient largement pratiqué l'auto-expérimentation étaient, par ailleurs, d'accord sur plusieurs points, mais elles pensaient qu'il valait mieux ne pas en parler en public. Tous ces chercheurs étaient ainsi convaincus que le potentiel des psychédéliques dépassait de beaucoup le seul usage thérapeutique. Ce n'était pas seulement une révolution dans la psychiatrie, mais un nouveau remède pour l'humanité tout entière.

Il fallait donc convaincre prudemment les élites de l'intérêt de ces travaux sans trop en dire. Et le reste de la société finirait par suivre. Telle était l'idée générale au début des années 60.

Mais les choses ne se passèrent pas du tout comme prévu car le LSD sortit des laboratoires pour prendre ses quartiers dans la société elle-même. Cette période qui va de 1963 à 1967 – avec le « *summer of love* » – est devenue mythique à cause du mouvement hippie, de la musique et... du LSD. Tom Wolfe, récemment disparu, considéré comme le pape du nouveau journalisme, a publié en 1968 *Acid test,* devenu, dans son genre, un classique. Centré sur les pérégrinations de Ken Kesey, l'auteur de *Vol au-dessus d'un nid de coucou*, et de ses « joyeux lurons » (*Merry Pranksters*), il donne une idée de ces folles années. On notera que Ken Kesey découvrit le LSD dans le cadre d'une expérimentation menée (secrètement) par... la CIA !

Habituellement, une personne est tenue pour responsable de cette sortie des labos : Timothy Leary. Il était un respectable et brillant professeur de psychologie à Harvard et faisait partie du petit groupe de chercheurs passionnés par le sujet. Avait-il perdu la tête ou rêvait-il de gloire ? Il ameuta les médias, expliqua que la révolution viendrait du LSD et fit l'apologie du mysticisme chimiquement induit. Il franchit le pas en commençant à distribuer du LSD à ses étudiants, fut viré de Harvard et entama une longue et tumultueuse relation avec la police et les prisons américaines.

Ses collègues furent effondrés devant ses « pitreries » [228] . Ils partageaient beaucoup de ses idées mais ne les rendaient pas publiques. Quoi qu'il en soit, le LSD rencontra la jeunesse révoltée des années 60, qui militait contre la guerre du Vietnam et rêvait d'une autre société.

---

[228] Michael Pollan, *op. cit.*, p. 147.

C'est ainsi que les années 1963 à 66 virent des centaines de milliers de personnes consommer du LSD récréatif, pas encore interdit. Toutes sortes de rumeurs, plus effrayantes les unes que les autres, commencèrent alors à circuler sur la toxicité du LSD, qui aurait même endommagé les chromosomes ! Ainsi vont les légendes urbaines...

En réalité, on peut soutenir que, lorsque le *set and setting* est respecté, les psychédéliques sont sans grand danger malgré ces rumeurs folles qui fonctionnaient comme un remake du *reefer madness* des années 30 et 40 sur le cannabis.

Le mélange détonnant de drogue et de révolte politique aboutit en 1966 à l'interdiction du LSD. Sandoz cessa de mettre sa molécule à disposition des chercheurs. Les crédits ne furent pas renouvelés et les équipes durent progressivement abandonner ce domaine de recherche.

Il s'ensuivit une traversée du désert de trois décennies pour la recherche et les essais cliniques. Plus le temps passait, plus il semblait qu'étaient oubliées les vingt années durant lesquelles quelques dizaines d'équipes avaient publié plus de mille articles, dont certains décrivaient des résultats remarquables.

Entre-temps, un événement vint s'ajouter au tableau : le drame et le scandale de la thalidomide, un sédatif et anti-nauséeux volontiers prescrit aux femmes enceintes, dont plusieurs mirent au monde des bébés atteints de graves malformations. Mis sur le marché en 1957, il fut retiré en 1961, après que le laboratoire Grünenthal et GmbH eut tenté de dissimuler la vérité. Ni la France ni les États-Unis n'avaient mis la thalidomide sur le marché. Mais un amendement étatsunien connu sous le nom de Kefauver Harris (1962) obligeait désormais les laboratoires pharmaceutiques à donner de solides preuves de l'innocuité et de l'efficacité des médicaments qu'ils souhaitaient mettre sur le marché. C'est à cette époque que les essais en double aveugle contre placebo (deux groupes de caractéristiques identiques qui reçoivent au hasard la molécule active ou le placebo sans que ni le patient ni le médecin ne sachent qui a reçu quoi), ainsi qu'un rigoureux traitement statistique des données devinrent la règle.

Or la grande majorité des essais cliniques réalisés avec les psychédéliques étaient des essais « ouverts » (sans double aveugle), avec un nombre limité de patients, c'est-à-dire avec une faible puissance statistique. Ne méritaient-ils pas d'être tout simplement oubliés ? Et ils le furent.

La deuxième vague des *psychedelic studies*

Pourtant, la flamme ne s'éteignit pas complètement, même si une seule équipe, celle du centre psychiatrique du Maryland à Spring Grove, dirigée par Stanislas Grof, put continuer ses travaux jusqu'en 1976. En 1986, Rick Doblin, qui s'intéressait surtout à la MDMA, créa la MAPS (Multidisciplinary Association for Psychedelic Studies). Au milieu des années 90, l'administration américaine sembla de nouveau prête à autoriser et à financer des recherches. La première d'entre elles confirma le fait que ces substances provoquaient des expériences mystiques qui transformaient profondément les personnes.

L'étude de Roland Griffiths et de son équipe à l'université Johns-Hopkins (Baltimore) fut publiée en 2006 et saluée pour sa rigueur[229]. Elle reprenait un travail connu sous le nom d'expérience du Vendredi saint (*Good Friday Experiment*) réalisé en 1962 à l'université de Harvard par Walter Pahnke, un élève de Timothy Leary. Pahnke voulait explorer les capacités « enthéogènes » (qui relèvent du divin) des psychédéliques avec la psilocybine et choisit vingt étudiants en théologie, divisés en deux groupes de dix pour une étude en double aveugle contre placebo avec un placebo actif (en l'occurrence de la niacine). Ce choix méthodologique était inhabituel à l'époque et particulièrement pertinent. Tous les sujets étaient étudiants dans la même école de théologie à Boston. Ceux qui avaient reçu la psilocybine vécurent une profonde expérience mystique. Pahnke mourut accidentellement en 1971 et, en 1991, Rick Doblin traversa en tous sens les États-Unis pour retrouver ces vingt personnes. Il y parvint pour presque toutes et constata que cette expérience avait été profonde et avait eu des effets positifs à long terme[230].

C'est ce travail que Roland Griffiths voulut reprendre après plusieurs décennies d'arrêt par suite des prohibitions. Trente volontaires sains et qui n'avaient jamais consommé de psychédéliques reçurent soit 30 mg de psilocybine (plutôt une grosse dose), soit un placebo actif (en l'occurrence du méthylphénidate, un stimulant proche d'une amphétamine). Plusieurs séances séparées par des intervalles de deux mois furent organisées avec un suivi au long cours. Pendant l'expérience, les participants portaient un masque sur les yeux, pouvaient disposer

---

229 Ben Sessa, *op. cit.*, p. 334.

230 _http://www.atpweb.org/jtparchive/trps-23-91-01-001.pdf (Rick Doblin, Pahnke's « Good Friday Experiment, a long-term follow-up and a methodological critique » , *The journal of transpersonal psychology*, 1991, Vol. 23, n° 1.

d'écouteurs diffusant de la musique et on leur demandait de concentrer leur attention sur leur activité mentale.

Finalement, 61 % des personnes qui avaient reçu la psilocybine firent une expérience mystique versus 13 % du groupe contrôle. Il semble qu'une telle expérience soit très fréquente avec des doses de psilocybine comprises entre 20 et 30 mg. Au-delà, c'est l'anxiété qui domine. À plus long terme, les personnes disaient avoir amélioré leur ouverture au monde, leur créativité et leur bonheur de vivre.

On comprend mieux pourquoi une psychothérapie avec psilocybine peut aider des mourants ou des personnes ayant un cancer car « la majorité des sujets ayant une expérience mystique ont indiqué que leur peur de la mort avait diminué de façon significative, parfois même complètement disparu[231] ».

Cette expérience semble modifier en profondeur les priorités de l'existence. Raison pour laquelle certains parlent d'une sorte de *reset.*

Voilà à quelle conclusion générale aboutit Roland Griffiths : « Nos recherches montrent que, dans des conditions adéquates, tout le monde peut avoir ce genre d'expérience mystique. Cela veut dire que nous sommes formatés pour la générosité ou la compassion envers les autres, qui sont fondamentales dans les religions. Cette vérité première semble être inscrite dans nos gènes. C'est réjouissant. En tant qu'espèce, il faut que nous réussissions à comprendre la nature de ces sensibilités si nous voulons survivre. Si nous ne dépassons pas nos instincts agressifs et d'autodéfense, nous allons nous détruire, et la planète avec[232]. »

Depuis cette époque, les travaux ont repris. Des résultats remarquables ont été obtenus avec la psilocybine chez des patients atteints de maladies graves qui, après avoir suivi une psychothérapie dans laquelle s'insérait une prise de substance, modifiaient profondément leur rapport à la mort, profitaient pleinement du temps qui leur restait à vivre et diminuaient ou se débarrassaient de l'anxiété qui minait auparavant chaque seconde de leur existence. D'autres travaux portent sur la dépression, la dépendance au tabac ou à l'alcool.

Il n'empêche, le double aveugle versus placebo est toujours difficile avec les substances psychoactives ; avec les psychédéliques, c'est une gageure. C'est ainsi qu'on inventa le placebo « actif », c'est-à-dire induisant quelques effets qui peuvent donner illusion, surtout si la

---

231 Michael Pollan, *op. cit.*, p. 88.

232 Corine Lesnes, *Le Monde*, 29.11.2011.

personne n'a jamais consommé de psychédéliques. On utilisa la niacine, qui n'est pas psychoactive mais provoque quelques effets plutôt désagréables ; le méthyphénidate, un stimulant utilisé pour traiter les TDAH (trouble déficitaire de l'attention avec hyperactivité) de l'enfant ; et, plus récemment, de faibles doses du psychédélique lui-même, avec le risque que cette faible dose ait quand même quelques effets.

La question du double aveugle versus placebo a suscité de nombreux débats. Certains, sceptiques ou pas, pensent que cette méthodologie est indispensable pour convaincre les autorités. D'autres trouvent plutôt risible et vain de vouloir singer une procédure décidément inapplicable aux psychédéliques.

Les psychédéliques et le « mode par défaut »

C'est aussi dans le domaine des neurosciences que les psychédéliques ont montré tout leur intérêt. Un bon exemple en est le DMN (*Default Mode Network*).

Il existe dans le cerveau au repos, lorsque notre cognition n'est pas dirigée vers un objectif spécifique, une activité cérébrale intense et soutenue dans des régions spatialement éloignées. Cette découverte est largement due au hasard qui, comme on sait, favorise les esprits préparés.

Marcus Raichle, en 2001, l'a baptisé « réseau du mode par défaut », en anglais *Default Mode Network* (DMN), pour signifier qu'il fonctionne surtout lorsque l'on ne fait rien. Par exemple quand on est « dans la lune », que l'on rêvasse, que l'imagination élabore des scénarios sur l'avenir ou revient sur des événements du passé, etc. Ce sont des activités dites « métacognitives » comme l'introspection, le voyage dans le temps...

En 2016, Robin Carhart-Harris, un jeune chercheur de l'équipe de David Nutt à l'Imperial College de Londres, a publié la toute première étude d'IRM fonctionnelle et de magnéto-encéphalographie chez vingt personnes ayant consommé 75 microgrammes de LSD[233], une dose moyenne.

Les images montrent que le cortex visuel du cerveau, qui normalement reçoit et traite les informations des yeux, commence, sous l'effet du LSD, à communiquer avec une large gamme d'autres régions du système nerveux central. Cela signifie que ces régions, qui

[233] Cette étude a été soutenue par la Beckley Foundation d'Amanda Feilding.

normalement ne sont pas impliquées dans la vision, contribuent soudain au processus visuel. Cela renvoie aux synesthésies qui font « voir les sons et écouter les couleurs ». Pour Cahart-Harris, le DMN contrôle et réprime la conscience. Il représente l'ego. Or le LSD provoque une « dissolution de l'ego ».

Le DMN se désintègre sous l'influence du LSD, permettant une augmentation de la communication entre des réseaux qui sont habituellement strictement séparés. Cela produit une connectivité plus intégrée à travers le cerveau, qui peut être associée à des modes de fonctionnement plus fluides.

Robin Carhart-Harris écrit :

« Avec le LSD, les réseaux neuronaux perdent en partie leur intégrité. Les systèmes cérébraux deviennent moins ségrégés, et les différents réseaux commencent à se fondre les uns dans les autres. Globalement, le cerveau devient plus connecté, et il opère de manière plus flexible[234]. »

Ce qui est habituellement décrit comme un fonctionnement défectueux, déficitaire, chaotique, est ici présenté sous les espèces de la fluidité, de la connectivité et, finalement, d'une forme supérieure d'ordre.

Le LSD et la résolution de problèmes

Il y a peut-être un lien entre cette fluidité et le fait suivant : lorsqu'une personne connaît particulièrement bien un problème de nature technique ou scientifique (architecte, ingénieur, chercheur...), mais ne parvient pas à le résoudre, le LSD peut l'y aider. On dispose de nombreux témoignages dans ce sens. Cela peut sembler paradoxal parce que la plupart des gens ont le sentiment que leurs performances diminuent sous psychédéliques, ce qui est vrai dans la vie quotidienne. Mais il en va autrement lorsqu'une personne connaît bien un problème et cherche la solution. David Nutt remarque que deux des plus grandes découvertes de la biologie, la double hélice d'ADN, par Francis Crick, et la PCR (Polymerase Chain Reaction), par Kary Mullis, qui leur valurent à tous deux le prix Nobel (respectivement en 1962 et 1993), ont été faites en partie sous LSD. Mullis a dit : « Je pouvais m'asseoir sur la molécule d'ADN et observer les polymères qui passaient[235]. »

---

[234] Cité par Christian Sueur, revue *Chimères*, n° 91, 2017, p. 133.

[235] David Nutt, *Drugs without the hot air*, UIT Cambridge Ltd., 2012, p. 258.

J'évoque le nom de David Nutt. C'est un personnage prestigieux et son œuvre est enthousiasmante. Mais, comme il arrive souvent chez les spécialistes des psychédéliques, il [236]est très hostile aux opiacés utilisés en fin de vie :

« La manière dont nous nous y prenons avec la mort consiste à empoisonner les gens avec des opiacés de sorte qu'ils ne puissent plus penser. Ils ne souffrent pas mais sont constipés, ne peuvent pas parler et sont paralysés avant de mourir. Je pense que l'idée selon laquelle il pourrait y avoir des stratégies alternatives est quelque chose que nous devrions explorer. »

« Empoisonner les gens avec des opiacés » ? Il n'a pas tort de critiquer les doses excessives d'opioïdes prescrits, comme le montre trop bien la crise américaine[237]. Et il est logique qu'il n'aime pas les opiacés puisqu'il souhaite (avec raison) proposer l'utilisation de psychédéliques en fin de vie. Mais les opioïdes restent essentiels dans de nombreuses douleurs chroniques de forte intensité en cancérologie, rhumatologie… Ne jetons pas le bébé avec l'eau du bain ! Son jugement sur les opiacés est excessif.

Le microdosing de LSD

Il existe un troisième domaine de recherche, qui concerne les microdoses de LSD (ou de psilocybine). Il s'agit de doses de LSD qui ne dépassent pas 20 microgrammes (microg), c'est-à-dire le dixième d'une dose habituelle de 200 microg. Elle est largement infrahallucinatoire et le plus souvent peu d'effets psychoactifs sont ressentis. L'un des grands spécialistes de cette question, James Fadiman, conseille de prendre cette microdose sur une assez longue période, plusieurs mois, en ne consommant qu'un jour sur trois ou quatre. Qu'en attendent les utilisateurs ? Une fluidité de la pensée, une diminution ou disparition des procrastinations, une créativité et une humeur positive. On dit que le microdosage fait fureur dans la Silicon Valley avec une perspective claire d'augmentation des performances et de la productivité tant en quantité qu'en qualité.

Cet objectif scandalise ceux qui luttent contre le capitalisme. Les psychédéliques, qui devraient être un outil majeur de transformation de nos sociétés, sont victimes, d'après eux, d'une récupération marchande.

---

[236] http://www.independent.co.uk/news/people/professor-david-nutt-why-i-think-the-terminally-ill-should-take-lsd-10092213.htmlDavid

[237] Voir le chapitre sur la crise américaine des opioïdes.

En oubliant, au passage, que si le microdosage tient ses promesses, il intéressera tout un chacun très au-delà de la seule performance au travail.

Les effets attendus relèvent mal de la distinction entre thérapeutique et récréatif. Ce n'est pas thérapeutique puisque les personnes qui en consomment ne sont pas malades et ne recherchent pas le soulagement de certains symptômes. Mais ce n'est pas non plus « récréatif » car il ne s'agit pas de s'amuser mais de mieux travailler.

Voilà qui donne un sens, un peu comme avec le cannabis, à une catégorie que l'on pourrait appeler « bien-être ».

Les psychédéliques et les conventions internationales

Aujourd'hui, on est au bord de la reconnaissance officielle. Et la question intéresse désormais un large public. Si la seconde vague de chercheurs a retrouvé l'enthousiasme des pionniers, il s'y mêle de la crainte : et si le désastre de 1966 se reproduisait ?

Tentons de comprendre à quelles difficultés se heurtent ces recherches. Il faut, pour cela, faire un détour par les conventions internationales qui régissent le régime global de prohibition des drogues. La première de ces conventions date de 1961. Elle est dite « unique » parce qu'elle subsume toutes les précédentes et porte sur les plantes à drogues. La seconde, qui date de 1971, traite des drogues de synthèse, et la troisième, de 1988, s'attaque aux précurseurs et à la lutte contre le trafic.

La kétamine exceptée, toutes les substances psychédéliques (au sens large) sont classées comme drogues dangereuses sans application thérapeutique, c'est-à-dire dans le groupe 1 de la convention de 1971. On ne peut faire pire pour la recherche.

La kétamine s'est révélée efficace, et de manière beaucoup plus rapide que les médicaments classiques, dans des dépressions résistantes, ce qui en ferait un médicament de choix dans le début du traitement des dépressions avec risque suicidaire. Si elle avait été classée, les recherches auraient été bien moins nombreuses et beaucoup plus lentes.

Alors que la liste des travaux sur les utilisations thérapeutiques des psychédéliques se multiplient, leur classement devient chaque jour plus absurde. L'OMS pourrait décider de s'emparer de la question à travers son Expert Committee on Drug Dependence (ECDD), comme elle l'a fait avec le cannabis. À moins d'un improbable coup de théâtre, elle y sera nécessairement conduite. Et le plus tôt sera le mieux. Il restera à la Commission on Narcotic Drugs (CND), qui se réunit chaque année à Vienne, à trancher cette question. On peut donc parier que cela va prendre ... « un certain temps », comme aurait dit Fernand Raynaud !

L'autre obstacle est évidemment le nerf de la guerre. Les essais cliniques coûtent cher, surtout si l'on souhaite impliquer un grand nombre de sujets pour obtenir une bonne significativité statistique. Or la plupart de ces substances sont soit non brevetables, soit tombées dans le domaine public. Les labos ne peuvent donc espérer faire fortune avec. De plus, et contrairement aux bons vieux psychotropes officiels qui doivent être consommés pendant de longues périodes, un nombre très limité de prises est suffisant.

Cette situation explique le rôle crucial des fondations (*non-profit* ou *charity organisations*) dans le monde anglo-saxon. On a cité la MAPS (Multidisciplinary Association for Psychedelic Studies), fondée en 1986 par Rick Doblin, et le Heffter Research Institute, créé en 1993 par David Nichols et Dennis McKenna aux États-Unis. Mais il y a aussi la Beckley Foundation, née en 1998 et dirigée par Amanda Feilding au Royaume-Uni. C'est dans les laboratoires des universités que se trouvent les compétences et les outils techniques, et les pays qui avancent le plus vite sont ceux où le lien entre universités et fondations est le mieux établi. Ainsi, les recherches novatrices de Robin Carhart-Harris dans le service de David Nutt ont eu lieu à l'Imperial College de Londres avec le soutien de la Beckley.

Examinons sans passion la situation : est-il raisonnable de continuer ainsi ? La guerre à la drogue doit-elle avoir aussi pour fonction d'empêcher la recherche au prétexte que ces substances peuvent faire l'objet d'utilisations récréatives ? Bien entendu, ceux qui sont hostiles à ces recherches sur les psychédéliques reprendront un argument déjà largement utilisé dans les débats sur le cannabis à usage thérapeutique : les utilisations thérapeutiques des psychédéliques ne sont que le cheval de Troie de la légalisation des usages récréatifs.

Ils oublient que toutes les drogues ont été, sont ou seront des médicaments. Ce fut le cas de la morphine et de l'héroïne dans la douleur, de la cocaïne comme anesthésique local en ophtalmologie ou en ORL, du cannabis à usage thérapeutique, des psychédéliques et même des stimulants : que l'on songe au méthylphénidate dans les troubles déficitaires de l'attention avec hyperactivité (TDAH) chez l'enfant.

Il s'agit donc d'un mauvais procès. Ces substances sont à la fois un précieux outil de recherche en neurosciences et une source de médicaments nouveaux, avant d'être l'objet d'un usage récréatif.

Il n'est pas impossible que, le succès des psychédéliques aidant, on assiste à une accélération « à l'américaine » de l'acceptabilité de ces molécules. En 2019, la ville de Denver (Colorado) a décidé de décriminaliser la possession et la culture de psilocybes pour usage personnel. C'est aussi le cas de l'Oregon. Et si certains se réjouissent, d'autres s'inquiètent déjà de voir la Californie suivre la même voie et l'histoire bafouiller à nouveau...

Personne ne sait donc aujourd'hui ce qu'il adviendra des recherches actuelles sur les psychédéliques. En théorie, les pistes explorées sont si riches de promesses dans les addictions, la dépression, l'anxiété, l'approche de la mort liée au cancer, qu'il semble impossible de faire machine arrière. C'est aussi ce que pensaient les équipes qui travaillaient déjà sur ces questions dans les années 50 et 60. Pourtant, tout s'est arrêté pendant trente ans et les recherches n'ont lentement repris qu'à partir du milieu des années 90. La guerre à la drogue est devenue une guerre aux traitements ! Les équipes qui travaillent sur et avec les psychédéliques ne sont pas si nombreuses et concentrées dans quelques pays : les États-Unis, la Grande-Bretagne, la Suisse, Israël...

La France est absente de cette aventure et c'est un crève-cœur. De Jacques-Joseph Moreau de Tours à Jean Delay, d'Alexandre Rouhier à Roger Heim, les chercheurs et médecins français avaient largement participé à ces recherches jusque dans les années 60. Aujourd'hui, l'absence de la France et, au-delà, du monde francophone est profondément regrettable. Il serait encore temps de rattraper notre retard. Mais il faut faire vite avant d'être irrémédiablement distancé.

CHAPITRE 11

Les stimulants, drogues problématiques

Les opiacés et les stimulants ont des effets inverses. Les premiers sédatent (endorment) et les seconds excitent. Il existe d'ailleurs une association classique héroïne/cocaïne qui, sniffée ou injectée, permet de profiter de ces deux effets, d'abord celui de la cocaïne, puis celui de l'héroïne.

Ces drogues sont problématiques pour des raisons très différentes. Les opiacés entraînent une forte dépendance physique lorsque la consommation devient régulière et peuvent provoquer des surdoses mortelles. Deux inconvénients considérables.

Quant aux stimulants, le problème est ailleurs. Ce sont bien moins des drogues qui suscitent un besoin, comme l'alcool ou les opiacés, qu'un désir et même une obsession. Or, ce sont des substances très déstabilisantes sur le plan psychique ou, pour le dire autrement, qui peuvent rendre fou dès que l'usage devient important. Autre spécificité : on ne dispose pas de médicaments pour interrompre ou même seulement freiner ce désir farouche de consommer.

Pour ces raisons, légaliser ces drogues est problématique et leur régulation pose de nombreux problèmes. Voilà comment ils se présentent.

Cocaïne

« À la fin du XIXe siècle, à une époque où la ségrégation légale et les lynchages sévissaient dans les États du sud des États-Unis, le bruit a couru parmi les Blancs que les Noirs, une fois qu'ils avaient pris de la cocaïne, devenaient insensibles aux balles de calibre 32. La police décida alors d'adopter des révolvers de calibre 38. »

(David F. Musto, *The american disease, origins of narcotic control,*

Oxford University Press, édition de 1987, p. 7)

« Quand je suis grise,
J'dis des bêtises
J'amuse les gigolos
Comme les copines, je me morphine
Ça me rend tout rigolo
Je prends de la coco
Ça trouble mon cerveau »

(Fréhel, *La Coco*,
Paroliers : Gaston Ouvrard / Edmond Bouchaud)

« La peste blanche du XXe siècle »

(Gabriel Nahas)

« Dieu est une substance »

(Lewin, *Phantastica*, p. 100)

« Oui, la cocaïne j'en ai pris longtemps en tombant de mon lit le matin. Maintenant c'est fini. J'en prends pour travailler, pour relancer la machine, pour tenir le coup. Il n'y a pas à s'en vanter, je n'en suis pas fier, c'est ainsi, c'est tout. »

(Johnny Halliday, interview de Daniel Rondeau, *Le Monde*, 7 janvier 1998)

Dans les chapitres précédents, j'ai voulu montrer comment l'Uruguay puis le Canada et une dizaine d'États américains avaient légalisé le cannabis à usage récréatif, comment les psychédéliques étaient de nouveau étudiés pour leur intérêt thérapeutique. Bref, ces changements, d'authentiques ruptures s'agissant tant du cannabis que des psychédéliques, vont dans le bon sens, celui d'une réforme des politiques des drogues.

Pourquoi donc alors consacrer quelques pages à la cocaïne ? Y aurait-il, là aussi, une « bonne nouvelle » à glaner ? Nullement, hélas ! Faut-il songer à légaliser la cocaïne ? Personne n'y est prêt, ne serait-ce que parce que c'est une drogue relativement dangereuse dès qu'on en abuse, il serait stupide de le nier. Tentons néanmoins de plaider pour cette légalisation. Aujourd'hui, la guerre à la cocaïne génère des dizaines de milliers de morts, tout particulièrement dans les pays andins, au Mexique ou au Brésil[238]. Est-on certain que la légalisation de la cocaïne provoquerait autant de décès (liés non plus à son trafic mais à sa consommation) que son actuelle prohibition ? Rien n'est moins sûr. Mais ces spéculations ne peuvent nous mener bien loin et d'entrée je les abandonne donc. D'autant que ce n'est pas la cocaïne qui sera au centre de mon propos, mais la feuille de coca.

On s'interroge parfois, comme David Courtwright, sur les raisons pour lesquelles la feuille de coca n'a pas rejoint le tabac et le café comme stimulant léger issu de la colonisation européenne après la « découverte » de l'Amérique[239]. Courtwright ajoute : « Au cœur de l'histoire des drogues psychoactives se trouve un mystère qui est le plus souvent laissé pour compte. ». Paul Gootenberg[240] cite le caractère peu esthétique de la mastication qui, de plus, noircit les dents tout comme la péremption rapide des feuilles quand elles ne sont pas protégées avec soin. Mâcher la feuille était probablement trop « ethnique ». Mais ce n'était pas le cas du vin (puis du thé) Mariani ou du Coca-Cola originel… Le mystère demeure !

---

238 « Cette lutte contre les narcotrafiquants et les règlements de comptes entre cartels ont causé plus de 50 000 morts dans le pays entre l'arrivée au pouvoir du président Felipe Calderon fin 2006 et juin 2012. Cependant, d'autres estimations font monter le chiffre total à environ 100 000 victimes sur la même période et cela sans compter les 27 000 disparus. Un bilan en août 2014 fait état de plus de 80 000 morts. ». Wiki, « Guerre de la drogue au Mexique », consulté le 6 août 2019.

239 David Courtwright, *De passion à poison,* p. 10. Il poursuit : « Un jour, le bétel, le kava et d'autres plantes régionales pourraient bien se retrouver aussi universelles que les cigarettes et la bière. Ils pourraient même les supplanter, en raison des risques sanitaires liés au tabac et à l'alcool » (p. 90).

240 Paul Gootenberg, « La filière coca du licite à l'illicite : grandeur et décadence d'une marchandise internationale », revue *Hérodote,* « Géopolitique des drogues illicites », n°112, 1er trimestre 2004, p. 67.

La cocaïne est en train de réussir ce que la coca avait manqué. Extraite de la feuille de coca à partir du milieu du XIXe siècle, la cocaïne devient, sous nos yeux, la drogue illicite la plus consommée dans le monde après le cannabis, d'abord en Amérique du Nord et du Sud, en Europe et, de plus en plus, en Asie et en Afrique.

Cette situation est singulière : tout d'abord, on l'a vu, la demande et donc l'offre de cocaïne explosent dans le monde. Ensuite, les zones de production ne sont pas dispersées sur la planète mais exclusivement situées dans les pays andins : Bolivie, Pérou, Colombie, à la fois pour des raisons climatiques et à cause des utilisations traditionnelles de la feuille de coca. La production et une bonne part de la transformation sont aujourd'hui concentrées sur la Bolivie, enclavée dans le continent, le Pérou, qui a une côte pacifique, et la Colombie, qui bénéficie de l'immense avantage d'avoir une côte atlantique et une côte pacifique, une situation idéale pour le commerce tant licite qu'illicite.

Contrairement au cannabis et plus encore aux opiacés, la cocaïne n'a plus d'utilisation médicale depuis le début du XXe siècle, lorsque des anesthésiques de synthèse dépourvus de propriétés psychoactives furent inventés[241]. Son seul et exclusif débouché est donc le marché illicite et… Coca-Cola.

Ajoutons que l'on ne dispose pas de traitement médicamenteux à l'addiction à la cocaïne dans laquelle tombent certains usagers et que les consommations, comme la production, sont en constante augmentation, ainsi que le note le Rapport européen sur les drogues pour l'année 2019 [242].

Une courte histoire de la coca et de la cocaïne

La cocaïne est le principal principe psychoactif issu d'une plante, le cocaïer (Erythroxylon coca), qui pousse en altitude dans les Andes. La feuille de coca était l'emblème de l'Empire inca (1420-1532). Bien avant les Incas, elle était considérée comme une plante magique à l'honneur dans toutes les grandes cérémonies et présente jusque dans les

241 À partir du milieu des années 1880, la cocaïne avait révolutionné la chirurgie de l'œil et l'ORL, en étant le premier anesthésique local, et pratiquement le seul jusqu'à la mise au point des premiers dérivés de synthèse dépourvus d'effet psychoactif, la stovaïne (amylocaïne) de Fourneau (1904) et la Novocaïne (procaïne) d'Einhorn (1906).

242 OEDT, Rapport européen sur les drogues 2019, p. 24.

tombeaux. Par ses propriétés stimulantes, elle permet de lutter contre la fatigue et contre la faim. Les feuilles de coca sont mâchées avec de la chaux pour libérer l'effet stimulant, puis placées contre la joue pendant plusieurs heures. La « cocada » est la distance qui sépare deux prises de coca. Pour les peuples péruvien et bolivien, la coca n'est pas une drogue, contrairement à la cocaïne. Lorsqu'au XVIIe siècle les conquérants espagnols firent la connaissance de cette plante, ils décidèrent que son usage était diabolique... jusqu'à ce qu'ils découvrent que les Indiens travaillaient mieux et plus longtemps dans les mines d'argent après en avoir consommé. Ils changèrent alors radicalement d'avis ! Au point qu'ils n'hésitèrent pas à payer les mineurs en feuilles de coca, tout comme on paiera en rhum les coupeurs de canne à sucre aux Antilles ou comme on paie aujourd'hui en héroïne ceux qui travaillent dans certaines mines de pierres précieuses en Birmanie [243].

La plante fut rapportée en Europe et étudiée par Jussieu vers 1750, puis en 1786 par Lamarck, qui lui donne son nom : Erythroxylon coca. Mais les feuilles, peu protégées, voyageaient mal. En 1855, Gödike isola un principe actif qu'il appela Erythroxyline. L'Histoire ne retint pas son nom mais celui de son compatriote allemand Niemann, qui isola et purifia mieux le principe actif et lui donna le nom de cocaïne. Cela ne lui porta d'ailleurs pas chance car il mourut l'année suivante, à l'âge de 26 ans, alors qu'il travaillait sur le gaz moutarde (ou ypérite), qui sera utilisé de la manière la plus horrible à la fin de la Première Guerre mondiale...

Deux ans plus tard, l'entreprise pharmaceutique Merck, qui produisait déjà de la morphine, commença à proposer de la cocaïne au corps médical, qui ne savait d'ailleurs pas très bien quoi en faire. Ce qui est certain, c'est que la cocaïne était devenue une affaire allemande. Il en reste une trace : la loi française de 1916 fut votée, en pleine guerre, dans un climat de paranoïa anti-boche, les Allemands étant soupçonnés de vouloir briser le moral des Français en les poussant à consommer de la morphine et de la cocaïne dont ils étaient, à l'époque, les premiers producteurs mondiaux...

En 1863, un pharmacien corse qui a le génie des affaires, Angelo Mariani, commercialise un *cordial* composé de feuilles de coca macérées dans un vin de Bordeaux. Le vin Mariani rencontre un immense succès, que son créateur sait exploiter en publiant des albums qui reproduisent

[243] Varenne, *L'Abus des drogues,* Dessart éditeur, 1971, p. 324, et John Kenneth Galbraith, *L'Argent,* Gallimard, 1976 pour la traduction française, coll. Idées, p. 88. Galbraith raconte comment le tabac est devenu monnaie légale en Virginie en 1642.

les lettres que lui envoient ses plus célèbres consommateurs, du pape Léon XIII à Jules Verne et de Sarah Bernhardt à Anatole France. Il s'en vendait dix millions de bouteilles avant la Grande Guerre. Légalement mal protégé, le vin Mariani disparaîtra avec la prohibition de la cocaïne.

Entre-temps, il aura donné à l'Américain John Pemberton l'idée d'utiliser la feuille de coca tout en se débarrassant de l'alcool, prohibé dès 1885 dans sa ville d'Atlanta : le Coca-Cola est né (même si sa formule reste encore secrète…). À partir de 1903, les feuilles de coca seront décocaïnisées.

Dès les années 1880, les Hollandais commencèrent à faire pousser le cocaïer à Java qu'ils colonisaient. « En 1911, grâce à une lucrative filière agro-industrielle totalement intégrée, alimentée via le port d'Amsterdam, les Pays-Bas s'étaient emparés du quart du marché mondial de la cocaïne »[244]. D'abord allemande à travers l'entreprise Merck, la cocaïne devint en partie une affaire néerlandaise, mais ce succès fut très fugace et dès la fin des années 1920, cette filière s'était effondrée. De même, dans les années 1930, « le Japon était devenu l'un des plus gros producteurs et pourvoyeurs de cocaïne pour l'Asie orientale et du Sud, bien que l'importance et le caractère légal de ce commerce approuvé par l'État restent controversés[245] ». Le Japon ayant quitté la SDN en 1933, il n'avait plus de raisons de respecter les conventions. Et sa déroute militaire en 1945 mit fin à la filière.

Revenons au grand tournant des années 1880 lorsque la cocaïne devint un médicament qui révolutionna la chirurgie, en particulier en ophtalmologie et en ORL, à cause de ses remarquables propriétés d'anesthésie locale.

Le jeune Sigmund Freud se passionna pour cette substance. Lui-même en consommait, car la cocaïne combattait avec succès son tempérament mélancolique. Mais, impatient de retrouver sa fiancée Martha Bernays, il loupa la grande découverte sur les propriétés anesthésiques de la cocaïne, qui rendront célèbre son collègue ophtalmologue Carl Koller. Freud pensait aussi que la cocaïne pouvait être d'une grande aide et permettre aux morphinomanes d'abandonner leur passion pour la « fée grise ». Malheureusement, son ami Fleischl, qui consommait beaucoup de morphine pour lutter contre une blessure douloureuse de la main et à qui il avait conseillé la cocaïne, devint cocaïnomane et finit par mourir d'une overdose en 1891. Finalement,

---

[244] Paul Gootenberg, revue *Hérodote, op. cit.* p 74-75.
[245] Paul Gootenberg, revue *Hérodote, op. cit.*, p. 75.

après que son collègue Albrecht Erlenmeyer, de sept ans son aîné, eut écrit que la cocaïne était le troisième fléau de l'humanité après l'alcool et l'opium, que le grand Louis Lewin lui-même l'eut durement condamnée, Freud écrivit en 1887 un dernier article, critique, sur la cocaïne (« Cocaïnomanie et cocaïnophobie ») et tira un trait définitif sur toute cette affaire qui ne semblait lui apporter que de gros ennuis. Cette liaison de Freud avec la cocaïne passionnera pourtant des générations de chercheurs et l'on ne compte plus aujourd'hui les livres consacrés à ces quelques années. D'autant que personne ne sait quand Freud cessa de prendre de la cocaïne. Son biographe officiel, Ernest Jones, passe, sans s'appesantir, sur cet épisode.

Si certains médecins considèrent alors la cocaïne comme sans grand danger, elle est pour d'autres le plus redoutable des poisons. Qu'on lise ces quelques lignes extraites du célèbre *Phantastica* de Louis Lewin : « Physiquement et moralement ils se comportent comme des fumeurs d'opium. Chez eux se développe un état cachectique en liaison avec des changements progressifs. Ils ont l'air de vieillards alors qu'ils viennent à peine d'entrer dans l'âge adulte. Ils deviennent apathiques, inutilisables dans toutes les circonstances graves de la vie, hallucinés et exclusivement gouvernés par leur passion pour le toxique, à laquelle tout pour eux est subordonné dans l'existence[246]. » Lewin ne décrit pas des cocaïnomanes comme on pourrait le croire, mais de simples « chiqueurs passionnés de coca[247] ». Les premières descriptions de grands cocaïnomanes seront bien pires encore avec leur cortège d'hallucinations tactiles (des vers sous la peau) et de paranoïa. Il s'agissait alors de patients morphinomanes à qui on prescrivait de la cocaïne pour soigner leur dépendance à la morphine. Mais bientôt, les amateurs se mirent à la priser « en quantités effrayantes[248] ».

Du médicament à la drogue crapuleuse

D'après Varenne, rarement pris en défaut sur les faits, « les véritables débuts de la cocaïnomanie par aspiration nasale se situent en Amérique du Nord vers 1902-1903 ». Et Ernst Jünger[249] indique qu'en Allemagne ce sont les pilotes d'avion de la Première Guerre mondiale qui lancent la

246 Lewin, *op. cit.*, p. 99.
247 Lewin, *op. cit.*, p. 98.
248 Varenne, *op. cit.*, p. 331.
249 Ernst Jünger, *Approches, drogues, ivresse,* La table ronde, 1973 pour la traduction française, p. 204.

mode de la cocaïne, qu'ils consommaient pour lutter contre la fatigue et la peur. Peu à peu, la cocaïne s'encanaille. À Paris, Montmartre et Montparnasse deviennent les hauts lieux où se répand la reniflette. Mais bientôt la prohibition de la cocaïne va faire disparaître l'alcaloïde. Ou plutôt, il entre dans la clandestinité. Alimenté par le marché noir, son usage perdure, discrètement, dans des milieux artistiques ou interlopes.

Quoi qu'il en soit, la cocaïne rencontre le succès comme stimulant. Mais il s'agit d'un stimulant subtil très différent, en cela, des brutales amphétamines qui feront leur apparition à partir des années 30. Elle va fasciner de grands esprits comme Freud, on l'a vu, mais aussi Jünger ou Boulgakov, avant de devenir, après sa prohibition, dans les années 10 et 20, une drogue crapuleuse en vogue chez les prostituées, les mauvais garçons et les noceurs[250]. Puis elle disparaît presque.

Cette disparition est d'abord due à un retournement complet de la société américaine qui, à partir du début du XXe siècle, va brûler ce qu'elle avait adoré : « Au regard de l'enthousiasme de la société américaine tant pour la coca que pour la cocaïne et de l'usage répandu qui en était fait dans l'Amérique de la fin du XIXe siècle, ce retournement de situation paraît d'autant plus étonnant », écrit Gootenberg[251]. La découverte d'anesthésiques locaux de synthèse, qui éloigne les médecins de la cocaïne, y a sa part. De plus, dans les États du Sud, une panique s'empare des Blancs concernant « les Noirs sous cocaïne »[252]. Enfin le grand mouvement de prohibition qui touche l'alcool tout comme l'opium et ses dérivés emporte la coca et la cocaïne.

Mythologies de la cocaïne

Au milieu des années 1960, la cocaïne refait véritablement son apparition avec la vague de consommation de drogues du *flower power*, chantée en particulier dans nombre de chansons de rock. À partir des années 1980, des millions d'Américains issus des classes moyennes prennent l'habitude d'en consommer le week-end. Les États-Unis compteront alors jusqu'à dix millions de consommateurs plus ou moins

---

[250] Cf. Desnos, *Ode à Coco* : « Tabac pour la concierge et coco pour la grue ». C'est Anne Coppel qui m'a fait connaître ce poème.

[251] Paul Gootenberg, *Cocaïne andine, l'invention d'une drogue globale*, Presses universitaires de Rennes, 2013 pour la traduction française, p.225.

[252] Cf. la citation de David Musto en introduction de ce chapitre.

réguliers. Et un immense marché s'ouvre ainsi aux groupes criminels colombiens.

Toutes les drogues ont leur mythologie, mais aucune comme la cocaïne. Champagne des drogues, drogue du succès, de l'argent, drogue des *rich and famous*, dans les milieux branchés de la musique, de la mode, du journalisme, elle se présente sous la forme d'un sel, le chlorhydrate de cocaïne, une poudre blanche que l'on renifle (« sniffe »). Mais elle peut aussi être « basée » et devient alors une forme de cocaïne fumable, le crack, consommé en France soit dans les DOM (Guyane, Martinique, Guadeloupe), soit dans l'est parisien, surtout par des Antillais et des Africains d'Afrique de l'Ouest (Sénégal, Mali, Côte d'Ivoire). En métropole (c'est moins vrai dans les DOM), ils et elles sont pauvres, sans domicile, sans travail, vivant de prostitution, de mendicité agressive, de vol, et présentant un état avancé de délabrement physique et psychique. La scène du crack est apparue au milieu des années 90 du côté du métro Stalingrad à Paris, alimentée par la cocaïne qui transite via les Antilles françaises. Elle existe donc depuis environ vingt-cinq ans !

Certes, les modes d'administration sont différents, la cocaïne est sniffée et le crack est fumé avec un effet beaucoup plus bref et violent et cela en fait, en vérité, deux drogues différentes mais il s'agit bien, au départ, de la même substance. Et elle illustre de manière saisissante le *drug, set and setting*, le lien entre la drogue, la personnalité et le contexte. Qu'y a-t-il de commun entre le crackeur désocialisé et misérable de Cracolandia à São Paulo et le jet-setteur confortablement installé dans un palace international, sinon la cocaïne ?

In corpore

La France découvre actuellement la massification du transport *in corpore*, comme le montre la situation qui prévaut en Guyane, département et région d'outre-mer :

« La communauté guyanaise est très présente en province (en métropole). La drogue y est écoulée via des trafiquants locaux. Aucune région n'est épargnée. Selon diverses estimations, entre dix et quinze mules embarquent tous les jours sur les deux vols reliant Cayenne à Orly. Près de 5 tonnes de cocaïne sont ainsi acheminées chaque année. Cela représente 20 % de la consommation totale en France[253]. »

---

[253] Stéphane Selami, *Le Point* n° 2411, 15 novembre 2018.

L'homme qui parle est un haut fonctionnaire de police et les « mules » sont « des jeunes en déshérence, puis des mères célibataires avec leurs enfants, des retraités et des mineurs » qui, pour 2000 ou 3000 euros, avalent entre 20 et 150 ovules en plastique contenant entre 7 et 14 grammes de cocaïne. Le principe est simple mais terriblement efficace : il vise à saturer les systèmes de contrôle tant à Cayenne (où il n'y a que deux chambres carcérales) qu'à Orly. Les services de police et de douanes reconnaissent être complètement dépassés !

Les autorités néerlandaises doivent assister à ce spectacle, avec une satisfaction ironique : dans les années 90, alors que les Hollandais vivaient une situation identique avec le Suriname, ex-Guyane hollandaise, devenu indépendant en 1975 puis, dans la foulée, un narco-État, la France avait vertement critiqué nos voisins bataves pour leur laxisme. Les mules étaient si nombreuses sur les vols entre le Suriname et la Hollande que les Néerlandais avaient renoncé à les incarcérer et les renvoyaient sans autre forme de procès dans leur ex-colonie. Ce qui avait, à l'époque, scandalisé la France…

Quoi qu'il en soit, l'affaire des mules donne une idée particulièrement saisissante de l'échec de la prohibition de la cocaïne devenue, selon l'expression de Michel Gandilhon, une « marchandise mondialisée »[254]. De plus, cette forme de trafic entraîne une conséquence inattendue : on trouve maintenant de la cocaïne dans des villes moyennes françaises où habitent des communautés guyanaises. Ce qui ne veut évidemment pas dire que tous les Guyanais sont des trafiquants.

D'une manière plus générale, le transport de drogues *in corpore* devrait se développer largement ces prochaines années dans différentes régions et pour différentes drogues. Des milliers de pauvres seront prêts à prendre ce risque pour gagner des sommes d'argent inespérées. Et il deviendra de plus en plus difficile de faire cesser ce trafic.

Par où passe le reste de la cocaïne ? La « maritimisation » du monde aidant, 80 % des échanges commerciaux mondiaux s'effectuent aujourd'hui par voie maritime et la cocaïne est majoritairement transportée par porte-conteneurs, en particulier vers l'Europe. Les ports de Rotterdam et désormais d'Anvers sont les voies privilégiées. Inutile d'ajouter qu'à moins d'avoir des informations précises, autant chercher une aiguille dans une botte de foin… Un autre élément atteste de l'importance de ce trafic : des prises de plusieurs tonnes. Ces prises

254 Michel Gandilhon, « La cocaïne, une marchandise mondialisée », *Drogues, santé, société*, vol. 15 n°1, mai 2016.

représentent entre 10 et 20 % de ce qui circule et elles sont moins le reflet de l'excellence policière que de l'intensité du trafic.

La conséquence de cette situation est le niveau véritablement effrayant de violence et de corruption qui règne dans certains pays comme le Mexique (où le pouvoir des cartels est devenu majeur) ou le Brésil. Et l'élection en janvier 2019 de Jaïr Bolsonaro à la présidence du géant sud-américain n'est pas sans lien avec les près de 65 000 homicides de l'année 2017, dont une part importante est liée au trafic de cocaïne. Même si on tient compte d'une longue tradition de violence politique et sociale dans ces pays, le tribut que paie la région tout entière est exorbitant.

La Bolivie et la coca

La Bolivie a, dès l'origine, été hostile à la prohibition de la coca. Depuis la Convention de Genève en 1925, les pays producteurs de coca étaient censés déclarer les quantités de feuilles produites. Ce ne fut qu'après la Seconde Guerre mondiale que la question vint à l'ordre du jour. Une commission créée en 1947 aboutit à la conclusion suivante : l'habitude de mastiquer la feuille ne constitue pas une toxicomanie, « mais présente des effets éminemment préjudiciables [255] ». Et elle proposa une suppression complète dans un délai maximum de quinze ans. Mais les polémiques sur la coca durèrent jusqu'en 1954, les Boliviens soutenant que « la coca n'a pas d'effets pernicieux ». Pourtant, cette année-là, la neuvième session de la CND sembla marquer la fin de la polémique, le Pérou, la Bolivie, la Colombie et l'Argentine reconnaissant la nocivité de la mastication. Cependant, la Bolivie refusa de ratifier la convention unique de 1961, qui prévoyait la disparition de la coca dans un délai de vingt-cinq ans…

Evo Morales, président de la Bolivie de 2006 à 2019 et ancien *cocalero*, s'est battu pour que les habitants de son pays aient officiellement le droit de mâcher la feuille de coca, une pratique qui se perd dans la nuit des temps. Son argument était le suivant : on ne doit pas confondre la bonne feuille de coca, vénérée dans les pays andins, et la mauvaise cocaïne issue de la chimie occidentale. La Bolivie avisait donc le secrétaire général de l'ONU, en 2011, de sa décision de se retirer de la convention unique sur les stupéfiants, à compter de janvier 2012, avec l'intention d'y adhérer de nouveau avec des réserves concernant la coca. On a, en effet, le droit

---

255 Varenne, *op. cit.*, p. 325.

d'émettre des réserves avant de signer un traité, raison pour laquelle elle a d'abord dû en sortir. Elle désirait maintenir les habitudes traditionnelles de chiquer les feuilles de coca et la possibilité de sa culture dans certaines régions pour sa consommation à l'état naturel. Sa revendication reposait sur le droit des autochtones tel qu'inscrit dans la Déclaration des Nations unies sur les peuples autochtones, de 2007 (ONU, 2007). L'OICS et quinze pays, dont ceux du G8, ont déposé des objections officielles. Cette demande fut malgré tout acceptée en 2013, et la Bolivie a pu réintégrer les traités au nom du droit des autochtones. On notera qu'avec une quinzaine d'autres pays, la France avait voté contre la demande bolivienne…

La victoire bolivienne, unique en son genre, ouvre la boîte de Pandore. Car nombreux sont les pays qui considèrent que le classement de la feuille de coca, comme celui du cannabis, fut une erreur. Et la légalisation de la feuille de coca à l'échelle mondiale est désormais sur l'agenda de celles et ceux qui luttent pour une réforme des politiques des drogues.

Le vin Mariani et le coca-cola d'avant 1903 semblent bien montrer que la feuille de coca ne poserait pas plus de problèmes de santé publique que le café ou le thé, des stimulants légers. Une telle ouverture sur le marché légal modifierait profondément la situation du Mexique et des pays andins, où la manne gigantesque liée au trafic génère violence et corruption à un niveau totalement inacceptable. L'accès de la feuille de coca au marché mondial légal serait ainsi une grande victoire pour des politiques moins dramatiquement contre-productives. Elle ferait aussi reculer les forces populistes qui, comme dans le cas du Brésil, veulent implanter des régimes autoritaires pour lutter contre une insécurité, en bonne partie liée au trafic de cocaïne.

Comment commencent et comment finissent les épidémies de cocaïne ?

Prenons l'exemple des États-Unis. En l'espace de vingt-cinq ans, entre 1982 et 2008, le nombre d'usagers de cocaïne dans l'année est divisé par deux : il passe d'environ dix millions à près de cinq millions de personnes. Ce n'est donc pas un hasard si, devant la saturation américaine, les trafiquants cherchent leurs nouveaux marchés en Europe, en Afrique de l'Ouest et en Asie. Venons-en aux tentatives d'explication.

Outre son image glamour, la cocaïne est un stimulant subtil, mais un stimulant tout de même. La majorité des consommateurs américains sont issus des classes moyennes, ils sont insérés professionnellement, socialement et familialement. Leur consommation renvoie à « la démocratisation de la bohème » ou, pour employer l'expression de Slavoj Zizek, à « la démocratisation du luxe ». Ces consommateurs sont presque exclusivement des « sniffeurs » et pratiquement jamais des injecteurs de cocaïne ou des fumeurs de crack. Dans ces deux derniers modes de consommation, le flash (*high*, *rush*) est si intense et bref que l'usager court littéralement après, incapable de maîtriser son rapport au produit. Cela ne veut évidemment pas dire que, contrairement aux injecteurs de cocaïne et aux fumeurs de crack, tous les sniffeurs contrôlent leur consommation. Mais nombreux sont ceux qui y parviennent au moins pendant un temps.

Comme tous les stimulants, la cocaïne diminue la faim et le besoin de sommeil. Idéal pour faire la fête et/ou pour travailler. Par ailleurs, comme tous les stimulants, elle est anxiogène et l'anxiété qu'elle provoque est volontiers neutralisée par l'alcool. Résultat : on peut boire plus d'alcool sous cocaïne, sans rouler sous la table, et on peut sniffer plus de cocaïne sous alcool, sans éprouver une trop forte anxiété. Le problème est que l'association d'alcool et de cocaïne provoque la naissance d'une autre substance, la cocaéthylène, très toxique. Ce n'est pas tout. Les stimulants ont la propriété de favoriser les comportements répétitifs, compulsifs. C'est particulièrement vrai chez les fumeurs de tabac, qui vont être capables de fumer un paquet de cigarettes dans la nuit. Ces cigarettes vont s'ajouter à la cocaïne et à l'alcool.

La cocaïne entraîne une augmentation de la pression artérielle et une tachycardie. On comprend que, outre les crises convulsives, les complications les plus graves soient des infarctus du myocarde, des troubles du rythme cardiaque et des accidents vasculaires cérébraux.

Mais revenons à notre consommateur issu des classes moyennes. Le plus souvent, il ne consommera que le week-end pour ne pas mettre en péril son travail. Il sniffera avec des amis pour faire la fête. Au début, durant ce que l'on appelle la « lune de miel », il verra surtout des avantages à cette consommation. Mais bientôt plusieurs cercles vicieux vont s'installer.

Le premier est habituellement le suivant : il va s'endormir tard dans la nuit du dimanche au lundi parce qu'il a consommé le dimanche soir. Au réveil, fatigué, il va trouver la solution en se faisant une ou deux lignes de cocaïne, s'il en reste. Ainsi, la cocaïne, à l'origine de sa fatigue du week-end, va l'aider à la surmonter pour aller travailler.

Bientôt, il va découvrir un autre inconvénient : s'il a consommé une bonne partie du week-end, il va constater un fléchissement de son humeur sous la forme d'un « coup de déprime », le mardi ou le mercredi. La cocaïne ne donne pas d'énergie, elle la prête et elle est remboursée en dépression. À la période de « *high* » succède une période de « *low* ».

Enfin, comme tous les stimulants, la cocaïne finit par générer une ambiance de type « paranoïde ». On pense être observé, suivi. À un degré supérieur, on vit dans une atmosphère de persécution permanente.

Cercle vicieux cocaïne/fatigue/cocaïne, « déprime », « parano », à quoi il faut ajouter le prix élevé de la drogue, tout cela va, plus ou moins rapidement, obliger la lune de miel à céder la place. Il arrivera un moment où le consommateur trouvera que les inconvénients dépassent les avantages et que le prix à payer, pas seulement financier, est devenu déraisonnable. Sans compter les produits de coupe plus ou moins toxiques qui sont largement utilisés et gâchent la substance.

Un tel itinéraire peut prendre quelques mois ou quelques années, mais il est difficile d'y échapper. Notre consommateur va « lever le pied », puis s'arrêter de consommer. Cette expérience très générale et sommairement décrite explique comment a diminué l'épidémie américaine. Revers de la médaille, l'Afrique et l'Asie nous préparent quelques épidémies tonitruantes…

Le « *craving* » : obsession de la cocaïne

Avant d'être (abusivement) généralisé à toutes les drogues, le mot *craving*, qui signifie « envie irrépressible de consommer », ne s'appliquait qu'à la cocaïne. Contrairement aux drogues qui sont de l'ordre du besoin parce qu'elles accrochent physiquement, la cocaïne est de l'ordre du désir ou plutôt de l'obsession. Une patiente, qui avait fait une crise convulsive et à qui je demandais pourquoi nous ne parlions jamais de cocaïne, me répondit : « Parce que rien que d'en parler, ça me donne envie d'en prendre ! » La cocaïne, et plus généralement les stimulants, sont des drogues à consommation discontinue, ne fut-ce que parce qu'il faut bien dormir et manger un peu. En cela, elles s'opposent aux substances qui relèvent du besoin et dont la consommation est continue dès qu'on en est dépendant : tabac, alcool, héroïne…

Il est très difficile d'aider les consommateurs compulsifs car il faudrait disposer de médicaments assez puissants pour « casser » le *craving*, et ce n'est pas le cas. Alors, on tente l'éloignement qu'il faudrait pouvoir mettre en œuvre rapidement, sauf à ne jamais revoir le patient demandeur. Lorsqu'une telle « mise au vert » est possible, la personne se débarrasse assez facilement de son obsession et passe à autre chose. Mais elle la retrouve quelques semaines ou quelques mois après, dès qu'elle revient dans son environnement habituel…

Comme tous les stimulants, la cocaïne s'accompagne presque toujours d'autres consommations qui peuvent être lourdes. Classiquement, c'est l'association cocaïne/alcool/tabac qui met à rude épreuve le cœur et les vaisseaux. Mais toutes sortes de *downers*, du cannabis à l'héroïne, du Subutex aux BZD, peuvent être utilisés pour « amortir » la descente, c'est-à-dire la période très anxiogène qui suit l'arrêt de la consommation.

Le mode d'action de la cocaïne

Le mécanisme d'action de la cocaïne est le suivant : elle bloque la recapture de trois neuromédiateurs essentiels, la dopamine, la noradrénaline et la sérotonine, augmentant ainsi les concentrations de ces neurotransmetteurs dans la fente synaptique. Chaque neurone est connecté à un grand nombre d'autres. L'interface entre un neurone donné et le suivant s'appelle une synapse ; un neurone donné peut en avoir des dizaines ou des centaines. Le nombre d'interfaces est donc gigantesque. La synapse est composée d'une terminaison de neurone présynaptique, d'un espace libre, la fente synaptique, et d'une extrémité d'un neurone post synaptique. C'est à ce niveau que l'information se transmet d'un neurone à un autre. Une des modalités de cette communication est l'utilisation de messagers chimiques, les neuromédiateurs, qui une fois libérés dans la fente vont brièvement se lier à des récepteurs situés sur la membrane post-synaptique comme des clés à des serrures.

Le plus souvent, les neuromédiateurs se trouvent dans des « vésicules synaptiques », qui fusionnent avec la membrane du neurone. Ils sont ensuite libérés dans la fente par un courant électrique qui parcourt le neurone. Une fois les molécules du neuromédiateur libérées, elles se fixent pour un temps bref sur leur récepteur puis se retrouvent dans la fente synaptique.

C'est là qu'a lieu le processus de recapture. Comme je l'ai déjà évoqué, le neurone présynaptique va recapturer les neuromédiateurs en excès par un principe d'économie (pourquoi en gâcher ?), mais surtout pour permettre au message suivant d'être « compris » sans perturbation par un « bruit » trop important. Comme lorsqu'on efface le tableau noir pour réécrire dessus.

C'est précisément ce processus de recapture que la cocaïne inhibe. La conséquence en est une présence plus importante des neuromédiateurs dans la fente.

Parmi ces neuromédiateurs, on trouve la dopamine, la noradrénaline, la sérotonine… On sait, depuis des travaux des années 50, qu'il existe un réseau de neurones qui constitue ce que l'on appelle le « circuit de la récompense ». Il joue un rôle central chez les mammifères dans la recherche de nourriture, l'évitement du danger, la vie sexuelle… Ce circuit relie plusieurs structures, en particulier le noyau accumbens, l'aire tegmentale ventrale et le cortex préfrontal. La stimulation du circuit de la récompense aboutit, *in fine*, à la libération de dopamine.

La thèse centrale est la suivante : toutes les drogues aboutissent à une stimulation du circuit de la récompense et donc à la libération de dopamine.

Cette affirmation, très largement acceptée par les experts, soulève quelques questions. Comment expliquer par un mode d'action unique que certaines drogues sédatent (endorment), alors que d'autres sont des stimulants puissants ?

À cela s'ajoute un autre problème. Pour un certain nombre de drogues, on a découvert des récepteurs spécifiques, et donc des substances endogènes, produites par l'organisme lui-même. Ainsi les récepteurs opioïdes se lient à des endorphines, les récepteurs au cannabis à des endocannabinoïdes (anandamide et 2-AG) et les récepteurs aux benzodiazépines à des endozépines. Mais ce n'est pas le cas des stimulants : ni la cocaïne, ni les amphétamines, ni les cathinones ne semblent posséder d'équivalent endogène et on n'a jamais découvert de récepteurs à ces différentes drogues.

Or, outre l'absence d'un système clé/serrure, les stimulants présentent, sur le plan clinique, plusieurs spécificités frappantes : ils ne résolvent pas une tension physique et psychique, mais l'exacerbent ; ce sont des drogues à usage discontinu ; elles n'entraînent pas de dépendance physique, en tout cas pas comme l'alcool, le tabac, les opiacés, les benzodiazépines ou les barbituriques ; enfin, on ne dispose toujours pas de traitement en cas de toxicomanie. Y a-t-il un lien entre ces différentes caractéristiques, d'une part, et l'absence de système clé-serrure, de l'autre ? Ce qui est certain, c'est que l'on bute sur des difficultés quant au mécanisme d'action, ce qui explique la grande difficulté à trouver des traitements médicamenteux en cas d'addiction.

Les traitements de l'addiction à la cocaïne

De nombreuses molécules déjà existantes ont été utilisées, mais les résultats ne sont pas convaincants. Ainsi les cystéïnes à fortes doses (initialement des fluidifiants bronchiques), le topiramate (un anti-épileptique commercialisé en France sous le nom d'Epitomax), le disulfirame (nom commercial : Espéral), un médicament antabuse, c'est-à-dire qui provoque des troubles si on boit de l'alcool, le baclofène, mais aussi le methylphénidate et le modiodal, les deux seuls stimulants encore sur le marché, se sont tous révélés décevants.

Un autre axe de recherche est le vaccin anti-cocaïne. L'idée est de générer la production d'anticorps qui se lient à la cocaïne et l'empêchent ainsi d'atteindre le cerveau. Mais on ne parvient à faire durer le vaccin que quelques jours, ce qui est nettement insuffisant. Le vaccin anti-cocaïne, sur lequel les États-Unis travaillent depuis longtemps, n'a donc pas tenu ses promesses.

La nouvelle grande voie de recherche concerne des enzymes génétiquement modifiés, en particulier des hydrolases qui inactivent la cocaïne avant même qu'elle ait atteint le cerveau. C'est encore une voie de recherche, mais les résultats sur des modèles animaux sont tout à fait remarquables. À suivre, donc.

La cocaïne est une drogue compliquée. Il est fréquent que la déception domine les premiers usages lorsqu'elle est sniffée : quoi, le champagne des drogues, c'est seulement cela !? Il faut du temps pour faire le tour du produit, ce qui permet assez souvent de faire aussi le tour de ses inconvénients.

Aujourd'hui, si on est branché, on sniffe de la coke. Même si on n'aime pas beaucoup ça. C'est la mode et elle est impérieuse. La cocaïne est très prisée (!) dans les milieux populaires, où on la découvre avec le sentiment d'en être, d'appartenir aux « *happy few* ». Bref, la demande est solidement installée. Mais il faudra du temps pour que l'idée selon laquelle la prohibition de la cocaïne est un échec complet s'impose dans les opinions et chez les politiques.

Enfin, comme il est habituel, les quantités sont cruciales et les gros consommateurs de cocaïne sniffée peuvent y perdre leur santé, leur travail, leur conjoint et tout leur argent. Finalement, ce type de situation est moins enviable que celle d'un héroïnomane, qui peut avoir recours aux traitements de substitution, méthadone et Subutex, pour arrêter l'héroïne. Car, précisément, il n'y a pas (encore) de « cocadone ».

Peut-être sera-t-il possible de songer à la légalisation de la cocaïne lorsqu'un tel traitement existera. Ce qui ne veut pas dire que cette légalisation prendra la forme de celle du tabac, de l'alcool et même du cannabis. Le British System autorisait la prescription de cocaïne par des médecins, mais la littérature sur cette question semble difficile à trouver. John Strang et Michael Gossop y font une brève allusion, d'où il ressort que le bilan est mauvais.

On se heurte là peut-être au mystère des stimulants : l'alcool, les barbituriques, les opiacés et les BZD apaisent, relâchent la tension. Les stimulants l'augmentent. C'est très vite « *Cant get enough !* », comme chantent les Rolling Stones[256] . Cette dépendance psychique qui peut être dévorante et que l'on appelle le *craving* s'accompagne d'une dépendance physique bien moindre qu'avec la « bande des quatre ». L'alcool est une petite molécule qui traverse toutes les barrières biologiques (d'où la difficulté de comprendre finement son mode d'action). Les opioïdes se lient aux récepteurs endorphiniques, les BZD et les barbituriques à un récepteur GABA. On n'a, en revanche, toujours pas isolé d' « endococaïne » ou d' « endamphétamine » ni les récepteurs qui iraient avec. De ce point de vue, l'idée, désormais dominante, selon laquelle l'action de toutes les drogues aboutit *in fine* à une augmentation de la dopamine cérébrale, n'explique pas que certaines assoupissent et d'autres surexcitent… Ce mystère va peut-être tomber d'un coup. Une autre question sera de savoir si un médicament efficace contre le *craving* de stimulants pourra rapidement découler de ces recherches.

En attendant, il n'y a rien d'irresponsable à demander que la feuille de coca soit légalisée. Elle permettrait un débouché légal autre que le Coca-Cola. Et, à moins de prendre pour argent comptant la terrible description des « chiqueurs passionnés de coca » faite en 1925 par Louis Lewin, on peut penser que les boissons contenant un peu de coca ne poseraient pas

[256] « Hot stuff » dans l'album, « Black and blue ».

de problèmes sérieux de santé publique. Même si certains consommateurs de cocaïne tenteraient probablement d'extraire l'alcaloïde de leur vin ou thé Mariani nouvelle manière. Paul Gootenberg, l'un des plus grands spécialistes de la cocaïne, ne cesse d'évoquer le caractère « bénin » ou « inoffensif » de la coca, « prise pour cible au même titre que la dangereuse cocaïne[257] ». Un tel changement dans le classement de la feuille de coca aurait de très bénéfiques conséquences sur la vie quotidienne des sociétés dévorées par le narcotrafic. Pour cette raison, les partisans d'une réforme des politiques des drogues, dont l'auteur de ces lignes, en font une revendication essentielle. Après le cannabis, la feuille de coca est bien la nouvelle bataille.

Amphétamine Type Stimulants (ATS) : le désastreux bilan asiatique

Les Anglo-Saxons les appellent ATS : Amphétamine Type Stimulants. Ce sont de puissants stimulants du système nerveux central capables de faire disparaître la sensation de fatigue ou de faim pendant plusieurs jours et de donner un sentiment de toute-puissance psychique et physique. La demande mondiale de ces ATS, substances très polyvalentes qui peuvent aussi bien aider à travailler qu'à danser ou à faire l'amour toute la nuit, ne cesse de croître. Le problème, c'est que rien ne rend plus vite fou, et assez souvent violent, que les stimulants... Ajoutons que les ATS injectés provoquent un véritable tsunami psychique, qu'ils agissent beaucoup plus longtemps que la cocaïne et que la « descente » est une véritable épreuve.

Une région du monde a une longue histoire avec ces substances : l'Asie. De fait, la plupart des pays du continent asiatique, en particulier les pays d'Asie du Sud-Est, sont aujourd'hui confrontés à des épidémies de consommation d'ATS et la réaction des autorités a été très violente : il suffit de songer aux Philippines.

En Asie, précisément en Extrême-Orient, l'éphédrine, le principal alcaloïde de l'éphédra, a été isolée en 1885 et une toute petite modification de la molécule a donné naissance à une substance infiniment plus puissante : la première amphétamine. La révolution des

---

257 Paul Gootenberg, *Cocaïne andine*, *op. cit.*, p. 226. On trouve des remarques semblables p. 150 (« *inoffensive coca* »), p. 228, p. 231. Voir aussi la revue *Hérodote*, *op. cit.*, p. 73 : « Les lois américaines contre la coca et la cocaïne instaurées entre 1906 et 1922 eurent nombre d'effets paradoxaux, dont certains perdurent aujourd'hui, tels que la prohibition de l'inoffensive consommation de feuilles de coca. »

alcaloïdes commence avec la morphine au début du XIXe siècle et se termine à la fin avec l'éphédrine.

Voyons plus en détail et suivons G. Varenne. « L'éphédrine est l'alcaloïde de l'Ephédra vulgaris, genre de conifère à baies rouges dont, depuis des millénaires, les Chinois utilisent les tiges pour combattre la dyspnée. Ce sont d'ailleurs des savants orientaux qui isolèrent cette drogue : après que Nagaï, de Tokyo, l'eut extraite en 1885, le Chinois Cheng, de Pékin, la purifia en 1923 et en étudia l'usage clinique ensemble avec l'Américain Schmidt, en 1926[258]. »

Les molécules existent sous deux formes, tout comme la main droite et la main gauche. Elles sont lévogyres ou dextrogyres et l'on appelle leur mélange un racémique. Louis Pasteur s'était passionné pour cette question. Il avait en effet remarqué que les catalyseurs du vivant, que l'on appelle maintenant des enzymes et que l'on nommait de son temps des diastases, étaient parfaitement capables de distinguer les formes droite et gauche, ce qui commençait à donner une idée vertigineuse de la spécificité de leur action au niveau moléculaire [259]. La première amphétamine était un racémique. On découvrit bientôt que les propriétés psychostimulantes étaient le fait des molécules dextrogyres. C'est ainsi qu'est née la dexamphétamine, qui connaîtra son heure de gloire en France après la guerre sous le nom commercial de Maxiton. Peu de temps avant la Seconde Guerre mondiale, l'industrie pharmaceutique allemande mettra sur le marché une méthylamphétamine sous le nom de Pervitine. C'est la « meth » d'aujourd'hui.

Avec les psychiatres, les militaires s'intéressent de près aux substances psychoactives. Les amphétamines semblaient être le rêve de ceux qui font la guerre. Voilà en effet des drogues qui suppriment le besoin de sommeil et la faim et qui donnent un sentiment de toute-puissance et d'invincibilité. On peut, sans exagérer, affirmer que la Pervitine fut un carburant essentiel du *Blitzkrieg*, tant en Pologne en 1939 qu'en France l'année suivante. Les Britanniques n'étaient pas en reste et, durant la bataille d'Angleterre (juillet 1940-mai 1941), les pilotes anglais de Hurricane et de Spitfire et leurs mécaniciens, en infériorité numérique face aux Stukas et Me 109 allemands, en consommèrent d'énormes

---

258 Varenne, *op. cit.*, p. 298.

259 Jacques Monod a consacré des pages lumineuses à cette question dans le chapitre III (« Les démons de Maxwell ») de son livre *Le Hasard et la Nécessité, essai sur la philosophie naturelle de la biologie moderne,* Le Seuil, 1970.

quantités. C'est d'ailleurs à cette occasion que l'on commença à comprendre les limites de ces drogues miraculeuses. Car après quelques nuits sans sommeil, certains pilotes britanniques se posèrent sur des aérodromes français et furent immédiatement arrêtés par les Allemands. Que s'était-il passé ?

Les êtres humains, comme tous les mammifères, sont des machines biologiques à deux temps : veille/sommeil. Le sommeil est notre première vulnérabilité, bien avant la soif ou la faim. Prenez n'importe quel humain. Empêchez-le de dormir pendant deux ou trois nuits et vous aurez affaire à un psychotique. La fatigue, la soif, la faim sont des alertes du corps. Les amphétamines effacent le besoin de dormir mais, après plusieurs nuits sans sommeil, le comportement devient chaotique et, détail important, alors même que la personne a le sentiment d'être en forme. Au début, disons les vingt-quatre premières heures, l'efficacité réelle et le sentiment d'efficacité vont de concert. Mais bientôt l'accomplissement de tâches simples se détériore, alors que la personne pense que tout va pour le mieux. Il fallut donc déchanter et si les amphétamines ont dominé les débuts de la Seconde Guerre mondiale, on tenta ensuite de faire machine arrière, tant du côté allemand que britannique ou américain, une fois que ces derniers furent entrés dans la guerre, après Pearl Harbour (7 décembre 1941).

Les amphétamines, comme tous les stimulants, ne donnent pas d'énergie, elles la prêtent. Et le prix à payer porte un nom : la dépression. C'est comme un jeu à somme nulle. Plus haut et plus longtemps on est monté, plus bas et plus longtemps on descendra. « Misérable miracle », dirait Henri Michaux.

Au Japon, après Hiroshima et Nagasaki, la première grande épidémie civile d'amphétamines vit le jour. Les énormes stocks dont disposait l'armée nipponne se retrouvèrent sur le marché noir. Il s'ensuivit quinze années durant lesquelles la toxicomanie aux amphétamines se développa avec son cortège de troubles psychiatriques et de comportements violents[260].

Il faut s'arrêter un instant sur cette première épidémie civile d'amphétamines : d'après Varenne, la réaction des autorités nipponnes fut ferme mais resta dans les limites de la loi et il se félicite : quand on est ferme, ça marche ! Aujourd'hui, ça marche moins : le niveau de mondialisation des marchés de drogues illicites est trop important. Et les

---

[260] Varenne, *op. cit.*, p. 301-304.

laboratoires clandestins tournent, malgré les mesures internationales prises pour compliquer leur accès aux précurseurs. Mais on peut aussi voir dans la « ferme » réaction des autorités japonaises les premiers signes de politiques beaucoup plus brutales, qui vont se déployer à partir des années 1990 dans plusieurs pays d'Asie du Sud-Est[261].

En Europe, c'était le temps de la reconstruction après cinq années d'une guerre qui avait accumulé les ruines. Rien de comparable à l'épisode japonais n'eut lieu. Mais les amphétamines participèrent largement à relever les pays et à remettre les économies en marche. Un coup de fatigue, une baisse de régime et une prescription de Maxiton ou de Corydrane (dl-amphétamine) vous donnait un coup de fouet pour repartir. Les pays d'Europe du Nord furent particulièrement sensibles au charme des amphétamines.

Une autre propriété fit beaucoup pour le succès des amphétamines ou d'un grand nombre de substances apparentées comme la phénétylline, connue sous le nom commercial de Captagon : leur effet anorexigène ou coupe-faim. Cependant, elles vont disparaître en Europe comme aux États-Unis à partir des années 70, tant pour leurs effets psychiques que cardiologiques en cas d'abus.

Aujourd'hui, en France, ne subsistent plus que deux stimulants dont la prescription est très encadrée : le méthylphénidate et le modafinil. Le premier est utilisé dans les troubles déficitaires de l'attention avec hyperactivité (TDAH) chez l'enfant, le second dans la narcolepsie ou maladie de Gélineau, un trouble dans lequel des bouffées de sommeil dit paradoxal peuvent survenir à tout moment, entraînant une brusque relaxation musculaire avec chute ou accident.

La grande période légale des amphétamines qui a commencé dans l'après-guerre s'est donc terminée en Europe dans les années 70. Certains utilisateurs sont illustres, comme Jean-Paul Sartre ou Marguerite Duras (liste non exhaustive !). En Thaïlande, où il est facile de se procurer de la « meth » sur le marché noir, ce furent d'abord les étudiants en période d'examen, les prostituées et les camionneurs qui les utilisèrent, avant qu'elles ne se diffusent plus largement dans d'autres couches de la société.

C'est en Amérique du Nord et en Asie de l'Est et du Sud-Est que la consommation d'amphétamines issues du marché clandestin est la plus

---

[261] Eukasz Kamienski, *Les Drogues et la guerre, de l'antiquité à nos jours*, Nouveau Monde éditions, 2017, p. 257 et suiv.

élevée, tout comme les dommages. D'après le Center of Disease Control (CDC), on estime que le nombre de décès attribués à la méthamphétamine aux États-Unis a triplé entre 2010 et 2015, passant de 1854 à 5716. De même, les saisies de meth dans le monde passent de 25 tonnes rapportées par 55 pays en 2008 à 159 tonnes rapportées par 74 pays en 2016. Dans les pays où la présence de la meth est plus récente et moins bien assurée, on peut assister à des variations importantes. Ainsi, une étude de l'OEDT sur les eaux usées montre qu'à Bratislava (Slovaquie), la présence de crystalmeth quadruple presque en 2016 pour retrouver en 2017 la valeur de 2015 [262].

Comme pour toutes les drogues illicites, il est difficile de savoir comment évolue la consommation, même si les indicateurs montrent une forte augmentation depuis dix ans. Il est possible que les dommages causés par la crystalmeth soient sous-estimés, en particulier les suicides et les accidents. En outre, le polyusage est fréquent. En Australie, 90 % des décès liés à la crystalmeth montraient la présence d'autres drogues, en particulier la morphine et les benzodiazépines. De même, la crystalmeth favorise les pratiques sexuelles à risque, alors même que les injecteurs sont souvent contaminés par le VIH et le VHC. Enfin, aux États-Unis et au Canada, la meth est souvent coupée aux… fentanyls non pharmaceutiques (FNP) ! Une étude menée dans la salle de consommation à moindre risque (SCMR) de Vancouver (la seule de toute l'Amérique du Nord) sur un millier de tests a montré que 82 % des échantillons de crystalmeth en contenaient[263].

La Thaïlande, les Philippines et les exécutions extrajudiciaires

Il y a une manière assez radicale de régler un problème de drogues : semer la terreur en liquidant les usagers. C'est ce qu'a fait la Thaïlande en 2003, provoquant la mort de plusieurs milliers d'usagers et de petits dealers de rue. Ces exécutions extrajudiciaires étaient censées répondre à l'épidémie de meth qui sévit dans le pays, submergé par les laboratoires clandestins de Yaa Baa (la drogue qui rend fou), situés dans le Triangle d'Or du côté birman de la frontière.

À une plus grande échelle encore, le président des Philippines, Rodrigo Duterte, dès son élection en juin 2016, a lancé une vaste campagne d'éradication des consommateurs et des dealers de rue. Plusieurs milliers de personnes ont été tuées ; certains parlent de 20 000

---

262 Unodc, Global Smart Update, Methamphetamine continues to dominate synthetic drug markets, volume 20, 2018.

263 Unodc, *ibid.*

meurtres. On se doute que cette campagne a généré toutes sortes de dénonciations et de règlements de comptes sous le prétexte de la drogue. Certains témoignages sont glaçants[264].

Mais le plus surprenant, et le plus problématique, est le soutien massif que la population des Philippines accorde au pouvoir. À première vue, ce soutien est incompréhensible, ne fût-ce que parce que tout un chacun peut être soupçonné et être ainsi en danger de mort. J'avance l'hypothèse suivante : la « scène du shabu » (nom de la meth aux Philippines) est violente, provoquant de la délinquance, de l'insécurité et des conflits entre riverains et usagers alors même que l'épidémie de meth touche au moins un million de personnes (Duterte parle de trois ou quatre millions…).

De plus, il n'existe pas de traitement médicamenteux avec la meth, comme d'ailleurs avec les stimulants en général. Que se passerait-il si on proposait aux riverains de la porte de la Chapelle, puis d'Aubervilliers, de les débarrasser des crackeurs qui leur pourrissent la vie au quotidien en employant des moyens radicaux ?

Il n'y a donc aucune bonne nouvelle à attendre sur le front de la meth et des ATS. Et on ne voit pas ce qui pourrait, au moins à court terme, interrompre les politiques criminelles menées dans certains pays. Quant à la légalisation, personne ou presque ne l'envisage sérieusement. On est donc dans une impasse à peu près totale. Certains pays riches, en particulier l'Australie, sont eux aussi confrontés à une épidémie destructrice de meth. Mais les Australiens mettent en œuvre des politiques de réduction des risques (en particulier en direction des injecteurs) et proposent, à celles et ceux qui le souhaitent, des prises en charge. Ces politiques de santé publique, respectueuses des droits de l'Homme, ne recueillent pas d'écho dans des pays émergents comme la Thaïlande ou les Philippines.

Avec l'abus d'opioïdes, l'abus de stimulants devient le principal problème auquel sont confrontées les sociétés en ce début de XXIe siècle. Les stimulants correspondent trop bien à l'époque : mieux et plus travailler, faire la fête, faire l'amour. La demande est donc grandissante, d'autant qu'il est possible de les acheter sur le net. Penser que la solution réside dans le massacre des usagers est une idée non seulement criminelle mais stupide. Car il est heureusement impossible de mener une telle politique sur le long terme. Après une période où le problème semble

264 Comme celui que relate *Le Monde* du 7 septembre 2017 sous la plume de Harold Thibault.

avoir disparu parce que dealers de rue et usagers se terrent, il finit par réapparaître dès que la pression se fait moins forte. La réduction des risques reste évidemment utile afin de limiter les nombreuses contaminations par le VIH et les virus des hépatites, soit dans le cadre de l'injection, soit sexuellement car les pratiques à risque sont alors nombreuses. De plus, il serait nécessaire de proposer de l'hébergement et un accès aux soins psychiatriques et somatiques pour les usagers les plus mal en point et/ou les plus marginalisés et/ou les plus motivés. Mais les pays émergents n'ont pas envie de dépenser de l'argent pour des personnes rejetées par la population et représentées comme provoquant de la délinquance et des nuisances. Raison pour laquelle on attend avec impatience des pharmacothérapies efficaces, qui dépendent elles-mêmes des progrès de la recherche.

Les drogues sur Internet

Les nouveaux produits de synthèse (NPS) aussi appelés *Research Chemicals* (RC) désignent une large gamme de substances qui imitent la structure et les effets des drogues déjà existantes et habituellement interdites. Sur l'internet, on trouve principalement des cathinones (méphédrone ou 4-MMC, 3-MMC, 4-MEC, MDPV…), des cannabinoïdes de synthèse et des psychédéliques. Mais on voit aussi apparaître des opioïdes de synthèse dérivés des fentanyls. Gare !

Selon l'OFDT[265], entre 2008 et 2018, 286 nouvelles substances ayant circulé au moins une fois en France ont été recensées. L'Observatoire européen des drogues et des toxicomanies (OEDT) surveillait, fin 2018, 735 nouvelles substances, dont 56 pour la première fois. Tant en Europe qu'en France, le nombre de nouvelles substances diminue depuis 2014-2015.

En juillet 2012, la France a interdit toutes les cathinones. L'ONU ne peut pas procéder ainsi et doit classer, c'est-à-dire interdire les nouvelles substances une à une. On devine qui gagne cette course de vitesse.

L'accès à ces substances sur le net peut se faire de deux manières différentes. Dans le premier cas, on télécharge un logiciel appelé Tor, qui permet d'acheter des drogues avec des bitcoins sur le darknet. Cette technique garantit l'anonymat de l'acheteur et du vendeur. On peut aussi

265 OFDT, « Drogues, chiffres clés » , 8e édition, juin 2019.

acheter sur le net sans précaution particulière, mais avec le risque d'être repéré. Ce risque semble néanmoins faible.

Il existe de grandes différences entre le deal de rue ou d'appartement et l'accès par Internet. La plus frappante est la suivante : une fois que l'on sait comment avoir accès aux substances sur le net, impossible de l'oublier ! Même si les sites disparaissent, les habitués de Sylk road en savent quelque chose… Au final, on se met à l'abri des embrouilles de la rue. La qualité des produits, car c'est l'intérêt du vendeur, est plutôt bonne. Mais il faut apprendre à gérer les quantités et à modérer son appétit. Ce qui est tout un art.

L'estimation de la prévalence des NPS est difficile. D'après l'OFDT, « en 2017, 1,3 % des 18-64 ans ont déclaré avoir déjà consommé un cannabinoïde de synthèse au cours de leur vie. Il s'agit avant tout d'hommes de moins de 35 ans. Cette même année, 3,8 % des jeunes de 17 ans ont indiqué avoir expérimenté « un produit imitant les effets d'une drogue » , mais seuls 12 % d'entre eux ont été en mesure de citer le produit consommé. »

L'arrivée des NPS a suscité la création de sites de psychonautes qui échangent des informations et publient des « *trip reports* » sur les substances qu'ils ont expérimentées. L'un des plus célèbres est Erowid (en anglais). En France, Psychoactif est le plus connu mais il y a aussi Psychonaut, Lucid-State… On y invente la réduction des risques pour les usagers de NPS et c'est d'autant plus nécessaire que l'on sait habituellement peu de choses sur nombre de ces nouvelles drogues.

CHAPITRE 12

Des scènes ouvertes à la réduction des risques

« Si ça se résume à voir quelqu'un qui achète une bonbonne et fume du crack dans une pipe, je vois peu de différence avec une cigarette électronique. Ce qui gêne les gens, c'est l'état dans lequel sont les « crackeurs » : on se masturbe en public, on chie sur les trottoirs, on se tabasse. » (Fabrice Olivet, ancien président d'Asud, une association d'usagers de drogues, magazine Society du 7 au 20 octobre 2021, p. 56)

On appelle « scènes ouvertes » des lieux où le public est directement confronté à l'usage et au deal de drogues. L'expression est traduite de l'allemand « offene Drogenszene », car c'est en Suisse allemande, à Zürich en particulier, que sont apparues des scènes ouvertes dont les images ont fait le tour du monde. D'abord le parc du Platzspitz de la fin des années 80 à 1992 puis, quelques centaines de mètres plus loin, la gare désaffectée du Letten, définitivement fermée en février 1995.

Jusqu'à 3000 toxicomanes, essentiellement des injecteurs, venant de Zürich mais aussi d'autres cantons, voire de l'étranger, fréquentaient le Platzspitz plus ou moins assidûment. Certains ne faisaient que s'arrêter en voiture pour acheter de l'héroïne et repartaient. Les toxicomanes les plus marginalisés ne quittaient pas la scène, y dormaient, y mangeaient, y faisaient leurs besoins et s'y piquaient.

Toutes sortes de « nuisances » accompagnèrent ces scènes : des détritus parmi lesquels des seringues usagées mais aussi le spectacle de personnes qui se shootaient au vu et au su de tous, de la délinquance et finalement des violences entre dealers pour la possession du marché. Tout cela entraîna un conflit d'intérêts majeur entre les acteurs de la scène et les riverains. Comme l'écrit Daniel Kübler[266], la population des quartiers concernés « a de plus en plus l'impression que la présence de consommateurs de drogues dans l'espace urbain rime nécessairement

---

266 Daniel Kübler, *Politique de la drogue dans les villes suisses entre ordre et santé*, L'Harmattan, 2000, p. 15.

avec criminalité, insécurité et violence ». À bout, les riverains descendent dans la rue pour crier leur ras-le-bol et exiger des solutions.

Alors que l'on fête les 25 ans de la fermeture du Platzspitz, quelles leçons peut-on tirer de l'expérience suisse ? Il faut revenir au commencement. En 1982, un quartier autogéré né des luttes de la jeunesse des années 70, le centre autonome provisoire de Zürich, ferme ses portes. Or de nombreux toxicomanes y avaient trouvé refuge. C'est ainsi que naît la scène ouverte du Platzspitz. Au début, les autorités la tolèrent car elles pensent que la concentration de toxicomanes en un même endroit permet, en quelque sorte, de circonscrire le mal. Avant d'être totalement dépassées par la situation.

Dans le même temps, des équipes de médecins, d'infirmiers, de travailleurs sociaux se rendent sur la scène pour distribuer des seringues propres et du matériel de prévention, prendre en charge les overdoses chaque fois que c'est possible, tenter de trouver des solutions face à la misère sociale qui s'étale sous leurs yeux. Et c'est ainsi, dans les conditions les plus difficiles, que la théorie dite « des quatre piliers », présentée précisément en 1992 par l'OFSP (Office Fédéral de Santé Publique), a reçu sa première application.

À côté des trois piliers traditionnels : la prévention, le soin et la répression, l'OFSP en ajoutait un quatrième qui s'est d'abord appelé « aide à la survie ». L'expression était bien choisie car il s'agissait de venir en aide à des toxicomanes survivant dans la rue de délinquance, de prostitution ou de deal, ceux-là mêmes qui peuplaient les « scènes ». L'aide à la survie consistait à leur donner des seringues propres, à faciliter et simplifier leur accès à la méthadone et à un hébergement d'urgence. De plus, deux innovations furent alors mises en place et qui sont parfois confondues bien qu'elles n'aient rien à voir : d'une part des « salles de consommation à moindre risque » (SCMR), que les Suisses allemands appelaient « fix raüme », « salles de shoot », d'autre part les programmes de prescription d'héroïne médicale.

La première SCMR fut ouverte à Berne en 1986. Le principe est le suivant : les toxicomanes viennent avec les produits qu'ils ont achetés sur le marché noir et qu'ils veulent injecter, la salle n'en fournit aucun. En revanche, elle peut fournir les seringues et apprendre aux usagers à se « shooter propre », c'est-à-dire à commencer par bien se laver les mains, à désinfecter le point d'injection avant de se piquer et à utiliser une seringue propre. Les SCMR ont deux objectifs, l'un de santé publique, qui vise à diminuer les contaminations par le VIH, le VHC ou des microorganismes comme les bactéries et les champignons. Mais le second objectif est de sécurité publique : plutôt que de se shooter dans la rue, devant les gens qui passent, les injecteurs le font dans un espace sécurisé. Quand les choses se déroulent bien, c'est donc du gagnant-gagnant, pour les usagers mais aussi pour les riverains. Il en existe aujourd'hui près d'une vingtaine en Suisse[267].

Le second type de programme permet à des toxicomanes qui ont échoué dans toutes les autres modalités de traitement, y compris la méthadone, d'avoir accès à une prescription d'héroïne médicale. Tout distingue une SCMR d'un programme de prescription d'héroïne, la différence la plus importante étant que, dans le premier cas, les usagers apportent des produits issus du marché clandestin ou des médicaments détournés de leur usage, alors que dans le deuxième cas une héroïne de qualité pharmaceutique est prescrite aux patients du programme. Ajoutons que les Suisses ont toujours préféré le terme « diamorphine » à celui d'héroïne trop diabolisé. L'héroïne est, en effet, une diacétylmorphine ou diamorphine.

Pour avoir une idée de la nouveauté de ces deux dispositifs, rappelons qu'en France la première SCMR n'a ouvert qu'en 2016, soit trente ans après celle de Berne, et qu'il n'y existe toujours pas de programmes de prescription d'héroïne malgré les évaluations positives portant sur l'état de santé, l'abandon du recours au marché noir, la baisse de la délinquance, etc.

Ainsi d'un mal, les scènes ouvertes, est né un bien, la mise en place d'une politique innovante et pragmatique que plusieurs pays d'Europe vont bientôt imiter en tout ou en partie. Bien entendu, pour fermer tant le Platzspitz que le Letten, il a fallu des opérations de police et on a renvoyé dans leurs cantons ou dans leurs pays ceux qui étaient venus, aimantés par ces scènes ouvertes. Et pour ouvrir des salles de consommation, il a fallu convaincre des dizaines de milliers de riverains

---

[267] Sur les SCMR, on peut lire Marie Jauffret-Roustide, « Les salles de consommation à moindre risque, De l'épidémiologie à la politique » in *Les drogues face au droit* sous la direction de Renaud Colson et Henri Bergeron, PUF, 2015, ainsi que le communiqué de presse de l'INSERM du 7 mai 2021, « L'évaluation scientifique confirme l'intérêt des salles de consommation à moindre risque », https://presse.inserm.fr/levaluation-scientifique-confirme-linteret-des-salles-de-consommation-a-moindre-risque-scmr/42889/ et, plus récemment, Marie Jauffret-Roustide, Marc Auriacombe, Sébastien de Dinechin, Laélia Briand Madrid, Cécile Donadille, et al.. « L'évaluation des salles de consommation à moindre risque en santé publique : la cohorte COSINUS (cohorte pour l'évaluation des facteurs structurels et individuels de l'usage de drogues) », *Politiques des drogues*, Conservatoire national des arts et métiers, 2022, 2, pp. 34-42 : https://hal.archives-ouvertes.fr/hal-03621559/

et plusieurs dizaines d'élus politiques. En la matière, il vaut mieux dix salles de consommation qu'une seule. C'est pourtant la situation qui prévaut à Paris en 2022.

Revenons à la première définition de la scène ouverte : un lieu où le public est directement confronté à l'usage et au deal de drogues. Et tentons de définir une « scène plus ou moins ouverte », c'est-à-dire telle qu'on ne voit pas si on ne veut pas voir, tandis que l'on voit parfaitement l'usage et le deal si on a l'habitude de lire certains comportements ou plus simplement si l'on n'a pas les yeux dans sa poche. Si l'on adopte cette définition affaiblie, on peut dire que toutes les grandes villes européennes comportent des scènes de ce type. Si, à Paris, la SCMR de l'association Gaïa s'est installée Gare du Nord et non pas à côté du Palais Bourbon, c'est précisément parce qu'une scène plus ou moins ouverte existe autour de cette gare.

La majorité des riverains sont farouchement opposés à ces structures les accusant non pas de diminuer mais d'augmenter les « nuisances » provoquées par ces regroupements de toxicomanes, en « fixant » ces populations non loin de la salle de consommation. Les scènes ouvertes sont donc le lieu d'un lourd conflit d'intérêts entre toxicomanes et riverains.

Mais il existe un autre type de conflit d'intérêts, qui survient quant à lui entre dealers et riverains. C'est la situation qui prévaut avec le trafic de « shit » (haschisch) le plus souvent, mais parfois de crack, de cocaïne et d'héroïne dans les « cités ». Occupations de halls d'immeubles et de cages d'escalier, hurlements des guetteurs à l'arrivée de la police, canettes vides, mégots, mares d'urine, les habitants doivent passer leur chemin et ne rien voir ou montrer patte blanche quand ils rentrent chez eux.

Certains militants de la réduction des risques n'aiment pas aborder ces sujets, considérant que les « jeunes de cité » sont assez stigmatisés comme ça et que s'appesantir sur les « nuisances » ne peut avoir que des conséquences politiques négatives. Ces problèmes méritent pourtant d'être discutés. Tout d'abord, ce sont les milieux populaires qui sont victimes de cette situation. Ensuite, ces groupes « se structurent de façon mafieuse », comme l'explique[268] Stéphane Gatignon, maire de Sevran pendant près de dix-sept ans[269] et qui plaide pour la légalisation du

---

[268] Bronner, L., 2011. « Les trafics de drogue se structurent de façon mafieuse. » Le Monde.fr.

[269] Stéphane Gatignon a écrit avec l'ex-policier Serge Supersac *Pour en finir avec les dealers*, Grasset, 2011.

cannabis. Or les valeurs mafieuses sont la violence, l'intimidation, la corruption et elles sont un danger pour la démocratie. C'est d'ailleurs l'un des arguments majeurs de celles et ceux qui luttent contre la prohibition des drogues. Comment est-il possible de l'oublier ? Sous prétexte que ceux qui se livrent à ces trafics sont principalement issus des « minorités visibles », blacks et beurs, faut-il mettre son drapeau dans sa poche au nom d'une « sociologie compassionnelle » ou d'une « culture de l'excuse » ?

Le débat agite nombre de sociologues et, tel qu'il est posé, il semble sans issue. Tentons de résumer les deux positions sans trop les caricaturer. Ceux qui dénoncent la culture de l'excuse refusent que la responsabilité individuelle des acteurs soit purement et simplement évacuée pour laisser place à des déterminants sociaux tout-puissants. Leurs contradicteurs insistent, au contraire, sur ces facteurs : banlieues « criminogènes », conformisme déviant dans la délinquance comme réponse au chômage et aux stigmatisations.

Au fond, peu importe qui a raison. Laissons même de côté l' « enfer » que vivent les riverains. Ce qui est indéniable, c'est que des adolescents, parfois des enfants, sont impliqués dans le deal, par exemple comme guetteurs (choufs), ce qui est désastreux pour leur parcours scolaire. Et l'amende forfaitaire à 135 euros défendue par Gérald Darmanin comme un outil révolutionnaire de lutte contre le trafic en mai 2021 n'y fera rien.

L'engagement dans la délinquance n'ouvre, pour la plupart de ceux qui s'y engagent, qu'une vie monotone et sans perspectives. Mais on ne peut s'arrêter là. Si l'abandon des études est si facile, c'est aussi parce qu'elles sont peu investies par trop de familles, d'autant que les garçons sont rois tandis que les filles travaillent en classe et vont souvent bien mieux s'en sortir que leurs frères. À quoi s'ajoute une culture machiste violente qui, associée à la lutte féroce pour le contrôle des marchés, multiplie les règlements de comptes sanglants. Bref, que l'on dénonce la culture de l'excuse ou le poids des déterminants sociaux, le bilan actuel est assez désastreux. Comment le nier ?

Ajoutons que la légalisation du cannabis, qui semble aujourd'hui si lointaine en France, finira par s'imposer mais qu'elle ne réglera pas tout, loin s'en faut. Ceux qui veulent continuer à dealer pourront le faire avec d'autres substances, argument cent fois répété par les partisans du maintien de la prohibition du cannabis mais qui a la faiblesse insigne de vouloir faire croire que sa légalisation devrait, comme par magie, résoudre tous les problèmes. De plus, le marché de la cocaïne est beaucoup moins important que celui du cannabis.

Examinons le point suivant : une fois le cannabis légalisé, qui pourra en faire commerce ? Il suffira qu'un casier judiciaire vierge soit exigé pour en exclure à peu près tous ceux qui en font actuellement un commerce illicite. À l'inverse, autoriser tous ceux qui ont un casier à entrer dans le commerce une fois le cannabis légalisé n'est pas non plus une bonne solution. Les règles du commerce légal n'incluent ni l'intimidation, ni la violence ou les règlements de comptes. Ensuite, il semble légitime d'exclure de ce nouveau métier ceux qui ont été condamnés pour des meurtres, des viols ou pour des actes graves de violence. À l'inverse, il serait injuste d'interdire par principe à tous ceux qui ont été condamnés pour infraction à la législation sur les stupéfiants (ILS) d'entrer sur ce nouveau marché.

La reconquête de ces territoires sera une tâche de longue haleine qui devra combiner des avancées économiques, culturelles et légales. Tout cela va demander du temps, de la persévérance et… des politiques des drogues intelligentes.

La mondialisation, pour le meilleur et pour le pire, est un processus historique qui a pour résultat d'homogénéiser les modes de vie. Aujourd'hui, des classes moyennes de plusieurs centaines de millions de personnes ont émergé en Chine, en Inde, au Brésil… Il y a désormais du Nord dans le Sud. Mais il y a aussi du Sud dans le Nord.

Un exemple frappant en est donné par l'arrivée récente en France, et particulièrement à Paris, d'enfants des rues comme il en existe dans tant de mégalopoles d'Afrique ou d'Amérique du Sud. Ils sont tous ou presque consommateurs de drogues diverses et voilà comment l'Observatoire français des Drogues et des Toxicomanies (OFDT)[270] décrit la situation :

« L'arrivée en France de mineurs étrangers isolés a été notée au cours des dernières années mais c'est en 2016 et 2017 qu'on a vu se développer l'installation dans l'espace public de groupes d'enfants parfois très jeunes (dès 9 ans) ou d'adolescents, désaffiliés, sans abri. Tous partagent l'expérience d'un long parcours d'errance et d'une vie à la rue ayant démarré dans leur pays d'origine, le plus souvent au Maroc ou en Algérie. Depuis 2015, le site rennais évoquait la présence en centre-ville, ostensible et relativement menaçante, de ces mineurs (ou jeunes majeurs

270 L'OFDT s'appelle désormais Observatoire Français des Drogues et des Tendances addictives.

se disant mineurs), fortement ancrés dans la délinquance et notamment dans le deal. » « Les gamins, ils peuvent avoir 13 ans. Ils n'ont rien à perdre, ceux qui se font arrêter, quand ils vont en prison, leur ambassade d'origine ne les connaît pas, ils ont des papiers scannés qui n'ont aucune valeur. Ils sont à moitié apatrides sans rien, ils étaient déjà sans logement chez eux, déjà des enfants des rues, ils n'ont rien à perdre. La prison c'est peut-être le seul lieu où ils peuvent se poser un peu (...) ils sont dans la survie. Pas dans la projection, uniquement dans l'immédiateté, juste dans le moment » (professionnels RdRD, Rennes). En 2016, le site parisien rapporte l'occupation, par ailleurs médiatisée, de certaines zones du nord de la capitale par des publics très jeunes, connaissant des conditions de vie d'une précarité absolue. Exposés aux violences de la rue (prostitution, agressions sexuelles, exploitation...), ils peuvent être eux-mêmes menaçants et connaissent un état de santé extrêmement dégradé sur tous les plans. (…) Les consommations de substances psychotropes en groupe apparaissent très visibles et les plus jeunes auraient des conduites d'abus davantage marquées. Il s'agit en particulier d'usages de colle néoprène ou de solvants équivalents, inhalés « la tête dans le sac », toute la journée, jusqu'à rupture complète du stock. L'alcool et le cannabis sont également extrêmement présents. Les plus âgés pourraient accéder en outre à des benzodiazépines médicamenteuses. Les effets de ces consommations (désorientation, agressivité...) limitent une communication déjà très difficile. Les produits sont financés par des actes délictueux (vols à l'arraché, agressions, deal...) et probablement, à Paris du moins, par la prostitution[271]. »

La citation est longue, j'en conviens, mais permet de comprendre l'extrême difficulté de la situation. Paris n'est pas isolée. La ville de Barcelone est confrontée au même problème : selon les chiffres officiels, 3800 mineurs non accompagnés sont arrivés en Catalogne en 2018 contre 1400 en 2017 et 700 en 2016[272].

Cette situation est actuellement sans solution. On peut évidemment regretter le manque de moyens mobilisés pour tenter sinon de résoudre, en tout cas de rendre un peu moins aigu le conflit entre ces enfants des rues et les riverains. Mais on voit bien que la question des moyens n'est pas tout, loin de là. Que peut-on proposer à ces enfants ? Personne n'a la réponse, y compris les riverains les mieux disposés et les éducateurs de

---

[271] OFDT, « Substances psychoactives, usagers et marché : les tendances récentes (2016-2017) », *Tendances*, n° 121, décembre 2017.

[272] « Sifflets, sprays au poivre et patrouilles citoyennes : Barcelone se mobilise contre les pickpockets », Le Monde.fr, 20 septembre 2019.

rue les plus capés. Ces enfants sont tous usagers de drogues et, plus encore que les toxicomanes marginalisés, ils incarnent une vision passablement effrayante de la drogue, ce qui renforce l'idée que l'État est impuissant à résoudre ces problèmes. À Barcelone, les chiffres des vols avec violence s'envolent tandis que des « patrouilles citoyennes auto-organisées » font la chasse aux voleurs. On voit combien ce genre de situation peut être exploité politiquement par les mouvements populistes et xénophobes et peut mener à des situations où le conflit d'intérêts entre les habitants et les marginaux pousse la population à choisir des solutions radicales et violentes.

Ethan Nadelmann et le spectre des politiques des drogues

Ethan Nadelmann, une des figures américaines les plus en vue pour une réforme des politiques des drogues, a élaboré une théorie très convaincante [273] . Voilà quelle en est l'idée principale : opposer frontalement la prohibition et la légalisation présente peu d'intérêt car de quelle prohibition et de quelle légalisation parle-t-on ?

Considérons tout d'abord le spectre des politiques réelles toutes prohibitionnistes (sauf l'Uruguay, le Canada et quinze États américains concernant le cannabis à usage récréatif) avant d'aborder celui des politiques imaginables. Ce spectre va des pratiques les plus répressives, aux Philippines, en Thaïlande, en Chine, en Russie, jusqu'à la politique hollandaise ou suisse, par exemple. De ce spectre on peut extraire deux grands blocs : le modèle pur et dur de la « guerre à la drogue » entièrement engagée dans le refus de tout usage (le fameux « *just say no!* » de Nancy Reagan), invalidant par principe la moindre distinction entre les produits interdits, privilégiant la répression et les incarcérations comme seules réponses au fléau, favorisant les législations d'exception, accordant à la prévention et aux soins une part négligeable. À l'autre extrême, mais toujours dans le cadre de la prohibition, se situent les modèles de « prohibition progressive" bien représentés, on l'a dit, par les politiques hollandaise ou suisse : faible priorité accordée à la répression de l'usage, en particulier du cannabis, moyens financiers et humains dans le champ de la prévention et du soin, souci de lever les contradictions les plus flagrantes entre santé et sécurité publiques.

[273] Ethan Nadelmann, *op. cit.*, p.34-35.

Envisageons maintenant les politiques imaginables pour sortir de la prohibition. On pourrait distinguer là aussi deux grands blocs : d'abord celui des « légalisateurs pragmatiques » : ils envisagent la sortie de la prohibition par étapes, en commençant par la légalisation du cannabis ; ensuite, en favorisant l'utilisation médicale des psychédéliques (LSD, psilocybine, DMT…) et de la MDMA. Puis en ouvrant le marché légal non à la cocaïne mais à la feuille de coca, par exemple sous la forme des cordiaux type « vin Mariani » qui fleurissaient à la fin du XIXe siècle. Un tel accès de la feuille de coca au marché légal n'aurait pas de conséquences graves en termes de santé publique et permettrait de faire baisser le niveau de violence lié au narcotrafic dans les pays andins. À côté de ces accès légaux sans intermédiaires, les médecins seraient en droit, en s'inspirant du « *british system* », de prescrire aux toxicomanes les plus dépendants la ou les drogues dont ils ne peuvent se passer. Dans le même temps, on permettrait aux médecins d'utiliser les substances psychédéliques dans des indications validées. Dans une troisième étape, le statut des drogues récréatives type MDMA serait examiné. Dans tous les cas, la légalisation se ferait produit par produit. Ses conséquences seraient régulièrement évaluées.

Les légalisateurs pragmatiques insistent sur deux points importants : tout d'abord, l'alcool et le tabac ne constituent pas de bons modèles d'une légalisation réussie. Ils font en effet l'objet d'une intense promotion publicitaire et leur accès légal est trop laxiste. Ainsi, les alcools ne devraient jamais être vendus avec les aliments mais, au moins pour les alcools de distillation, dans des magasins spécialisés. Plus généralement, l'accès légal à un produit peut être limité dans le temps, dans l'espace et dans les quantités disponibles pour une période donnée. Mais si cet accès est trop restrictif, on voit réapparaître un marché noir ; et s'il est trop laxiste, on retrouve les inconvénients des politiques en matière de tabac et d'alcool. Une légalisation pragmatique réussie se situerait à égale distance entre ces deux écueils, tout en accordant à la santé publique et non au big business une place prépondérante.

L'autre sensibilité antiprohibitionniste est représentée par ce que les Américains appellent les libertariens. Ses plus éminents représentants sont le prix Nobel d'économie Milton Friedman, le psychiatre Thomas Szasz ou l'homme politique George Shultz. Leur position est radicale mais sous deux modalités différentes.

Les libertariens comme Friedman considèrent la prohibition comme une pure folie, entièrement contre-productive : elle enlève toute possibilité de contrôler un marché faussé par le prix artificiellement élevé des drogues interdites. En conséquence, bouleversant entièrement les lois du marché, la prohibition favorise le développement d'un immense trafic qui aboutit aux effets exactement contraires aux objectifs qu'elle se fixe. Les libertariens économiques n'ont confiance que dans les lois du marché. À leurs yeux, les drogues sont des marchandises comme les autres. Pour autant qu'elle ne nuise pas à autrui, toute personne est libre d'en consommer. De même, chacun étant libre de faire ce qu'il entend, tout employeur a le droit de refuser d'embaucher une personne qui consommerait tel ou tel produit.

Une autre tendance existe parmi les libertariens, bien représentée par Thomas Szasz. Pour eux, la consommation de drogues relève exclusivement de la sphère privée tant qu'elle ne cause pas de tort à autrui. L'État n'a donc aucune légitimité à se mêler de réglementer de tels usages. Revendiquant « notre droit aux drogues »[274], les libertariens juridiques se réclament de John Stuart Mill qui, dans un texte célèbre, *De la liberté* (1859), s'était attaché à définir les domaines dans lesquels la seule liberté des personnes doit s'exercer sans que l'État ait la légitimité pour s'en mêler.

Les légalisateurs pragmatiques partagent avec les libertariens beaucoup d'analyses, à commencer par la légalisation de certaines drogues. Ils s'en séparent pourtant sur plusieurs points. Tout d'abord leur objectif n'est pas seulement de formuler des grands principes, aussi valides soient-ils, mais bien de parvenir à changer effectivement les politiques. Ensuite, ils ne partagent pas l'idée des libertariens selon laquelle les drogues sont des marchandises comme les autres. Ils pensent, au contraire, que les substances qui modifient l'activité de l'esprit sont des produits très particuliers qui ne peuvent pas être régulés par la seule main invisible du marché. Enfin, leur souci de la santé publique et des conséquences que pourrait avoir, en termes de consommation, un accès trop large aux drogues les éloigne des libertariens.

À l'inverse, et malgré leur désaccord sur le statut légal des produits, ce qui n'est certes pas rien, les légalisateurs pragmatiques partagent avec les prohibitionnistes progressifs un corps de doctrine qui s'appelle la réduction des risques : accès aux seringues propres, TSO (traitements de substitution aux opiacés), SCMR, prescription médicale d'héroïne, dépénalisation de l'usage. Mais les prohibitionnistes progressifs sont hostiles à toute légalisation, même si certains admettent celle du cannabis.

---

[274] Thomas Szasz, *Notre droit aux drogues*, les éditions du Lézard, 1994.

On a de bonnes raisons de penser que la sortie de la prohibition, mouvement historique de grande ampleur, reposera d'abord sur le dialogue critique entre partisans d'une prohibition intelligente et avocats d'une légalisation prudente.

En France : la droite, la gauche et la prohibition

La droite est habituellement partisane d'une politique dure en matière de drogue, faisant siennes les valeurs des « entrepreneurs de morale » étudiés par Howard Becker[275]. Mais on ne saurait oublier que la tradition libérale a toujours compté parmi ses membres des antiprohibitionnistes convaincus et dont la figure la plus célèbre est l'économiste Milton Friedman pour qui la prohibition des drogues est une entreprise soviétique parce qu'elle est à la fois inefficace et dictatoriale.

À gauche, la majorité est favorable à la prohibition parce qu'elle est née d'un refus du colonialisme et de l'avidité financière des entreprises capitalistes. Rien n'illustre mieux cette position que ces propos de Manuel Valls :

« Certains de mes amis à gauche – dans une logique très libérale d'ailleurs – proposent la légalisation pure et simple. Je m'y oppose formellement (...). En tant que progressiste qui n'aspire qu'à l'émancipation des individus, je ne peux me résoudre à tolérer la légalisation d'une nouvelle drogue. Toute substance qui contribue à l'aliénation des hommes est pour moi une hérésie. La légalisation serait une défaite morale et philosophique pour la gauche[276]. »

La gauche a longtemps été favorable à la prohibition car elle voyait la légalisation d'un certain nombre de drogues comme une revendication du capitalisme marchand. Et il est possible qu'elle soit confortée dans cette position par la légalisation du cannabis récréatif dans un certain nombre d'États américains sur un mode très *business as usual*. Mais, comme l'a montré la campagne présidentielle française de 2017, au moins trois candidats, avant que Yannick Jadot (EELV) n'appelle à

---

275 Howard S. Becker est l'auteur d'un livre culte, *Outsiders, études de sociologie de la déviance*, 1963, traduction française 1985, éditions Métailié. Le chapitre 8 est consacré aux « entrepreneurs de morale » dont « les prohibitionnistes sont un excellent exemple, ainsi que tous ceux qui veulent supprimer le vice, la délinquance sexuelle ou les jeux d'argent » (p. 171).

276 Cité par Henri Bergeron et Renaud Colson in *Les Drogues face au droit,* Puf, 2015, p. 21.

soutenir Benoît Hamon (PS), étaient favorables à la légalisation du cannabis si on y ajoute Jean-Luc Mélenchon. C'est donc une question qui devient consensuelle à gauche. À la gauche de la gauche, les courants libertaires, très minoritaires eux aussi, sont antiprohibitionnistes et défendent, concernant le cannabis, un modèle qui n'est ni celui du monopole d'État, ni celui de la main invisible du marché, mais celui des cannabis social clubs[277].

À droite, on est hostile à la légalisation du cannabis pour conforter les valeurs d'autorité au point d'en faire un marqueur d'appartenance. Mais il a toujours existé à droite un courant ultra-minoritaire, qui se réclame du libéralisme et des idées de Milton Friedman et qui est représenté en France par Guy Sorman[278].

Notons enfin qu'à l'approche de la présidentielle de 2022, le libéral Macron reste désormais fermement opposé à la légalisation du cannabis, de peur d'être cloué au pilori par la droite qui l'accuse d'avoir sacrifié la sécurité des Français et d'être laxiste sur le régalien. Le paradoxe, c'est que LREM est de plus en plus prolégalisation. La droite, elle aussi, va devoir clarifier sa position car une jeune génération semble prête à briser les idoles prohibitionnistes. Y va y avoir du sport !

Un courant réformiste international désormais inéluctable

Portée par trois anciens chefs d'États latino-américains, les présidents Cardoso du Brésil, Gaviria de Colombie et Zedillo du Mexique, et quatorze autres personnalités, « The latin American Commission on Drugs and Democracy » publia en mars 2009 son premier rapport : « Drugs and Democracy. Toward a Paradigm shift ».

En juin 2011, l'objet de la Commission s'étendit au monde et la « Global Commission on Drug Policy » – alors composée de dix-neuf membres prestigieux, dont l'ancien Secrétaire général des Nations Unies, Kofi Annan – s'autosaisissait de la question des politiques des drogues et publiait son premier rapport sur la « guerre à la drogue » promue en 1971 par le président Richard Nixon, qui est encore la doctrine des Nations unies, des États-Unis et de nombre d'autres pays. Le document se présentait comme une critique très argumentée de la *war on drugs* et dénonçait un triple échec en termes de santé publique, de droits de l'Homme et de lutte contre le trafic. Depuis 2011, plusieurs rapports

277 Voir le chapitre sur le cannabis.
278 Guy Sorman, *En attendant les barbares,* Fayard, 1992.

remarquables ont été publiés portant sur l'épidémie d'hépatite C, les effets négatifs du contrôle des drogues sur la santé publique, la classification des substances psychoactives, la régulation... La voix de la Global Commission se fait entendre à l'ONU et partout dans le monde. Ce petit groupe d'hommes et de femmes a une influence qu'aucune organisation n'aurait pu avoir pour faire entendre la nécessité d'un autre chemin que celui de la guerre à la drogue. Le groupe est favorable à la légalisation du cannabis et veut promouvoir partout la réduction des risques et la santé publique ainsi que la décriminalisation de l'usage. Il se bat pour que cesse le consensus sur la guerre à la drogue et pour que soient entièrement réécrites les conventions. Il symbolise parfaitement la légalisation pragmatique et prudente dont Ethan Nadelmann a fait la théorie. Cette prudence n'est pas de la pusillanimité : un échec grossier pourrait remettre en cause la déconstruction de la prohibition. En particulier si les nouveaux marchés légaux étaient exclusivement investis par un capitalisme agressif, avide de profits et âpre au gain.

CHAPITRE 13

La crise de la prohibition punitive

Il s'agit d'un projet inédit dans l'histoire humaine. La prohibition des drogues, c'est-à-dire l'interdiction de produire, d'importer ou d'exporter, de vendre, voire de consommer des substances considérées comme dangereuses est une construction juridique qui s'est mise en place à partir du début du XXe siècle. Jamais auparavant les nations ne s'étaient donné pour but d'éradiquer sur l'ensemble de la Terre, et sauf pour usage scientifique ou médical « légitime », un certain type de marchandises.

L'histoire de la prohibition des drogues a un peu plus de cent ans. Les premières conférences internationales ont eu lieu au début du XXe siècle et avaient pour principal objet l'opium.

Les deux sources de la prohibition des drogues

Deux événements majeurs sont à l'origine de la prohibition : les guerres de l'opium du XIXe siècle entre la Chine et les puissances occidentales, en particulier la Grande-Bretagne ; et les épidémies de consommation d'opium, de morphine et de cocaïne dans les pays occidentaux à la fin du XIXe et au début du XXe siècle.

Les Britanniques commencèrent, à partir du XVIIIe siècle, à vendre sur le marché chinois l'opium qu'ils produisaient dans leurs colonies des Indes. Il vint un moment où le gouvernement chinois, devant les sommes d'argent qui quittaient le pays, décida de réagir et des cargaisons d'opium anglais furent jetées à la mer. C'est ainsi que commença la première guerre de l'opium (1839-1842), qui fut facilement gagnée par les Anglais après qu'ils eurent bombardé les grands ports de Canton et Shanghai. Ces ports furent ouverts au commerce anglais et Hong Kong devint colonie britannique. Mais l'appauvrissement de la Chine perdurait tandis que le nombre de consommateurs continuait à augmenter. C'est ainsi que commença la seconde guerre de l'opium (1858-1860), pour laquelle les Britanniques reçurent le soutien des Français. L'empereur dut de nouveau se repentir et signer les « *traités inégaux* » face à cette diplomatie de la canonnière.

À la même époque, un mouvement pour la tempérance prenait de l'importance aux États-Unis. Il concernait l'opium et ses dérivés mais aussi la cocaïne et l'alcool. Dès 1851, l'État du Maine prohibait l'alcool et devenait « sec » (*dry*), contrairement aux États « humides » (*wet*) et, en 1855, treize États avaient fait le même choix. Le mouvement pour une prohibition générale de l'alcool montait en puissance. Et finalement, en 1919, l'alcool est interdit sur tout le territoire des États-Unis. Cinq ans auparavant, l'opium et ses dérivés (morphine, héroïne) ainsi que la cocaïne avaient été prohibés par le Harrison Act.

Pourquoi les États-Unis prirent-ils la tête de cette croisade ? « Au départ – écrit Paul Gootenberg — les États-Unis ont joué un rôle ambigu dans la politique globale de contrôle des drogues. Leur action dans ce domaine a été la plus radicale, la plus idéaliste et, de ce fait, comme beaucoup l'ont dénoncé, la plus coercitive que l'on ait connue, car elle était libre de toute servitude à l'égard de la realpolitik, à la différence de la Grande-Bretagne, de l'Allemagne, de la Suisse, des Pays-Bas ou de la France qui possédaient des colonies où l'on cultivait et on l'on consommait de la drogue[279]. » Et l'on peut ajouter[280] que beaucoup de pays européens ne rejoindront véritablement la croisade américaine qu'après la perte de leurs colonies. La régie française de l'opium en Indochine (1881-1946) et celle des kifs et tabacs au Maroc (1912-1954) en sont une preuve éclatante[281].

L'alliance conjoncturelle entre deux courants de nature très différente, presque opposés, a permis la victoire de la prohibition. Le premier est franchement réactionnaire et raciste : il associe une drogue donnée à une minorité ethnique, l'opium aux travailleurs chinois de Californie, la marijuana aux Mexicains, la cocaïne aux Noirs et l'alcool aux catholiques irlandais et italiens. Les syndicats blancs reprennent volontiers cette antienne pour protéger leur accès aux emplois. De l'autre côté du spectre, les mouvements féministes se battent contre l'assommoir, la violence que font régner dans les familles les hommes ivres qui dépensent leur argent dans les saloons tandis que les travailleurs sociaux veulent que naisse un

---

279 Paul Gootenberg, *Cocaïne andine, l'invention d'une drogue globale*, Presses universitaires de Rennes, 2013, p. 241. Je remercie Michel Gandilhon de m'avoir fait connaître ce livre.

280 Pierre-Arnaud Chouvy et Laurent Laniel, « De la géopolitique des drogues illicites », revue *Hérodote*, n° 112, 1er trimestre 2004, p. 10.

281 Yann Bisiou, « Deux siècles de politiques publiques des drogues », revue *Psychotropes*, 2016/2 (vol. 22).

État providence qui protège les plus vulnérables des dégâts provoqués par les drogues [282].

Ces deux sources de la prohibition, l'une réactionnaire et l'autre progressiste, ne doivent pas être oubliées lorsque l'on tente de comprendre les liens complexes que la prohibition entretient avec les forces politiques.

Les prohibitions de l'alcool puis du cannabis aux États-Unis

Soutenue par les deux courants de pensée dominants, la prohibition s'est donc manifestée aux États-Unis avec beaucoup de rigueur. D'ailleurs, nul ne sait ce qui serait advenu si seuls les alcools distillés avaient été interdits par le Volstead Act. Mais la loi sèche portait sur toute forme d'alcool. Et, la « loi d'airain de la prohibition[283] » aidant, seuls des alcools distillés à 40° et plus ou moins frelatés étaient accessibles sur le marché noir. La prohibition dura un peu moins de quinze ans et fut abolie en 1934. Aujourd'hui encore, on discute de son bilan. Quel est-il ?

Un point positif d'abord : les complications chroniques liées à l'alcool diminuèrent dans des proportions importantes : cirrhoses, polynévrites, encéphalopathies et décès liés à la consommation chronique d'alcool.

Mais la prohibition eut deux effets pervers majeurs : tout d'abord, des alcools frelatés, en particulier du méthanol très toxique pour le système nerveux, furent disponibles sur le marché noir, provoquant des cécités et des décès. Ensuite, les groupes criminels locaux se structurèrent au niveau fédéral, créant la mafia, en particulier italo-américaine. Elle saura désormais profiter des opportunités que la prohibition lui présentera.

En 1931, la commission Wickersham tire « des conclusions ambiguës » de la loi sèche[284]. Ses effets pervers dépassaient de beaucoup ses bienfaits. De plus, la récession économique liée à la crise de 1929 joue un rôle important car la prohibition de l'alcool privait l'État de taxes importantes.

---

[282] Coppel et Bachmann, *Le Dragon domestique,* op.cit., p. 232.

[283] La loi d'airain de la prohibition consiste à fabriquer et vendre sur le marché clandestin la substance la plus puissante dans le plus petit volume (le whisky plutôt que la bière ou le vin, la morphine plutôt que l'opium, la cocaïne plutôt que la coca, etc.)

[284] Edward Behr, *L'Amérique hors-la-loi, la folle épopée de la prohibition,* Plon, 1996 pour la traduction française, p. 251.

Pourtant, la leçon de la loi sèche ne sera pas retenue : en 1937, la marijuana est interdite aux États-Unis. Cette prohibition permit de recycler une partie de l'appareil de répression lié au Volstead Act.

De la prohibition victorieuse à la crise mondiale

Les conventions internationales[285], fondement légal de la prohibition, furent mises entre parenthèses durant la Seconde Guerre mondiale. On fit un grand usage de la morphine en chirurgie de guerre comme on avait commencé à le faire durant la Première Guerre mondiale et les différentes armées se jetèrent sur les amphétamines avant de découvrir qu'elles présentaient de grands inconvénients : des toxicomanies, des accidents psychiatriques et, après plusieurs nuits sans sommeil, une incapacité à exécuter des ordres simples.

La première épidémie « civile » d'amphétamines eut lieu au Japon après sa reddition, et dans un climat de chaos social. Les énormes stocks dont disposait l'armée se retrouvèrent sur le marché noir et il fallut quinze ans d'une lutte acharnée pour que le gouvernement japonais retrouve une certaine maîtrise de la situation[286].

Durant les vingt années qui suivirent la fin de la guerre, la prohibition des drogues semblait avoir gagné la partie. En 1961, la convention unique sur les drogues issues de plantes fut signée par presque tous les États représentés à l'ONU. Contrairement aux conventions antérieures dont la principale préoccupation était d'interdire l'exportation par un pays d'une drogue sous contrôle, la convention unique incitait les États à mettre en place des législations nationales qui en seraient le reflet plus ou moins fidèle. Elle fut suivie, en 1971, par la convention sur les substances psychotropes. Puis en 1988 par la convention sur le trafic et sur les précurseurs.

Certes, dans les années 40 et 50, il existait dans les milieux « interlopes » ou chez les musiciens de jazz des consommations de marijuana, de cocaïne ou d'héroïne. Mais, globalement, la prohibition avait atteint son but : protéger la plus grande partie de la population mondiale de drogues considérées comme particulièrement dangereuses

---

285 Il s'agit principalement de la convention de 1925 sur l'opium, de la convention de limitation de 1931 et de la convention pour la répression du trafic de 1936, toutes trois signées au siège de la Société des Nations (SDN) à Genève.

286 Cf. le chapitre sur les stimulants.

en interdisant leur production, leur distribution et souvent leur consommation.

C'était compter sans la « taupe de l'histoire[287] ». À partir du milieu des années 60, une vague de contestation submerge la jeunesse des pays occidentaux. La « société de consommation », l'autorité dans la famille comme au travail, sont remises en cause. Aux États-Unis, cette contestation s'alimente du refus de partir faire la guerre au Vietnam. Tandis que la musique fait preuve d'une extraordinaire inventivité, la consommation de drogues, en particulier de cannabis et de LSD, est promue comme le symbole de la « contre-culture ». En 1971, le président Richard Nixon lance la « guerre à la drogue ».

Il se passe alors quelque chose de totalement inédit. Depuis un siècle, des épidémies de consommation avaient eu lieu avec un début, un plateau et une fin. D'ailleurs, mon amie Line Beauchesne conteste l'utilisation de l'expression « épidémie », considérant qu'elle fait partie du champ lexical prohibitionniste [288]. Or, depuis que la vague de consommation des années 60 a commencé, elle a subi toutes sortes de métamorphoses, elle s'est déplacée géographiquement, elle a mobilisé différents groupes sociaux mais elle n'a pas cessé. Elle s'est, au contraire,

---

[287] Hegel utilise l'image de « la vieille taupe » à la fin de ses *Leçons sur la philosophie de l'histoire* pour désigner des forces souterraines qui vont soudainement devenir visibles. Marx reprendra cette image de la « taupe de l'histoire ». Cf Kostas Papaioannou, *Hegel*, coll. philosophes de tous les temps, éditions Seghers, 1962, p. 94-95.

[288] Il peut sembler étrange d'utiliser le mot « épidémie » qui est associé à des maladies contagieuses (tuberculose pulmonaire) ou transmissibles (sida). Mais c'est bien sur un mode épidémique que se développent certaines consommations. L'usage de drogues est une activité éminemment collective. Lorsqu'on se demande pourquoi X ou Y consomme telle ou telle drogue, la réponse est presque toujours : parce qu'il fréquente des gens qui en prennent. De même, s'il injecte, c'est parce qu'il fréquente des injecteurs. On répliquera, avec raison, que tout le monde ne fréquente pas des injecteurs et que cette réponse ne fait que déplacer le problème : pourquoi cette personne fréquente-t-elle des injecteurs ? Certes, mais cette fréquentation constitue l'une des conditions nécessaires au passage à l'injection.
La vitesse avec laquelle se propage l'usage de telle ou telle drogue donne bien le sentiment que chaque nouvel usager va convaincre des connaissances de l'imiter. De fait, et loin de l'imagerie du dealer qui attend les enfants à la sortie de l'école, c'est habituellement un ami qui va avoir envie de faire partager une expérience qu'il juge positive. Cette épidémie sera d'autant plus forte et durable qu'elle sera associée à une sous-culture : manières de s'habiller, de parler, musique, graphisme…
On repère bien les épidémies de consommation avec leur début, leur plateau et leur fin mais il est beaucoup plus difficile de les quantifier. On polémique encore sur l'importance de l'opiomanie chinoise de la fin du XIXe siècle ou sur le nombre de cocaïnomanes que comptaient Paris ou Berlin en 1900.

amplifiée tout en accompagnant la mondialisation après la chute du Mur en 1989.

Quel bilan pouvons-nous tirer aujourd'hui, quelque cinquante ans plus tard ? La « prohibition punitive », qui a régné sans partage, a provoqué, face à l'apparition du VIH, un véritable désastre de santé publique qui est loin d'être terminé. Seuls les pays occidentaux ont été capables, avec plus ou moins de retard, de mettre en œuvre des politiques cohérentes de réduction des risques : accès aux seringues propres, information auprès des injecteurs sur le non-partage, mise à disposition de traitements de substitution, accès aux soins somatiques, aide sociale... Des pays comme l'Iran ou la Chine ont fini par adopter a minima ces politiques mais elles sont loin d'être mises en place partout.

Les groupes criminels de tous les continents entretiennent désormais des relations de plus en plus étroites, participant ainsi à la mondialisation des trafics. C'est la raison pour laquelle, à partir des années 70, les pays d'Amérique latine se sont battus farouchement pour que la politique de lutte contre le « world drug problem » ne se limite pas à l'offre de drogues mais que la demande des consommateurs, en particulier américains, soit considérée comme l'autre partie du problème. Le marché noir mexicain fournit du cannabis, de la cocaïne, des opiacés et de la méthamphétamine aux États-Unis. De nombreux observateurs considèrent le Mexique comme un narco-État tant le pouvoir des cartels est grand et mine la société et l'État mexicains.

Les Nations unies et les drogues

Dès l'abord, deux principes sont posés : d'une part, la plus ou moins grande dangerosité des différentes drogues et, d'autre part, la distinction cruciale entre les drogues avec et les drogues sans applications thérapeutiques. En théorie, ces deux principes sont indépendants. Le meilleur exemple en est la morphine : c'est une drogue dangereuse mais indispensable dans le champ de la douleur. Elle n'a donc pas été interdite. Ces principes posés, c'est la manière dont ils vont être mis en application qui devient la question centrale. Avant d'aller plus loin, je voudrais présenter la manière dont l'ONU traite aujourd'hui de cette question. En ajoutant que le tabac et l'alcool, drogues licites, sont absents des conventions.

Le contrôle des stupéfiants au niveau international prend sa source dans la Commission des stupéfiants (en anglais *Commission on Narcotic Drugs – CND*). Elle a été créée en 1946 par le Conseil économique et social (Ecosoc) des Nations unies. C'est l'organe central de prise de décision. Elle est composée de cinquante-trois États membres de l'ONU élus par l'Ecosoc. Elle se réunit chaque année en mars, à Vienne, pendant une semaine et tous les pays signataires des conventions peuvent y participer. À l'issue de chaque réunion, elle adopte des résolutions qui doivent être consensuelles. Ce sont donc des textes âprement disputés et dont l'interprétation suppose une excellente connaissance de la bureaucratie onusienne. « Il en résulte que les réunions annuelles de la CND ont habituellement consisté en de longues déclarations d'autosatisfaction de la part de certains États membres, et se sont rarement engagées de manière significative dans les débats sur les vrais dilemmes inhérents au système, étant donné que les États membres évitent les risques diplomatiques liés à des questions difficiles pourtant nécessaires. »[289]

Le Comité d'experts sur la pharmacodépendance de l'OMS (en anglais *Expert Committee on Drug Dependance* = ECDD) est le seul organe à pouvoir faire des recommandations à la CND concernant le classement, le déclassement ou le reclassement de substances. La CND vote en dernière instance sur ces propositions. À la majorité simple pour les substances relevant de la convention de 1961, à la majorité des deux tiers pour celle de 1971.

L'Organe international de Contrôle des Stupéfiants (OICS), créé par la convention de 1961, est un organe quasi-judiciaire composé de treize membres élus par l'Ecosoc pour une période de cinq ans renouvelable. Ils ne représentent pas leur pays mais ont été choisis pour leurs compétences (et leur soutien sans failles à la prohibition). L'OICS veille jalousement à l'application des trois conventions. Son arme principale est le « name and shame » : il désigne les pays qui, d'après lui, ne respectent pas ou mal les conventions. Son pouvoir de nuisance s'est émoussé depuis que le consensus sur la prohibition punitive s'est fracturé. Il publie un rapport annuel.

L'ONUDC a été créé en 1997 par suite de la fusion du Programme des Nations unies pour le contrôle international des drogues (PNUCID) et du Centre international pour la prévention de la criminalité (CIPC). Basé à Vienne, il a pour mission d'aider les gouvernements à lutter contre les drogues, la criminalité et le terrorisme. Il dispose de vingt et un

---

[289] International Drug Policy Consortium (IDPC), article Commission des stupéfiants (CND), https://idpc.net/fr/incidence-politique/incidence-politique-mondiale/systeme-mondial-controle-drogues/cnd.

bureaux extérieurs et de deux bureaux de liaison à Bruxelles et New York. Il publie chaque année un volumineux rapport mondial sur les drogues[290].

Présentons brièvement les conventions internationales qui sont, à bien des égards, la loi commune de l'humanité. La prohibition ou Régime global de prohibition des drogues (RGPD) a pour objet d'interdire, à l'échelle internationale, la production, la distribution (importation et exportation) et parfois même la consommation d'un grand nombre de substances considérées comme dangereuses pour la santé publique. Elle repose sur trois conventions internationales, signées par la quasi-totalité des quelque deux cents pays qui siègent aux Nations unies. Plus de trois cents substances sont ainsi placées sous contrôle international.

La première appelée aussi « convention unique » car elle subsume toutes les précédentes, date de 1961. Elle porte essentiellement sur les plantes à drogues (cannabis, pavot, cocaïer). La seconde, en 1971, porte sur les drogues de synthèse (LSD, amphétamines…). La troisième, enfin, en 1988, concerne le trafic et l'accès aux précurseurs chimiques. Ces derniers, le plus souvent utilisés légalement dans l'industrie, permettent aux trafiquants d'extraire la cocaïne de la feuille de coca, ou la morphine à partir de l'opium. Mais aussi de fabriquer des substances purement synthétiques, par exemple des opioïdes très puissants, les fentanyls non pharmaceutiques (FNP, aussi appelés « fentanyloïdes ») ou de la méthamphétamine.

Les conventions de 1961 et de 1971 comportent des tableaux dans lesquels sont distribuées les différentes drogues en fonction des deux critères que nous avons indiqués : le niveau de dangerosité et l'existence ou pas d'utilisations thérapeutiques. Ces deux conventions comportent, chacune, quatre tableaux mais il n'y a pas de correspondance entre ces deux classements. Il est difficile d'échapper à ce piège si l'on n'en est pas averti.

---

[290] Pour la Commission mondiale sur la politique des drogues, la « décision d'associer étroitement les drogues à la criminalité au sein du même Office avec deux corps distincts de gouvernance – la Commission des stupéfiants (CND) et la Commission pour la prévention du crime et la justice pénale (CCPCJ) – a créé un déséquilibre intenable dans la réflexion comme dans la direction de l'ONU en faveur de la lutte contre la criminalité et au détriment de l'engagement tout aussi important en faveur du développement durable, de l'agriculture, de la santé publique et des droits humains ». Commission mondiale pour la politique des drogues, « Régulation, pour un contrôle responsable des drogues », rapport 2018, p. 42.

LES TABLEAUX DES CONVENTIONS DE 1961 ET 1971

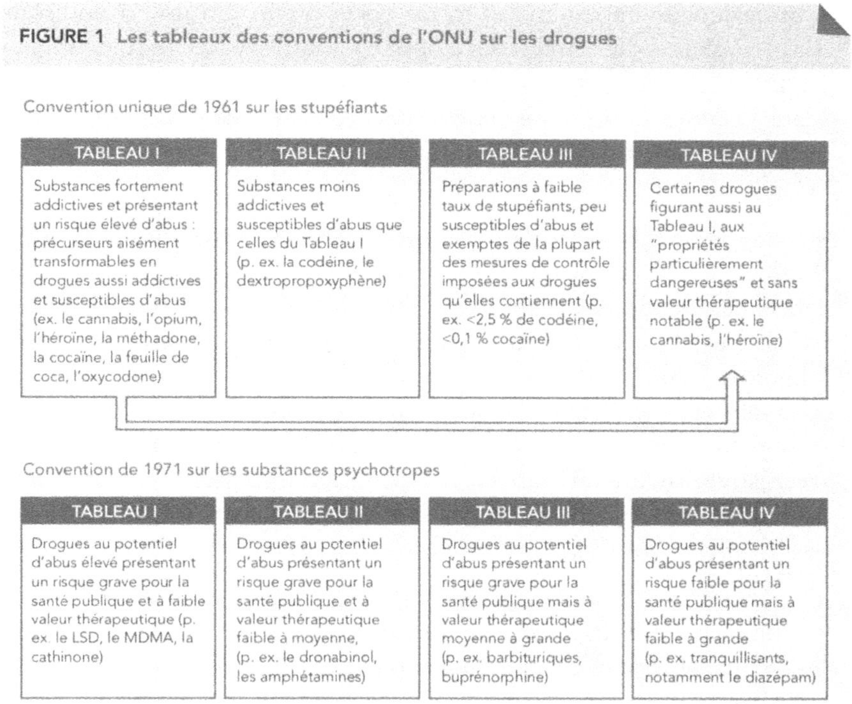

Extrait de « Classement des substances psychoactives, lorsque la science n'est pas écoutée », Commission mondiale pour la politique des drogues, rapport 2019, p. 9.

Le tableau IV montre clairement cette absence de correspondance. Dans la convention de 1961, il regroupe des drogues figurant au tableau I (donc les plus dangereuses) mais leur inscription au tableau IV signifie qu'elles sont sans valeur thérapeutique. Alors que dans la convention de 1971, ce sont des drogues à potentiel d'abus faible et à valeur thérapeutique faible à grande qui se trouvent au tableau IV.

On peut résumer ainsi la situation : dans la convention de 1961, le plus rigoureux des classements est I et IV et dans celle de 1971 le tableau I. Dans les deux cas, il s'agit, selon les conventions, de drogues dangereuses sans valeur thérapeutique.

Tout cela semble bien abstrait mais entraîne des conséquences très concrètes. Prenons le cas éclairant du cannabis. Il est classé dans les tableaux I et IV de la convention de 1961 : drogue à forte dangerosité et sans valeur thérapeutique. Or, on verra qu'un nombre grandissant de pays souhaite désormais développer les utilisations thérapeutiques du cannabis et des cannabinoïdes. Quant au classement de la feuille de coca dans le tableau I de la convention de 1961, il est de plus en plus contesté et pas seulement par la Bolivie (cf. le chapitre sur la cocaïne et les amphétamines).

Consciente du fossé abyssal qui coupe les conventions de la réalité, l'OMS a récemment décidé, via son comité d'experts sur la pharmacodépendance, de réexaminer, pour la première fois depuis des décennies, la question du cannabis. Sans entrer dans les détails (cf. chapitre cannabis), le comité propose à la CND que le cannabis soit reclassé en I et III. Cela permettrait de rendre licites les utilisations thérapeutiques (passage de IV à III), tout en interdisant les utilisations récréatives (maintien dans le tableau I). Dans le même esprit, il propose que le THC (dont ne parle pas la convention de 1961 puisqu'il n'a été isolé qu'en 1964) passe du tableau I au tableau II de la convention de 1971.

Mais les tableaux des conventions posent un problème beaucoup plus général : celui du gouffre qui les sépare des travaux actuels des médecins et pharmacologues. En 1998, une commission française présidée par Bernard Roques a présenté son propre classement ; le Britannique David Nutt et son équipe ont proposé le leur en 2010. Dans les deux cas, l'alcool et le tabac, absents des conventions, ont été évalués. Ce qui frappe immédiatement, c'est la très grande dangerosité de l'alcool comparée à la faible dangerosité d'un grand nombre de drogues illicites ou de médicaments classés comme stupéfiants. On notera qu'à l'époque où le rapport Roques a été publié, on était en pleine polémique sur la neurotoxicité de la MDMA, d'où le fait qu'elle soit considérée comme « très forte » mais avec un point d'interrogation.

FACTEURS DE DANGEROSITÉ DES « DROGUES »

	Héroïne (opioïdes)	Cocaïne	MDMA « ecstasy »	Psycho-stimulants	Alcool	Benzo-diazépines	Cannabi-noïdes	Tabac
« Suractivation dopaminergique »	+++	++++	+++	++++	+	±	+	+
Établissement d'une hypersensibilité à la dopamine	++	+++	?	+++	±	?	±	?
Activation du système opioïde	++++	++	?	+	++	+	±	±
Dépendance physique	très forte	faible	très faible	faible	très forte	moyenne	faible	forte
Dépendance psychique	très forte	forte mais intermittente	?	moyenne	très forte	forte	faible	très forte
Neurotoxicité	faible	forte	très forte (?)	forte	forte	0	0	0
Toxicité générale	forte[a]	forte	éventuellement très forte	forte	forte	très faible	très faible	très forte (cancer)
Dangerosité sociale	très forte	très forte	faible (?)	faible (exceptions possibles)	forte	faible[b]	faible	0
Traitements substitutifs ou autres existant	oui	oui	non	non	oui	non recherché	non recherché	oui

a. Pas de toxicité pour la méthadone et la morphine en usage thérapeutique ; b. Sauf conduite automobile et utilisation dans des recherches de « soumission » ou d'« autosoumission », où la dangerosité devient alors très forte.

Extrait de Bernard Roques, *La Dangerosité des drogues*, 1999, Odile Jacob et La Documentation française, p. 298.

Venons-en maintenant à la classification de Nutt. Sans faire injure à la commission Roques, on peut dire que ce travail est particulièrement rigoureux car il porte sur vingt drogues notées de 0 à 100 à partir de seize critères : neuf portant sur les dommages causés aux individus et sept sur ceux qui sont à la charge de la société. Voilà comment on peut résumer les conclusions de ce travail[291] :

Le modèle montre que l'héroïne, la cocaïne/crack et la méthamphétamine sont les drogues qui causent le plus de dommages aux individus, tandis que l'alcool, l'héroïne et la cocaïne/crack provoquent le plus de dommages à la société.

[291] Prof David J Nutt FMedSci, Leslie A King PhD, Lawrence D Phillips PhD, « Drug harms in the UK: a multicriteria decision analysis, » *The Lancet,* 1er novembre 2010.

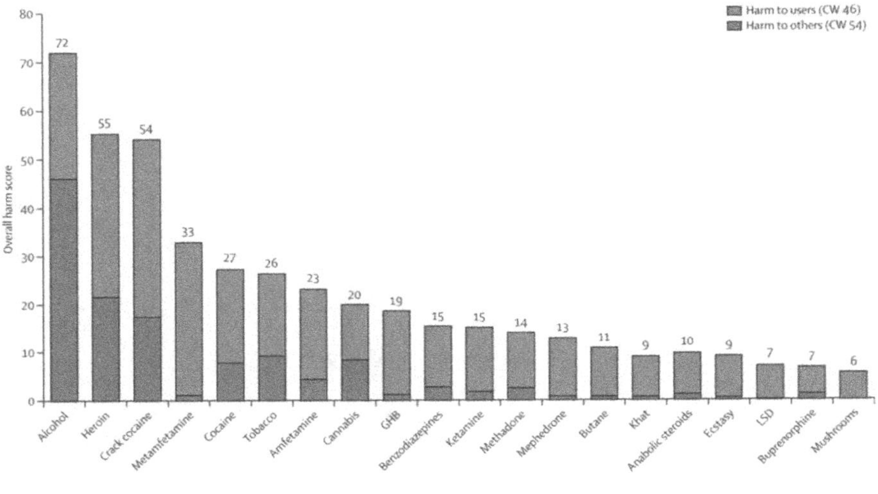

On y retrouve les dommages majeurs liés à l'alcool. Et la faible dangerosité de la buprénorphine (cf. le chapitre sur les traitements de substitution). Mais aussi celle de la MDMA (principe actif de l'ecstasy) et surtout des psychédéliques (LSD, psilocybine, mescaline…). Or, tant la MDMA que les psychédéliques sont dans le groupe I de la convention de 1971 : dangereux et sans valeur thérapeutique. Le hic, c'est que les travaux actuels montrent l'exact contraire : la faible dangerosité de ces drogues et la vaste gamme de leurs applications dans le champ du soin.

En théorie, cela ne doit empêcher ni les recherches ni les essais cliniques. L'OICS l'affirme :

« Le régime international de contrôle des drogues a été mis en place dans le souci de la santé physique et morale de l'humanité et avec pour objectif de répondre aux besoins médicaux et scientifiques en stupéfiants et substances psychotropes tout en empêchant l'usage illicite des substances placées sous contrôle[292]. »

En pratique, il en va tout autrement. Il est très difficile, pour les médecins et les chercheurs, d'obtenir les autorisations permettant d'avoir légalement accès aux différentes substances classées en I et IV (convention de 1961) et I (convention de 1971). C'est tellement vrai que

---

292 OICS, rapport 2014, paragraphe 38. On peut trouver le texte de la Convention de 1971 à l'adresse suivante :
https://www.incb.org/documents/Psychotropics/conventions/convention_1971_fr.pdf

l'OMS, qui a considéré la kétamine[293] comme « médicament essentiel » dès 1985, s'est farouchement battue pour que cette substance, utilisée en anesthésiologie mais aussi comme drogue récréative, ne soit pas classée comme le demandait la Chine, soutenue par l'OICS. En 2006, 2012 et 2014, le comité d'experts sur la pharmacodépendance de l'OMS a refusé le classement de la kétamine dans le groupe 1 de la convention de 1971. Finalement, elle a eu gain de cause. La kétamine est, en effet, un remarquable anesthésique, ne demandant pas d'assistance respiratoire complexe et largement utilisé en chirurgie dans les pays en voie de développement. Mais cet exemple montre combien tout devient compliqué lorsque le double stigmate, dangereux et sans intérêt thérapeutique, est posé dans les conventions.

C'est donc une furieuse bataille à fleurets mouchetés qui se livre sur la question du classement (fréquent), reclassement (rare), déclassement (rarissime) des drogues. De ce point de vue, l'enjeu important et inédit lié au reclassement du cannabis (limité, on l'a vu, au thérapeutique) est un précédent décisif.

La Colombie et le Mexique : les conséquences de la prohibition punitive

Pablo Escobar (1949-1993) est né dans une famille pauvre de Medellin. En 1989, à 40 ans, il était considéré par le magazine *Forbes* comme le septième homme le plus riche du monde avec une fortune personnelle estimée à 3 milliards de dollars. Il avait commencé sa vie criminelle par de petites arnaques et des vols puis était passé aux enlèvements avant de devenir, dans les années 80, le chef du cartel de Medellin qui, au sommet de sa puissance, contrôlait 80 % du trafic de cocaïne dans le monde et qui avait vainement proposé au gouvernement colombien de racheter la dette du pays. Sa tombe est l'une des plus

[293] Dérivée de la phencyclidine (PCP) et synthétisée au début des années 60, la kétamine continue à être largement utilisée comme anesthésique général en particulier dans les pays à revenu faible ou intermédiaire. Elle bloque les récepteurs NMDA et n'est pas un dépresseur respiratoire comme les opiacés. Elle peut donc être utilisée sans matériel de réanimation complexe. Depuis 2019, elle est indiquée dans les dépressions avec risque suicidaire à cause de sa rapidité d'action. Elle est apparue, il y a une vingtaine d'années, en milieu festif pour ses propriétés dissociatives entre le corps et l'esprit. Malgré ces utilisations détournées, l'OMS s'est toujours battue pour permettre son accès simple en médecine et a refusé son classement dans les conventions internationales.

fleuries de Colombie ; il a fait construire dans l'ouest du pays des routes, des écoles, des hôpitaux, des stades…

La carrière d'Escobar reste exceptionnelle. Il a développé le trafic de cocaïne à une période où la demande explosait aux États-Unis. Mais qu'un homme, parti de rien, ait été capable de devenir l'un des plus riches du monde le temps d'une courte existence donne une idée assez exacte des vocations criminelles que peut susciter la prohibition des drogues. Aucune activité, légale ou illégale, ne permet de construire aussi vite un empire aussi puissant.

Aujourd'hui, les cartels colombiens ont perdu la main, détrônés par des organisations criminelles mexicaines qui contrôlent presque ouvertement des territoires entiers dans plusieurs États du Mexique. Les politiciens, les juges, les policiers sont achetés, les autres liquidés. C'est d'ailleurs Escobar qui avait mis en œuvre cette politique résumée par le fameux slogan « *plata o plomo* » (l'argent ou le plomb). Des pans entiers de l'appareil d'État mexicain sont gangrénés par la corruption tandis que le niveau de violence devient effrayant. La sauvagerie des règlements de comptes entre cartels atteint des sommets.

Si les États-Unis sont le prototype d'un pays où la demande de drogues est importante, le Mexique symbolise l'offre de drogues. Et il faut ajouter que la frontière terrestre entre les États-Unis et le Mexique est la plus longue qui sépare un pays riche d'un pays pauvre.

Il y a plusieurs décennies, des trafiquants mexicains ont commencé à faire pousser du pavot et à produire de l'héroïne pour le marché américain sans que le Mexique ait la moindre tradition de culture ou de consommation d'opium et de ses dérivés. Par ailleurs, les cartels mexicains vendent aussi de la marijuana. Ils se sont emparés du trafic de cocaïne qui représente un énorme marché. Et ils se sont, enfin, lancés dans la production et/ou le trafic de méthamphétamine (meth, crystal meth). Plus récemment, ils ont investi le trafic de fentanyloïdes, venus le plus souvent de Chine, et ont ainsi activement participé à la crise américaine des opioïdes. Il est d'ailleurs étonnant qu'il existe des laboratoires dans l'Empire totalitaire du Milieu. Dans les pays démocratiques, pourquoi pas. Mais la Chine où il y a des mouchards partout et où tout le monde est surveillé, cela laisse un peu perplexe…

Les pays latino-américains ont une longue tradition de violence politique et sociale. C'est certainement la première chose qui frappe un Européen se rendant dans ces pays. Mais le niveau de violence lié au trafic de drogues au Mexique a dépassé toutes les limites connues[294]. Au-delà de cette violence parfois insoutenable (meurtres d'enfants, scènes de torture, incendies de maison où on a enfermé des personnes…), au-delà de la corruption d'autant plus habituelle que les cartels ne laissent souvent le choix qu'entre la mort et l'obéissance, ce qui est le plus frappant, c'est le fait que les différents cartels fonctionnent comme des crypto-États. Sur un territoire donné qu'ils contrôlent au moins pour un temps, les responsables politiques, les juges, les policiers travaillent sous leurs ordres. Ils ont donc, selon la célèbre définition de Max Weber, « le monopole de la violence légitime ». Par conséquent, l'ordre ou plutôt leur ordre règne. Quant aux journalistes qui souhaitent continuer à faire leur métier, ils savent ce qui leur en coûte : « L'assassinat d'un sixième journaliste en 2017 plonge le Mexique dans l'effroi » titre *Le Monde*[295], ajoutant que « le pays est le troisième plus meurtrier pour la profession après la Syrie et l'Afghanistan ». Javier Valdez était un spécialiste du narcotrafic et de la corruption politique. Il était une figure connue et respectée. Depuis 2000, 126 journalistes ont été tués selon la commission nationale des droits de l'Homme.

Pour toutes ces raisons, le Mexique est fréquemment considéré comme un narco-État, ce qui veut dire que des pans entiers de l'appareil d'État sont gangrénés par la corruption liée au trafic et aux sommes gigantesques qu'il génère, que la justice n'est plus indépendante, que la police obéit, dans bien des endroits, aux trafiquants et que les journalistes trop curieux sont liquidés.

Le Mexique est à l'image de ce que la guerre à la drogue a produit de pire : des cartels qui s'entredévorent, une démocratie aux abois, un peuple qui regarde ailleurs et tente de survivre en espérant ne pas être victime d'une fusillade de rue. C'est évidemment une situation totalement inacceptable. Mais quelle est la solution ?

Personne n'imagine légaliser demain l'héroïne, la cocaïne et la crystal meth, ce qui permettrait pourtant de casser le marché noir et donc le pouvoir des mafias. Ces substances ne sont chères que parce qu'elles sont interdites. Elles relèvent d'une chimie qui s'est développée entre la fin du XIXe siècle pour la cocaïne et l'héroïne et les années 30 du siècle suivant pour la meth. Et plus la répression est forte, plus le prix de ces substances augmente, plus les cartels font de bénéfices. Bref, c'est un cercle vicieux

---

[294] Pour en avoir une idée, il faut lire la trilogie de Don Winslow : *La Griffe du chien* (Fayard, 2007), *Cartel* (Le Seuil, 2016) et *La Frontière* (HarperCollins, 2019) pour la traduction française.
[295] *Le Monde*, 18 mai 2017.

parfait, dénoncé depuis des décennies par les antiprohibitionnistes[296]. Il n'empêche, si certains États songent à légaliser le cannabis, une drogue nettement moins dangereuse que l'alcool, personne n'évoque sérieusement la légalisation de drogues plus problématiques. Que peut-on alors faire ?

Les opiacés comme la morphine ont des débouchés légaux car on a besoin de ces substances dans la lutte contre la douleur. La coca et la cocaïne n'ont, en revanche, aucun accès au marché légal (sauf les feuilles de coca vendues à Coca-Cola qui les « décocaïnise ») pour une raison simple : elles n'ont plus d'application thérapeutique. Dans les années 1880, la cocaïne a révolutionné la chirurgie de l'œil à cause de ses propriétés anesthésiques locales. Mais à partir du moment où on a disposé de dérivés de synthèse aussi efficaces mais sans effet « drogue », la cocaïne a été abandonnée puis interdite. Pourtant, à la fin du XIXe siècle et au début du suivant de nombreuses boissons, les plus célèbres étant le vin Mariani et le Coca-Cola jusqu'en 1903, utilisaient des feuilles de coca et donc de petites quantités de cocaïne. Ces boissons un peu plus stimulantes que le café ou le thé ont rencontré un très grand succès sans poser, que l'on sache, de problème de santé publique.

Dans les pays andins où pousse le cocaïer et où mâcher des feuilles de coca fait partie d'une tradition ancestrale, on fait une distinction essentielle entre la bonne coca et la mauvaise cocaïne. Certes, la légalisation de la feuille de coca ne peut pas reposer sur des applications thérapeutiques, en tout cas actuellement. Mais la réintroduction des boissons contenant des décoctions de feuilles de coca, donc de faibles quantités de cocaïne, permettrait un accès au marché légal et diminuerait progressivement la violence liée au trafic. Cela ne résoudrait pas tout, mais le paysan aurait des clients légaux pour acheter sa récolte et non les seuls trafiquants.

D'autres mesures devraient être prises du côté de la réduction des risques pour les consommateurs d'héroïne, de cocaïne ou de meth. Mais, dans des pays pauvres, cela n'est nullement considéré comme une priorité. Les millions de personnes qui travaillent durement ne voient pas pourquoi il faudrait venir en aide à des gens qui sont vécus comme la lie de la terre : des délinquants, des prostitué(e)s et des petits dealers.

---

296 Charles-Henri de Choiseul Praslin, *La Drogue, une économie dynamisée par la répression*, Presses du CNRS, 1991. Né en 1944, « Choiseul », comme on l'appelait familièrement, est mort en 2019. Il a été président de l'Observatoire géopolitique des criminalités (OGC). Je salue sa mémoire.

Quittons le Mexique et les pays andins pour Sao Paulo, la plus grande ville du Brésil et l'une des mégalopoles les plus peuplées du monde. *Le Monde,* précisément[297], a consacré un article et des photos à une « scène ouverte » de crack tenue militairement par la plus puissante mafia du Brésil. Ce ne sont que quelques rues et avenues mais c'est un concentré de misère, de violence et de recherche désespérée du « high » de crack qui fait froid dans le dos. Il est probable que si on en est arrivé là, c'est que les autorités ont jugé qu'il valait finalement mieux que tout cela soit concentré sur un petit périmètre. Les Européens n'ont, dans leur grande majorité, qu'une vague idée de ce qui se passe loin de chez eux, en Amérique latine, en Afrique ou en Asie. Et ce n'est pas un hasard si de nombreuses personnalités latino-américaines participent aux travaux de la *Global Commission on Drug Policy.*

La crise sécuritaire et sanitaire des drogues est déjà mondiale

Il ne faudrait pourtant pas penser que personne en Europe ne souffre du trafic de drogues, en particulier dans les « cités ». Une nouvelle stratégie a encore aggravé la situation. Les vendeurs changent sans cesse de quartier pour ne pas être dénoncés par les habitants et identifiés par les policiers. Comme le rapporte un article de Louise Couvelaire[298] et intitulé « Les stratégies des dealers minent la vie des cités », cette technique dite des « chaises tournantes » accentue la violence envers les habitants. Certains témoignages sont pathétiques, comme celui de cette femme de 71 ans qui vit depuis quarante ans cité Gaston-Dourdin à Saint-Denis : « Ils sont là 7 jours sur 7, 24 heures sur 24. On ne les connaît plus. C'est devenu l'enfer sur terre. »

Chacun a son « enfer sur terre ». Ceux de « Cracolandia » à Sao Paulo ou de Ciudad Juarez au Mexique sont assurément plus terrifiants que celui que vit cette Francilienne. Mais personne n'aimerait être à sa place. De fait, seuls les gens qui n'ont pas assez d'argent ou de piston pour quitter ces cités minées par le trafic continuent à y vivre ou y survivre. Et l'État français, État immodeste, n'a jamais accordé une grande importance à ce que les Hollandais et les Suisses ont appelé les « nuisances ».

La réduction des risques, c'est aussi la volonté de prendre en compte cette question. Tout d'abord, il est injuste que les plus pauvres soient, au quotidien, les principales victimes du trafic de drogues. Ensuite, ne pas

---

[297] *Le Monde*, 28-29 mai 2017.
[298] *Le Monde*, 8 juin 2017.

répondre à l'exaspération des « riverains », comme on les appelle habituellement, c'est les pousser dans les bras des partis extrêmes, le Rassemblement National ou Reconquête ! d'Eric Zemmour. Enfin, il est malsain et dangereux que des groupes qui fonctionnent sur le mode du caïdat et des valeurs mafieuses fassent la loi dans certains quartiers. C'est un déni de démocratie.

Là aussi, les solutions ne sont pas simples et, faute d'avoir trouvé des réponses efficaces, les pouvoirs publics préfèrent le plus souvent fermer les yeux.

CONCLUSION

Les anciens Grecs avaient un mot, pharmakon, pour désigner ce qui est à la fois remède et poison. Il ne faut certes pas minimiser le poison mais oublier ou nier le remède est une faute bien plus grave encore. La question des drogues oscille aussi entre deux réalités opposées : elle a partie liée avec la marginalité, la misère sociale, la délinquance, la violence, les activités criminelles et, *in fine,* avec la maladie, le suicide, la mort. C'est la manière la plus habituelle qu'a l'opinion publique de l'appréhender. De l'autre, elle a à voir avec l'individualisme moderne, qui exige de chacun d'entre nous qu'il soit « le héros de sa propre vie ». Nous devons, nous-mêmes, trouver notre place dans la société. Il nous faut non seulement choisir notre métier mais nos manières de s'habiller, de se loger, de vivre sa sexualité, etc. Nous devons aussi être performants, dynamiques et savoir rapidement nous adapter aux changements. Il nous faut rester jeunes. Cette liberté, toute nouvelle dans l'histoire de l'humanité, s'accompagne de beaucoup d'angoisse et de solitude. Les consommations d'anxiolytiques et d'antidépresseurs témoignent de cette détresse. Par ailleurs, il s'agit de réussir sa vie, de profiter des plaisirs, de jouir de notre courte existence dans un monde « désenchanté » que la religion n'habite plus[299]. L'usage de drogues trouve ainsi sa place entre performance et hédonisme. On consomme des drogues pour s'amuser, pour danser, pour rêver ou oublier le monde du travail. Mais on en consomme aussi pour travailler précisément, pour être plus endurant, pour mieux répondre aux exigences de la vie urbaine.

L'oscillation entre ces deux pôles, déréliction et manie des toxiques d'un côté, performance et hédonisme de l'autre, a profondément transformé le statut des drogues dans les sociétés européennes. Il s'agit désormais de distinguer entre différentes « drogues » avec un « s », mais aussi entre différents usages : l'usage simple, l'abus, la dépendance. C'est moins l'usage de drogues en tant que tel qui est interrogé que l'usage problématique pour soi-même et pour les autres. On ne dit plus

---

299 Marcel Gauchet, *Le Désenchantement du monde,* Gallimard, 1985.

« Non aux drogues !», on apprend à vivre avec elles[300]. Loin d'être une expérience limitée à des groupes marginaux et interlopes ou à la « jet set » et aux « *rich and famous* », l'usage de drogues tend de plus en plus à concerner « l'individu incertain » et à participer de « la construction du monde moderne » [301] . La « passion de l'égalité » nichée, d'après Tocqueville, au cœur des sociétés démocratiques, concerne aussi les substances qui provoquent des « états modifiés de conscience ».

La science-fiction s'est largement emparée du thème des drogues, d'Aldous Huxley avec le « soma » du *Meilleur des mondes*, à Frank Herbert avec l'« épice » de *Dune* ou Philip Kendred Dick avec le « D-Liss » et le « K-Priss » du *Dieu venu du centaure*. Dans bien des cas, ces substances ne sont pas des outils de libération mais d'oppression… Le thème est ainsi récurrent chez Norman Spinrad. Les réformateurs doivent toujours garder cette « idée régulatrice » en tête. Elle préserve de l'angélisme.

La grande affaire du XXIe siècle sera le cerveau (dont Woody Allen dit que c'est son deuxième organe préféré...). Dès les années 50 et 60, la découverte du « circuit de la récompense » impliquant plusieurs réseaux de neurones et jouant un rôle central dans la satisfaction des besoins fondamentaux (faim, soif, sexualité, plaisir) commençait à offrir une base solide à la médecine des addictions. Tandis qu'au début des années 70, la guerre à la drogue était lancée, les chercheurs tentaient de comprendre le mode d'action de nombreuses drogues. Les opiacés ouvrirent le bal. On constata tout d'abord, chez certaines espèces animales, la présence de récepteurs aux opiacés dans leur système nerveux central. Comme il était bien improbable que ces récepteurs soient là pour se lier avec des opiacés exogènes, on chercha et isola dans le cerveau de petits polypeptides que l'on appela « endorphines ». Elles se lient aux récepteurs comme des clés à des serrures. Bientôt, il devint clair que de nombreuses drogues ont des équivalents endogènes (opiacés, cannabis, benzodiazépines) ou interfèrent avec les

---

300 *Apprendre à gérer* est le titre d'un ouvrage collectif sur la politique suisse en matière de drogue écrit par Yann Boggio, Sandro Cattacin, Maria Luisa Cesoni et Barbara Lucas, Georg 1997. À la même époque, la présidente de la MILDT, Nicole Maestracci, intitule sa préface au livre d'information *Savoir plus, risquer moins* : « Une société sans drogue, ça n'existe pas ! », juillet 2000.

301 *L'Individu incertain,* Hachette, 1995, est le titre d'un livre d'Alain Ehrenberg qui fait suite au *Culte de la performance* (1991) et précède *La Fatigue d'être soi* (1998). David T. Courtwright a sous-titré son livre *De passion à poison, Les drogues et la construction du monde moderne* (Les Presses de l'université de Laval, 2008 pour la traduction française). C'est un ouvrage important gâché par des propos indignes sur la RdR (p. 292).

mécanismes de communication entre neurones (cocaïne, amphétamine). Puis l'addiction fut généralisée à des comportements d'excès et de dépendance comme le jeu pathologique, le sexe, les achats compulsifs, etc.

D'où le thème de la « société addictogène » qui fait désormais florès. J'ai tenté de montrer qu'il faut se méfier de l'extension sans limite des mots « drogue » et « addiction », qui finissent par devenir des métaphores vagues et presque sans objet. Mais comment nier que notre addiction aux écrans devient, chaque jour davantage, une réalité ?

Pourquoi le statu quo est-il intenable ?

La prohibition des drogues participe, ô combien, à la puissance financière des « mafias sans frontières », comme dit William Lowenstein. Certes, il y a aussi la prostitution, la traite d'êtres humains, les armes, les faux papiers, le jeu, le chantage, etc. Mais, de même que la prohibition de l'alcool aux États-Unis avait permis à toutes sortes de petits groupes épars de faire naître la belle, grande et prospère mafia italo-américaine, le RGPD favorise les contacts entre les groupes criminels des cinq continents. Très, très mauvais pour la démocratie, qui, dans l'ambiance actuelle de populisme planétaire, n'a pas vraiment besoin de ça ! D'autant que le terrorisme islamiste se nourrit, partout où il le peut, de cette manne financière.

Mettons-nous d'accord sur quelques grands principes (et quelques grands sentiments) :

Les mammifères sont friands de drogues. Les humains n'échappent pas à la règle. L'usage de substances provoquant l'ivresse ou modifiant l'activité de l'esprit est une dimension anthropologique. D'où la célèbre phrase qui ouvre le *Phantastica* de Louis Lewin, la grande encyclopédie des drogues publiée en 1925 :

« Les aliments seuls exceptés, il n'est pas sur la terre de substances qui aient été aussi intimement associées à la vie des peuples, dans tous les pays et dans tous les temps, que celles dont nous allons, dans les pages qui suivent, étudier les propriétés et exposer l'histoire[302]. »

La première grande césure dans l'histoire des drogues commence il y a deux cents ans quand la technique arrache aux plantes (pas toutes, cf. cannabis) leur secret. Et, comme dirait Martin Heidegger, l'essence

---

302 Louis Lewin, *Phantastica*, Petite Bibliothèque Payot, 1970, p. 17.

de la technique n'est pas technique, elle est bel et bien philosophique. Cette entreprise est fidèle au projet cartésien : se rendre maître et possesseur de la nature. Tout comme les Européens trouvent un autre emploi à la poudre que les gentils Chinois (de l'époque) utilisent pour faire de beaux feux d'artifice, ils considèrent que l'opium ou la feuille de coca sont lents et faiblards. Il faut aller plus vite et plus fort (morphine, cocaïne). Puis, en moins d'un siècle, on a non seulement commencé à bricoler du semi-synthétique (héroïne, 1874) mais du synthétique tout court (premier barbiturique, 1903).

La prohibition est née du « commerce inique » britannique (et un peu français) de l'opium en Chine que dénoncent les « entrepreneurs de morale » américains (cf. Howard Becker). Mais aussi de l'apparition de ces nouveaux principes actifs appréciés, pour des raisons différentes, par les médecins et les militaires. Ils n'ont pas d'usages sociaux (ce point est capital) et commencent à provoquer quelques désordres dans les sociétés européennes de la fin du XIXe siècle. La mode est à la « fée grise » et à la « coco ». Il faut lutter contre les fléaux sociaux et le jeune et ambitieux Freud est mis à l'amende pour avoir fait l'apologie de la cocaïne, « la peste blanche » (dixit Gabriel Nahas), le plus grand poison avec l'alcool et l'opium.

Sautons un siècle encore et où en est-on ? D'un mot, la prohibition américaine de l'alcool (1919-1934), mais à l'échelle du monde : des substances frelatées (la dernière mode étant de couper un peu tout avec des fentanyls, opioïdes surpuissants, largement accessibles) ; une demande de drogues qui ne cesse de grandir, des groupes criminels généreusement prêts à y répondre, une impuissance internationale devant ce constat sans appel : un monde sans drogue n'est pas pour demain.

Désastre de la prohibition des seringues face à l'épidémie de sida, qui donnera naissance à la « réduction des risques », nouveau paradigme central, qui cesse de confondre les drogues avec leur prohibition ; *psychedelic revival* qui rend absurdes les classifications de l'ONU sur la dangerosité et les utilisations thérapeutiques de ces « stupéfiants », à commencer par le cannabis, le LSD, la psilocybine, la DMT, la MDMA : une paille ! (Francis Caballero se plaisait à rappeler la définition : un stupéfiant est un produit inscrit sur la liste des stupéfiants) ; crise américaine des opioïdes qui commence, quel paradoxe, par une explosion d'opioïdes très euphorisants comme l'Oxycontin, sur le marché… légal via les prescriptions médicales et avec le soutien actif de quelques grands groupes pharmaceutiques. Et partout ou presque : la violence et la corruption, sans compter les incarcérations de masse, les exécutions extrajudiciaires particulièrement prisées par des dirigeants comme le président Duterte des Philippines (qu'en penserait Charles Brent, évêque de Manille au début du XXe siècle, qui fut l'un des grands artisans de la prohibition ?).

Bref, un échec cuisant ! Mais trop, c'est trop ! La réduction des risques fut une première tentative pour limiter la catastrophe du VIH parmi les injecteurs et leurs partenaires sexuel(le)s en prônant l'accès aux seringues propres. Et elle fit la promotion des traitements de substitution à l'héroïne (méthadone, buprénorphine), de l'accès aux soins et aux droits sociaux. Son influence se fit sentir bien au-delà. Ainsi, l'analyse des substances issues du marché clandestin, non pour des raisons policières mais sanitaires, constitue une révolution.

Les drogues illicites sont de véritables boîtes noires : quels principes actifs ? Quelles quantités ? Quels adultérants ? Enjeu à la fois de santé publique et de politique de drogues, l'analyse des drogues issues du marché clandestin s'est développée dans le monde occidental, mais rarement au-delà.

Dans un essai roboratif[303], Christian Ben Lakhdar soutient que la réduction des risques permet aujourd'hui au marché de se substituer à l'État, qui cessera de dépenser en pure perte des sommes considérables pour lutter contre le trafic et l'usage. Une telle analyse est convaincante pour le cannabis. Elle l'est beaucoup moins pour l'héroïne, la cocaïne ou les amphétamines…

Le mouvement vers la légalisation du cannabis aux Amériques (où tout a commencé, la fin est parfois dans le commencement) et en Europe (avec la France en arrière-garde !) fut une autre réponse. La question du cannabis vint brutalement bousculer le dogme prohibitionniste. Le premier pas fut franchi en 2013 par le président de l'Uruguay, José « Pépé » Mujica, un ancien guérillero né en 1935. À l'époque, il prit cette décision contre son opinion publique. Suivirent le Colorado et l'État de Washington, mais suite à des référendums ; aujourd'hui une quinzaine d'États étatsuniens ont légalisé le cannabis récréatif encore appelé « adulte ». Et le Canada, membre du G7, a franchi le pas en 2018.

[303] Christian Ben Lakhar, *Addicts, les drogues et nous,* coll. La République des idées, Le Seuil, 2020.

Si les résistances sont encore si vives, c'est pour une raison simple : et si cette construction centenaire s'effondrait ? Si on lâche sur le cannabis, tout ne risque-t-il pas de partir en sucettes ? Avant, il était facile de plaider sa cause : la prohibition ou le chaos ! Mais si des pays sont capables de montrer que la légalisation, ça marche, ça n'entraîne pas de désastre général, comment se défendre ? La légalisation américaine (nord et sud) du cannabis est le signe le plus évident que nous sommes à un tournant. Que faire ?

Premier constat : l'accès aux substances a été transformé par Internet, et pas seulement *dark*. Il est aujourd'hui possible de se procurer toutes sortes de produits, interdits ou pas, sur le web. Et cette innovation accompagne la mondialisation des usages : on consomme les mêmes drogues dans les boîtes de nuit de Bangkok, New York ou Berlin.

Si l'appât du gain concerne d'abord le marché clandestin, il implique aussi le marché légal. Rien ne l'illustre mieux que l'actuelle épidémie d'overdoses liées aux opiacés aux États-Unis. Les chiffres sont vertigineux : environ 500 000 Américains sont morts d'overdoses d'opiacés depuis 1995. Un livre à lire : *Morts de désespoir, l'avenir du capitalisme* d'Anne Case et Angus Deaton (prix Nobel d'économie 2015), Puf, 2021.

Il a beaucoup été question de légalisation dans ce livre. La légalisation ne règle pas tous les problèmes par magie. Et puis, de quelle légalisation s'agit-il ? En Europe, la législation de plusieurs pays nordiques en matière d'alcool est bien plus restrictive que celle qui prévaut dans les pays latins. La prescription médicale est une forme de légalisation, mais elle n'a pas vocation à faire découvrir une drogue à quelqu'un qui voudrait l'essayer ; elle s'adresse à des gens qui sont depuis longtemps dans l'usage.

On peut aussi interdire la publicité, limiter les abus de position dominante, gérer les horaires d'ouverture, demander aux personnes qui ont accès à certaines drogues de s'inscrire dans un registre (même si on voit à quelles dérives cela pourrait aboutir). La question se pose de l'aptitude à conduire des véhicules ou à exercer des métiers dangereux (éviter le technicien défoncé dans une centrale nucléaire pendant un incident grave…). Quoi qu'il en soit, deux points sont importants : le mot « légalisation » a souffert d'être associé au tabac et à l'alcool. La légalisation d'une drogue peut être une condition nécessaire mais pas suffisante. L'argent qui n'est plus investi dans la répression peut être dépensé dans la prévention, le soin et le contrôle, par exemple pour faire respecter une interdiction aux mineurs. Les drogues ne sont pas des marchandises comme les autres et ne peuvent pas être livrées au capitalisme marchand sans règles de régulation.

Rares sont celles et ceux qui soutiennent que les drogues ne nécessitent aucune régulation. On peut même affirmer que le mot « régulation » est au cœur des réflexions pour une réforme des politiques en matière de drogues. Mais l'ONU est paralysée par le gouffre qui sépare chaque jour davantage les Amériques et l'Europe de la Russie, de la Chine et de nombreux pays d'Asie. Alors qu'une stratégie mondiale, à commencer par les opioïdes, serait nécessaire. Tant pour diminuer la surconsommation américaine que pour permettre aux pays pauvres d'avoir accès à ces antalgiques.

Last but not least, la chimie industrielle sauvage du marché clandestin provoque des désastres écologiques. Ainsi, certaines parties du fleuve Amazone sont polluées par du kérosène ou d'autres précurseurs chimiques comme l'acétone utilisés pour extraire la pasta ou la cocaïne des feuilles de coca. D'une manière plus générale, la production de drogues issues du marché clandestin, en particulier de drogues de synthèse, a pour conséquence le déversement de déchets dans la nature. Les externalités négatives de la prohibition concernent la sécurité, la santé mais donc aussi l'environnement.

Programme pour une réforme

Considérons comme acquise la légalisation du cannabis. Reste dans les années qui viennent, et au fur et à mesure que les États franchiront le pas, à tirer les conclusions de cette expérience.

Quel est le meilleur modèle : le libre marché, le monopole d'État, les cannabis social clubs ? Peut-on les associer et comment ?

Doit-on autoriser de puissants groupes, fondés sur le modèle de l'industrie pharmaceutique, à tenir à eux seuls le marché ?

Quel taux de THC ? Doit-on légaliser les concentrés de cannabis type wax ?

Faut-il taxer en fonction du taux de THC ?

Quelle part des taxes ira à la prévention et au soin ?

Quid de la conduite de véhicules ? Comment lutter efficacement contre la co-consommation alcool/cannabis au volant ?

À quelles conditions va-t-on autoriser les vendeurs du marché clandestin à s'insérer dans le marché légal ?

Ces questions ou des questions semblables se poseront chaque fois que l'on voudra mettre en place de nouvelles régulations pour d'autres substances.

Ce travail commence à être accompli en France sur le cannabis, comme en témoignent le rapport du Conseil d'analyse économique et, plus récemment, la mission d'information de l'Assemblée nationale présidée par Robin Reda (ex-LR). Si on y réfléchit, on comprend le coup de chaud des prohibitionnistes, coincés entre un ex-guerillero de 85 ans (aujourd'hui retiré) et un jeune gourgandin de 30 ans et de droite pour couronner le tout ! Mujica, Reda, même combat ! La prohibition est en pétard et voit venir les coups de tous côtés. Les gens ne respectent plus rien !

Mais après le cannabis ?

Il faut sortir la feuille de coca des conventions internationales et ouvrir grandes les portes du marché légal à la multitude de produits qui pourraient en être issus, en fixant un taux de chlorhydrate de cocaïne à ne pas dépasser. Ce sera un vaste travail car l'ONU est divisée sur cette question en camps quasi irréductibles. La Chine totalitaire, la démocrature russe, la théocrature iranienne et de nombreux pays asiatiques s'y opposeront fermement. Comme le disait, sans nuance, le ministre des Affaires étrangères de la Fédération de Russie, Serguei Lavrov : « La légalisation du cannabis est un sujet de grave préoccupation et une voie directe vers l'enfer de la drogue. » De l'autre, les Amériques, l'Australie, l'Europe (ne finassons pas, soyons optimistes !). Et entre les deux, un vaste marais.

Inutile de dire que, dans cette ambiance, le principal travail revient à celles et ceux qui rédigent les déclarations consensuelles venant conclure les grand-messes de l'ONU. Il y est beaucoup question de politiques « équilibrées », un mot particulièrement bien choisi tant le consensus est fracturé et l'équilibre instable. En revanche, pas question d'utiliser l'expression « réduction des risques » (*harm reduction*), pour ne pas froisser ceux qui, comme M. Lavrov, y voient le cheval de Troie de la légalisation vers « l'enfer de la drogue ».

Le Canada a reconnu qu'il violait les conventions quand, en 2018, Justin Trudeau a mis en œuvre la promesse électorale qu'il avait faite trois ans plus tôt de légaliser le cannabis récréatif.

La Bolivie, après de longs et tortueux débats, était sortie des conventions, car elle refusait que la pratique ancestrale de la mastication de feuilles de coca soit interdite. Finalement, elle a obtenu gain de cause et a repris sa place. Le précédent est plein d'intérêt.

Mais la Commission mondiale pour la politique des drogues fait remarquer qu'il n'est pas interdit à plusieurs États de se concerter pour adapter les conventions internationales *inter se*. Cette perspective est pleine de promesses.

La politique de l'OICS, l'organe judiciaire de l'ONU qui consistait à « *name and shame* » (nommer et faire honte) marche de moins en moins. Un exemple : malgré le « *name and shame* », la Suisse mit en œuvre dans les années 90 son programme de réduction des risques qui comportait des centres de prescription d'héroïne médicale. Le « *name and shame* » est en train de se retourner contre ses auteurs.

Dans ma jeunesse, on disait qu'une révolution commence quand ceux qui doivent obéir refusent de le faire et quand ceux qui commandent ne le peuvent plus. On disait aussi qu'il fallait lire le camarade Antonio Gramsci qui, dans ses cahiers de prison, expliquait que l'hégémonie culturelle précédait et rendait possible l'hégémonie politique. Depuis, l'hégémonie culturelle est devenue une tarte à la crème et a été mise à toutes les sauces, y compris dans les milieux de la droite extrême. Il n'empêche, l'idée qu'une profonde réforme des politiques des drogues est indispensable est en train de devenir hégémonique. Elle n'était portée que par quelques groupes militants il y a encore vingt ou même dix ans (Robin Réda était encore petit à l'époque), elle devient lentement mais sûrement *mainstream*.

Il n'est donc pas impossible que la bataille autour de la feuille de coca aboutisse *in fine*. Un marché mondial pour une coca légale, voilà qui ferait baisser d'un gros cran la violence et la corruption liées au trafic de cocaïne dans de nombreux pays d'Amérique du Sud (Colombie, Mexique, Brésil…). Serait-ce un désastre de santé publique ? Rien n'est moins sûr.

Passons donc à des questions autrement plus compliquées : les opiacés naturels (codéine, morphine) et, pour employer un terme à la mode, les opioïdes, c'est-à-dire les opiacés de synthèse. Ils présentent deux grands inconvénients : une forte dépendance physique dès qu'ils sont utilisés longtemps ; et le risque d'une overdose possiblement mortelle. Le mécanisme est toujours le même : une dépression des centres de la respiration. Mais il ne faut pas croire que la dose dangereuse est la même pour tout le monde. Elle dépend d'abord du degré de dépendance physique. Une dose qui sera mortelle pour quelqu'un qui n'a jamais pris d'opiacés ne fera presque rien à quelqu'un de lourdement dépendant.

Certains aimeraient que l'on revienne aux traditions anciennes qui autorisaient les personnes âgées à fumer de l'opium. Une régie de l'opium pour les retraités français de plus de 65 ans ? Je n'affirme pas que c'est pour demain. Mais l'opium, il est vrai, incite à rêver…

Revenons à la (dure) réalité. La légalisation de l'héroïne « récréative » devra attendre. L'héroïne, parce qu'elle est plus euphorisante que la morphine, est appréciée des amateurs d'opiacés. Mais il n'y a que l'épaisseur d'une feuille de papier à cigarettes entre la morphine et l'héroïne. Leurs dangers sont faibles si on les compare à ceux des fentanyls, qu'ils soient issus de l'industrie légale ou du marché clandestin (fentanyls non pharmaceutiques = FNP, appelés aussi Fentanyloïdes). La plus puissante de ces substances, le carfentanyl, n'a aucune indication en médecine humaine et n'est utilisée que pour endormir de gros animaux. Un hypnotique pour éléphants insomniaques ! Seraient-ils, eux aussi, inquiets ?

Le carfentanyl, dix mille fois plus antalgique que la morphine, se retrouve sur le marché clandestin en vertu de « la loi d'airain de la prohibition ». Elle s'exprime simplement : la plus grande puissance dans le plus petit volume. Exemple : durant la prohibition de l'alcool aux États-Unis, il n'y avait ni bière ni vin, mais exclusivement des alcools distillés. Autre exemple : le trafic d'opium est remplacé par celui de la morphine et de l'héroïne après les lois prohibitionnistes des années 1910-1920.

Si la première rupture dans l'histoire millénaire de l'opium est l'isolement de la morphine au début du XIXe siècle, la seconde est celle des fentanyls il y a quelques décennies. Une perfection de loi d'airain ! Et personne n'imagine légaliser de telles substances.

Autre problème, très différent de celui des opiacés : les stimulants puissants comme les amphétamines ou les cathinones. Leur danger, surtout s'ils sont injectés, tient à un fait simple : ils rendent vite fou ! Être débarrassé du sommeil, de la fatigue et de la faim, éprouver une désinhibition, une tachypsychie et un sentiment de puissance (y compris sexuelle) et d'invulnérabilité recèle bien des dangers pour soi et pour les autres, surtout quand on consomme ces drogues à un rythme soutenu. C'est une partie, une partie seulement, de l'explication quand il faut comprendre la violence effrayante de la lutte contre les consommateurs et les petits dealers en Asie, que ce soit aux Philippines, au Cambodge, en Thaïlande… En attendant, la demande de stimulants ne cesse d'augmenter pour faire la fête, avoir des relations sexuelles ou travailler. Difficile, néanmoins, d'imaginer, au moins à court terme, une légalisation des stimulants les plus puissants.

Cela ne signifie pas que l'on ne peut rien faire. On peut réduire les risques liés à la consommation d'opiacés illicites en développant les traitements de substitution (y compris l'héroïne médicale dans un nombre grandissant de pays européens) et des prises en charge adaptées. On peut aider les consommateurs de stimulants, surtout s'ils les injectent, en leur offrant des seringues propres, des lieux où ils peuvent se reposer et reprendre des forces, une prise en charge qui n'oublie pas la dimension psychiatrique.

Tout cela demande de l'argent, le nerf de la guerre. Le RGPD le dilapide dans la lutte contre le cannabis. C'est absurde. Si l'on veut calmer l'épidémie de méthamphétamines en Asie, il faut des moyens. Mais les pays de la région ne sont pas prêts à financer des programmes pour des gens qui provoquent des nuisances : délinquance, prostitution, violence… On en vient donc à les tuer, une politique criminelle et, au demeurant, sans effet sur le moyen et le long terme.

Il faut, comme au Portugal, promouvoir la décriminalisation de l'usage : le bilan de la pénalisation est particulièrement affligeant, y compris en termes de santé publique, car elle est un obstacle à l'accès aux soins. Elle ne favorise pas, c'est le moins, une prévention intelligente et dotée de moyens. Tout cela ne signifie pas qu'il faille autoriser l'usage public sauf à considérer qu'il est normal de s'injecter ou de fumer du crack devant les gens qui passent. Mais, pour cela, on a besoin de SCMR…

Dans les années qui viennent, la réduction des risques doit être placée au cœur des politiques internationales (ONU) et nationales et les financements à la hauteur des enjeux. Dire qu'on en est loin est une litote.

Une bonne part de ces financements proviendrait de trois sources : les taxes sur le cannabis, sur les psychédéliques légaux, à commencer par le psilocybe, et sur la coca elle aussi devenue légale. C'est raisonnable, pragmatique, évaluable, mais il va falloir gagner la bataille de l'hégémonie culturelle. C'est possible !

Voilà le programme réaliste que les réformateurs devraient adopter s'ils ne veulent pas que la plus longue guerre du XXe siècle, dixit Thomas Szasz, soit aussi celle du XXIe. Les préjugés, l'ignorance et la cupidité sont les trois obstacles majeurs à des politiques moins meurtrières. Vaste programme ! Le moment est venu pour l'humanité de gérer de manière moins brutale, moins inhumaine et moins contre-productive le « problème mondial de la drogue ».

LISTE DES ACRONYMES

4-MEC : 4-méthyléthcathinone, cathinone proche de la méphédrone (MMC ou 4-MMC).

ACMD : Advisory Council on the Misuse of Drugs, Conseil consultatif sur l'abus de drogues en Grande Bretagne.

ADN : Acide Désoxyribo Nucléique, support de l'hérédité.

AMM : Autorisation de Mise sur le Marché (d'un médicament.)

ANIT : Association Nationale des Intervenants en Toxicomanie.

ASUD : AutoSupport des Usagers de Drogues, créé en 1992, ce réseau publie un journal depuis cette date et représente les usagers de drogues dans différentes structures officielles.

ATHS : Addictions, Toxicomanies, Hépatites, Sida, congrès international organisé par l'association Bizia, qui se tient tous les deux ans à Biarritz.

ATS : Amphetamine Type Stimulant, stimulant de type amphétamine.

BHD : Buprénorphine Haut Dosage.

BPCO : Broncho Pneumopathie Chronique Obstructive.

BZD : Benzodiazépines, large classe de substances utilisées principalement comme anxiolytiques mais aussi hypnotiques, myorelaxants, anticonvulsivants…

CAARUD : Centre d'Accueil et d'Accompagnement à la Réduction des risques pour Usagers de Drogues, créé dans le cadre de la loi de santé publique de 2004, ce nouveau type d'établissement médico-social institutionnalise la réduction des risques en France.

CAE : Conseil d'Analyse Économique, créé en 1997, le CAE est composé d'économistes et conseille le Premier ministre. Il peut s'autosaisir de certaines questions.

CBD : Cannabidiol, phytocannabinoïde non ou peu psychoactif.

CCAA : Centre de Cure Ambulatoire en Alcoologie.

CDC : Center of Disease Control, principale agence fédérale américaine en matière de santé publique et d'épidémiologie.

CESDIP : Centre de recherches Sociologiques sur le Droit et les Institutions Pénales.

CIA : Central Intelligence Agency, l'agence de renseignement la plus connue des États-Unis.

CIPC : Centre International pour la Prévention de la Criminalité (ONU).

CIRC : Collectif d'Information et de Recherche Cannabique, association historique pour la légalisation du cannabis récréatif en France.

CJUE : Cour de Justice de l'Union européenne.

CMU : Couverture Maladie Universelle.
CND : Commission on Narcotic Drugs, Commission des stupéfiants (ONU).
CNRS : Centre National de la Recherche Scientifique.
CPCJ : Commission pour la Prévention du Crime et la Justice pénale (ONU).
CSAPA : Centre de Soins d'Accompagnement et de Prévention en Addictologie, il regroupe, depuis une loi de 2002 et un décret de 2007, les anciens CCAA (Centres de Cure Ambulatoire en Alcoologie) et CSST (Centres de Soins Spécialisés en Toxicomanie).
CSC : Cannabis Social Club.
CSP : Catégorie Socio-Professionnelle.
CSST : Centre de Soins spécialisés en Toxicomanie.
DCNC : Douleur Chronique Non Cancéreuse.
DDU : Drug Dependency Unit, nom donné aux structures de soins pour usagers de drogues en Grande-Bretagne.
DEA : Drug Enforcement Administration, agence fédérale américaine de lutte contre le trafic de drogues aux États-Unis créée en 1973
DGS : Direction générale de la Santé, une des directions du ministère de la Santé en charge de la Santé publique.
DMN : Default Mode Network, réseau de mode par défaut.
DMT : Diméthyltryptamine, substance psychédélique, l'un des principes de l'ayahuasca.
DSM : Diagnostic and Statistical Manual of Mental Disorders, manuel diagnostique et statistique des troubles mentaux, publié par l'Association américaine de Psychiatrie ; il en est à sa cinquième édition.
DT : Delirium Tremens, provoqué par un arrêt brutal de l'alcool chez une personne alcoolodépendante.
ECDD : Expert Committee on Drug Dependance, Comité d'experts sur la pharmacodépendance (OMS).
EELV : Europe Écologie Les Verts.
EHESS : École des Hautes Études en Sciences sociales.
ELSA : Équipe de Liaison et de Soins en Addictologie.
EMCDDA : European Monitoring Center for Drugs and Drug Addiction, Observatoire européen des drogues et des toxicomanies (OEDT).
FBN : Federal Bureau of Narcotics (USA), ancienne agence créée en 1930 et dirigée jusqu'en 1962 par Harry Anslinger.
FCTC : Framework Convention on Tabacco Control, convention-cadre de l'OMS pour la lutte antitabac adoptée en 2003.
FDA : Food and Drug Administration, elle autorise la commercialisation des médicaments aux États-Unis.

FNP : Fentanyls Non Pharmaceutiques, aussi appelés fentanyloïdes, ils sont issus du marché clandestin.

GABA : acide Gamma Aminobutyrique, un des neuromédiateurs essentiels du système nerveux central.

GHB : acide Gamma-hydroxybutyrique, très proche du GABA, utilisé comme drogue récréative et en médecine comme anesthésiant et hypnotique, et dans certains pays comme traitement de l'alcoolisme.

GP : General Practitionner, médecin généraliste (Royaume-Uni).

GRID : Gay Related Immuno Deficiency, immunodéficience liée au fait d'être gay, nom donné au début de l'épidémie par certains médias à ce qui deviendra le sida.

HAS : Haute Autorité de Santé.

HRI : Harm Reduction International, faisant suite à l'IHRA, elle organise tous les deux ans une conférence internationale dans différentes villes du monde.

HSH : Hommes ayant des rapports sexuels avec des hommes.

IDPC : International Drug Policy Consortium.

IDU : Injecting Drug User, usager de drogues par voie injectable.

IHRA : International Harm Reduction Association devenue Harm Reduction international (HRI) qui organise tous les deux ans une conférence internationale.

ILS : Infraction à la Législation sur les Stupéfiants.

IMAO : Inhibiteur de la Mono Amine Oxydase, utilisé comme antidépresseur en psychiatrie.

INPUD : International Network of People who Use Drugs, réseau international de personnes qui consomment des drogues.

INSERM : Institut National de la Santé et de la Recherche médicale.

IREP : Institut de Recherche en Épidémiologie de la Pharmacodépendance, créé par le psychiatre Rodolphe Ingold, l'IREP a publié de nombreuses études ethnographiques sur le cannabis, la cocaïne ou le crack-cocaïne et sur l'injection de drogues.

IRM : Imagerie par Résonance magnétique.

IRS : Inhibiteur de Recapture de la Sérotonine, son chef de file, la fluoxetine (Prozac), fut commercialisé en 1986 comme antidépresseur.

JIM : Journal international de Médecine.

LP : Libération Prolongée (pour un médicament).

LSD : Lysergic Säuer Diethylamid, substance psychédélique découverte en 1943 par Albert Hofmann.

MAPS : Multidisciplinary Association for Psychedelic Studies, Association pluridisciplinaire pour les études sur les psychédéliques (USA).

MDM : Médecins du Monde, association médicale humanitaire française à

vocation internationale et nationale fondée en 1980.
MDMA : MéthylèneDioxyMethAmphétamine, principe actif de l'ecstasy.
MDPV : méthylènedioxypyrovalérone, puissante cathinone.
MILDECA : Mission Interministérielle de Lutte contre la Drogue et les Conduites Addictives dont le rôle est de veiller à la cohérence de la politique gouvernementale, en particulier entre les ministères de l'Intérieur, de la Justice et de la Santé.
MILDT : Mission Interministérielle de Lutte contre la Drogue et la Toxicomanie, ancien nom de la MILDECA.
MLC : Mouvement de Légalisation Contrôlée, créé en 1993 par l'avocat Francis Caballero.
MMC ou **4-MMC** : désigne la méphédrone, une cathinone au fort effet stimulant et empathogène, interdite mais accessible sur le net et, entre autres, prisée par les chemsexeurs.
MSF : Médecins sans Frontières, association médicale humanitaire à vocation internationale fondée en 1971.
NIDA : National Institute on Drug Abuse, agence fédérale américaine qui finance les recherches sur les drogues.
NOMAD : National Opioid Medications Abuse Deterrence, effet dissuasif des médicaments opiacés sur le mésusage à l'échelle nationale (Australie).
NPS : Nouveaux Produits de Synthèse, désigne les substances, plus ou moins récentes, habituellement accessibles sur Internet.
NSP : Nouvelles Substances Psychoactives, autre nom pour les NPS.
OD : Overdose.
OEDT : Observatoire Européen des Drogues et des Toxicomanies.
OFDT : Observatoire français des Drogues et des Tendances addictives (ex-Observatoire français des drogues et des toxicomanies).
OFSP : Office Fédéral de Santé publique (Suisse).
OGC : Observatoire Géopolitique des Criminalités.
OICS : Organe international de Contrôle des Stupéfiants (ONU).
OMS : Organisation mondiale de la santé (ONU).
ONU : Organisation des Nations Unies instituée en 1945, son siège est à New York.
ONUDC : Organisation des Nations Unies contre la Drogue et le Crime.
ONUSIDA (en anglais **UNAIDS**) : créée en 1995, elle vise à coordonner l'action des différentes agences de l'ONU face à la pandémie.
ORL : Oto-Rhino-Laryngologie.
OST : Opioïd Substitution Therapy, Traitement de substitution opiacé (TSO).
PASS : Permanence d'Accès aux Soins de Santé.
PBH : Ponction Biopsie Hépatique.

PCR : Polymerase Chain Reaction, la réaction en chaîne par polymérase est une technique d'amplification des acides nucléiques qui a révolutionné la biologie.
PES : Programme d'Échange de Seringues.
PNUCID : Programme des Nations Unies pour le Contrôle international des drogues (ONU).
PPMV : Primo Prescription de Méthadone en Ville.
PTSD : Post Traumatic Syndrome Desorder.
PUF : Presses Universitaires de France.
RC : Research Chemicals, autre nom pour désigner les Nouveaux Produits de Synthèse (NPS).
RdR ou **RdRD :** Réduction des Risques (et des Dommages) liés à l'usage de drogues.
REPSUD : Réseau des Professionnels pour les Soins aux Usagers de Drogues, créé en 1992 par Jean Carpentier.
RGPD : Régime Global de Prohibition des Drogues.
SCMR : Salle de Consommation à Moindre Risque.
SDN : Société des Nations, ancêtre de l'ONU, établie en 1919, son siège était à Genève.
SEP : Sclérose en Plaques, maladie neurodégénérative qui frappe surtout le sujet jeune.
TAO : Traitement de l'Addiction aux Opiacés.
TCA : Trouble du Comportement alimentaire.
TCC : Thérapie Cognitivo-Comportementale.
TDAH : Trouble Déficitaire de l'Attention avec Hyperactivité.
THC : Tetrahydrocannabinol, principal principe psychoactif du cannabis.
TOC : Trouble Obsessionnel Compulsif.
TSN : Traitement de Substitution Nicotinique, patch, gomme à mâcher, comprimé à sucer, spray…
TSO : Traitement de Substitution Opiacé.
UA : Unité d'Alcool, elle correspond à 10 g d'alcool pur.
UDC : Union Démocratique du Centre, parti populiste suisse.
UK : United Kingdom, Royaume-Uni.
VHB : Virus de l'Hépatite B.
VHC : Virus de l'Hépatite C.
VIH : Virus de l'Immunodéficience Humaine.
WHO : World Health Organisation, Organisation mondiale de la santé (OMS).
XBT : Nom de la mission créée en 1999 par l'association Médecins du Monde concernant l'analyse de drogues issues du marché clandestin et transférée vingt ans plus tard à l'association Fédération Addiction.

BIBLIOGRAPHIE SOMMAIRE

Ouvrages généraux :

David Bewley-Taylor, *International Drug Control, consensus fractured,* Cambridge University Press, 2012.

Yann Boggio, Sandro Cattacin, Maria Luisa Cesoni et Barbara Lucas, *Apprendre à gérer*, Georg 1997.

Francis Caballero et Yann Bisiou, *Droit de la drogue,* éditions Dalloz, 2000.

Sous la direction de Renaud Colson et Henri Bergeron, *Les drogues face au droit*, PUF, 2015.

Anne Coppel et Christian Bachmann, *Le Dragon domestique, deux siècles de relations étranges entre l'Occident et les drogues,* Albin Michel, 1989. Republié en poche sous le titre *La drogue dans le monde.*

Anne Coppel, *Peut-on civiliser les drogues ?* La Découverte, 2002.

Anne Coppel et Olivier Doubre, *Sortir de l'impasse, pour des alternatives à la prohibition,* La Découverte, 2012.

Sous la direction de Anne Coppel et Alessandro Stella, *Vivre avec les drogues*, L'Harmattan, 2021.

David T. Courtwright, *De passion à poison, les drogues et la construction du monde moderne*, Presses de l'université Laval, 2008.

Cécile Guilbert, *Ecrits stupéfiants. Drogues et littérature d'Homère à Will Self,* Robert Laffont, collection Bouquins, 2019.

Ernst Jünger, *Approches, drogues, ivresse,* La table ronde, 1973 pour la traduction française.

Louis Lewin, *Phantastica,* Petite Bibliothèque Payot, 1970. Première édition française 1927.

John Stuart Mill, *De la liberté*, Presses Pocket, 1990 pour la traduction française.

Annie Mino et Sylvie Arsever, *J'accuse les mensonges qui tuent le drogués,* Calmann-Lévy, 1996.

David Musto, *The american disease, origins of narcotic control,* Oxford University Press, 1987.

David Nutt, *Drugs without the hot air,* UIT Cambridge Ltd, 2012.

Isabelle Stengers et Olivier Ralet, *Drogues : le défi hollandais,* collection « Les empêcheurs de penser en rond », laboratoires Delagrange, 1991.

Thomas Szasz, *Les Rituels de la drogue,* Payot, 1976 pour la traduction française, republié par les Editions du Lézard en 1994 sous le titre *La Persécution rituelle des drogués.*

Thomas Szasz, *Notre droit aux drogues,* Les éditions du lézard, 1994 pour la traduction française.
Dr G. Varenne, *L'Abus des drogues,* Charles Dessart éditeur, 1971.
Jean-Jacques Yvorel, *Les Poisons de l'esprit, drogues et drogués au XIX° siècle,* Quai Voltaire Histoire, 1992.

La France

Christian Ben Lakhar, *Addicts, les drogues et nous,* coll. La République des idées, Le Seuil, 2020.
Henri Bergeron, *L'État et la toxicomanie, histoire d'une singularité française,* PUF, 1999.
Jacqueline Bernat de Celis *Fallait-il créer un délit d'usage illicite de stupéfiants ?* CESDIP, 1992, n° 54.
Bruno Patino, *La Civilisation du poisson rouge, petit traité sur le marché de l'attention*, Grasset et Fasquelle, 2019, Le Livre de poche, 2020.
Bernard Roques, *La Dangerosité des drogues,* Odile Jacob et La Documentation française, 1999.

Le tabac et l'alcool :

Dr Olivier Ameisen, *Le dernier verre,* éditions Denoël, 2008.
Honoré de Balzac : *Traité des excitants modernes,* Babel éditeur, 1994.
Joseph Kessel, *Avec les Alcooliques Anonymes,* éditions Gallimard, 1960.
Jack London, *John Barleycorn,* éditions Phébus, 2000.
Italo Svevo, *Dernières cigarettes, du plaisir et du vice de fumer,* éditions Payot &Rivages, 2017.

Le cannabis :

Line Beauchesne, *La légalisation du cannabis au Canada, entre commercialisation et prohibition 2.0*, Bayard Canada, 2020.
Lester Grinspoon et James Bakalar, *Cannabis la médecine interdite*, Les éditions du Lézard, 1995 pour la traduction française.
Franjo Grotenhermen, *Chanvre en médecine, redécouverte d'une plante médicinale*, éditions Solanacée, 2017.
Jack Herer, *L'empereur est nu, une histoire du cannabis et de sa prohibition*, Les éditions du Lézard, 1993 pour la traduction française.
Michka, *Le chanvre, renaissance du cannabis*, Georg éditeur, 1995.
Denis Richard et Jean-Louis Senon, *Le cannabis*, PUF, 1996.
Salomon H. Snyder, *La marijuana*, Editions du Seuil, 1973 pour la traduction française.

Les psychédéliques :
Ben Sessa, *The psychedelic Renaissance, reassessing the role of psychedelic drugs in 21st century psychiatry and society*, Muswell Hill Press, London, 2017.
Stéphanie Chayet, *Phantastica, ces substances interdites qui guérissent*, Grasset, 2020, republié en poche Pocket.
Albert Hofmann, *LSD mon enfant terrible*, éditions L'esprit frappeur, 2003. Première traduction française en 1989.
Torsten Passie, *The science of microdosing psychedelics*, Psychedelic Press, 2019.
Michael Pollan, *Voyage aux confins de l'esprit*, éditions Quanto pour la traduction française, 2019.

La cocaïne :
Textes réunis er présentés par Dominique Antonin, *Un peu d'encre sur la neige, l'expérience de la cocaïne par les écrivains*, éditions du Lézard, 1997.
Paul Gootenberg, *Cocaïne andine, l'invention d'une drogue globale*, Presses Universitaires de Rennes, 2013.
Denis Richard, *La coca et la cocaïne*, PUF, première édition 1994.

Les opiacés :
Paul Butel, L'opium, histoire d'une fascination, Perrin éditeur, 1995
Anne Case et Angus Deaton, *Morts de désespoir, l'avenir du capitalisme*, PUF, 2021 pour l'édition française.
François-Xavier Dudouet, *Le grand deal de l'opium, histoire du marché légal des drogues*, éditions Syllepse, 2009.
Arnould de Liedekerke, *La belle époque de l'opium*, éd. de la Différence, 1984.
Edited by John Strang and Michael Gossop, *Heroin addiction and drug policy, the British System,* Oxford University Press, 1994.

La réduction des risques :
Nick Heather, Alex Wodak, Ethan Nadelmann and Pat O'Hare, *Psychoactive drugs and Harm Reduction, from faith to science*, Whurr, 1993.
P.A. O'Hare, R. Newcombe, A. Matthews, E.C. Buning and E. Drucker, *The reduction of drug-related harm*, Routledge, 1992.
INSERM, expertise collective, *Réduction des risques chez les usagers de drogues*, 2010. »

TABLE DES MATIÈRES

REMERCIEMENTS

Je suis seul responsable de ce livre mais je souhaite remercier celles et ceux qui, au gré des rencontres, ont discuté avec moi de drogues et de drogués et ont fait avancer ma réflexion. Ce faisant, je prends le risque d'en oublier certain(e)s et les prie de me pardonner.

À mes patients qui m'ont tant appris et à Patrick Aeberhard, Line Beauchesne, André Bénézech, Mustapha Benslimane, Amine Benyamina, Yann Bisiou, Clarisse Boisseau, Nicolas Bonnet, Caroline Brizard, Francis Caballero, Pauline Campa, Albert Caporossi, Jean Carpentier (1935-2014), Isabelle Célérier, Peter Cohen, Renaud Colson, Anne Coppel, Jean-Pierre Couteron, Philippe Czarnik, Jean-René Dard, Jean-Pierre Daulouède, Ernie Drucker, Zoë Dubus, Martin Fortier (1989-2020), François Foussadier, Michel Gandilhon, Farid Ghehioueche, Pierre Goisset (1957-2008), Bernard Granjon, Philippe Grunberg, Jean-Paul Grund, Sarah de Haro, Jimmy Kempfer (1955-2014), Thierry Kin, Bernard Kouchner, KShoo, François-Georges Lavacquerie, Jean-Pierre Lhomme (1948-2017), Fabienne Lopez (special kiss), William Lowenstein, Nicole Maestracci (1951-2022), Jean-Elie Malkin, John Marks, Michka, Alain Morel, Ethan Nadelmann, Pat O'Hare, Fabrice Olivet, Colin Pénet, Pascal Perez, Sonny Perseil, Bertrand Rambaud, Stéphane Robinet, Béchir Saket, Lionel Sayag, Alessandro Stella, Béatrice Stambul, Christian Sueur, Vincent Verroust.

Structures éditoriales du groupe L'Harmattan

L'Harmattan Italie
Via degli Artisti, 15
10124 Torino
harmattan.italia@gmail.com

L'Harmattan Hongrie
Kossuth l. u. 14-16.
1053 Budapest
harmattan@harmattan.hu

L'Harmattan Sénégal
10 VDN en face Mermoz
BP 45034 Dakar-Fann
senharmattan@gmail.com

L'Harmattan Cameroun
TSINGA/FECAFOOT
BP 11486 Yaoundé
inkoukam@gmail.com

L'Harmattan Burkina Faso
Achille Somé – tengnule@hotmail.fr

L'Harmattan Guinée
Almamya, rue KA 028 OKB Agency
BP 3470 Conakry
harmattanguinee@yahoo.fr

L'Harmattan RDC
185, avenue Nyangwe
Commune de Lingwala – Kinshasa
matangilamusadila@yahoo.fr

L'Harmattan Congo
219, avenue Nelson Mandela
BP 2874 Brazzaville
harmattan.congo@yahoo.fr

L'Harmattan Mali
ACI 2000 - Immeuble Mgr Jean Marie Cisse
Bureau 10
BP 145 Bamako-Mali
mali@harmattan.fr

L'Harmattan Togo
Djidjole – Lomé
Maison Amela
face EPP BATOME
ddamela@aol.com

L'Harmattan Côte d'Ivoire
Résidence Karl – Cité des Arts
Abidjan-Cocody
03 BP 1588 Abidjan
espace_harmattan.ci@hotmail.fr

Nos librairies en France

Librairie internationale
16, rue des Écoles
75005 Paris
librairie.internationale@harmattan.fr
01 40 46 79 11
www.librairieharmattan.com

Librairie des savoirs
21, rue des Écoles
75005 Paris
librairie.sh@harmattan.fr
01 46 34 13 71
www.librairieharmattansh.com

Librairie Le Lucernaire
53, rue Notre-Dame-des-Champs
75006 Paris
librairie@lucernaire.fr
01 42 22 67 13

www.ingramcontent.com/pod-product-compliance
Lightning Source LLC
LaVergne TN
LVHW011500061026
849535LV00004BA/1148
* 9 7 8 2 1 4 0 3 0 1 1 1 7 *